U0236279

ZHONGYI SHILIAO YAOSHAN JISHU

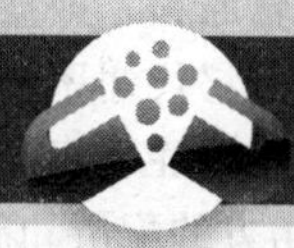

高等职业教育教材

中医食疗药膳技术

第二版

汪碧涛　王　丽　李　岩　主编

化学工业出版社

·北　京·

内 容 简 介

全书共分为上、中、下三篇和实训指导。本书上篇介绍了中医药膳基本理论、药膳制作基本技能；中篇根据原料功效不同分别介绍了常用的药膳原料，如解表类药膳原料、清热类药膳原料、补益类药膳原料等；下篇介绍了循环系统、呼吸系统、消化系统、泌尿系统、血液系统、内分泌代谢系统、神经系统、外科、五官皮肤、妇科、儿科等方面常见疾病的药膳食疗，每种疾病按照不同症状表现，分别列举常用药膳，包含材料、做法、用法以及配方解析。实训指导介绍了不同药膳组方的配伍和制作，旨在通过实训培养锻炼学生实际操作技能及解决问题的综合能力。综上所述，本书内容深入浅出、通俗易懂，具有一定的理论价值和实用价值。

本书既可作为高等院校开展药膳相关课程的教材，又可作为药膳推广读物，还可作为中医养生保健、中医营养学或家庭生活保健研究爱好者的读物。

图书在版编目（CIP）数据

中医食疗药膳技术/汪碧涛，王丽，李岩主编. —2版. —北京：化学工业出版社，2022.8（2025.2重印）
高等职业教育教材
ISBN 978-7-122-41424-3

Ⅰ.①中… Ⅱ.①汪… ②王… ③李… Ⅲ.①食物疗法-食谱-高等职业教育-教材 Ⅳ.①R247.1 ②TS972.161

中国版本图书馆CIP数据核字（2022）第090893号

责任编辑：旷英姿 王 芳　　文字编辑：王 芳
责任校对：赵懿桐　　装帧设计：史利平

出版发行：化学工业出版社（北京市东城区青年湖南街13号 邮政编码100011）
印 装：河北延风印务有限公司
787mm×1092mm 1/16 印张16¼ 字数390千字 2025年2月北京第2版第4次印刷

购书咨询：010-64518888　　售后服务：010-64518899
网 址：http://www.cip.com.cn
凡购买本书，如有缺损质量问题，本社销售中心负责调换。

定 价：48.00元
版权所有 违者必究

编写人员

主　编　汪碧涛　王　丽　李　岩

副主编　兰小群　辛增辉　黄兆良

编　者　王　丽　广东岭南职业技术学院

兰小群　广东创新科技职业学院

李　岩　广东岭南职业技术学院

辛增辉　广东岭南职业技术学院

汪碧涛　广东创新科技职业学院

范文昌　广东食品药品职业学院

郑姗姗　广东岭南职业技术学院

孟木琳　广东创新科技职业学院

聂小忠　深圳职业技术学院

黄兆良　广东外语外贸大学

曹　华　广东岭南职业技术学院

潘小燕　中山大学

前言

随着科学技术的发展和人民生活水平的提高，药膳已成为人们日常生活的保健佳品。本教材的编写是为了顺应社会的发展，可作为中医、中药、康复、针灸推拿、护理、营养、食品科学与工程的选修课或者必修课教材。

本教材的编写特色是以疾病为纲，重点突出各系统疾病的辨证施膳；并且在配方解析方面除了传统的中医药理论，还特别融入了现代药理学及营养学知识，从而更加适合现代中医、中药、康复、针灸推拿、护理、营养等专业使用，是药膳类教材的重大改革。上一版教材自 2014 年出版后，销售情况良好，实现多次重印。本次修订除对内容稍做更新完善外，重点增加了课后练习题以及微课、电子课件等数字资源，以满足高职高专教育改革和发展的需要，符合高职高专学生培养目标。

全书共分为上、中、下三篇和实训指导。本书上篇介绍了中医药膳基本理论、药膳制作基本技能；中篇根据原料功效不同分别介绍了常用的药膳原料，如解表类药膳原料、清热类药膳原料、补益类药膳原料等；下篇介绍了循环系统、呼吸系统、消化系统、泌尿系统、血液系统、内分泌代谢系统、神经系统、外科、五官皮肤、妇科、儿科等方面常见疾病的药膳食疗，按照每种疾病的不同症状表现，分别列举常用药膳，包含材料、做法、用法以及配方解析。实训指导介绍了不同药膳组方的配伍和制作，旨在通过实训锻炼培养学生实际操作技能及解决问题的综合能力。本书内容深入浅出、通俗易懂，具有一定的理论价值和实用价值。本书既可作为教材，又可作为药膳读物推广，是一本家庭生活保健必备的通俗读物。

本教材由汪碧涛、王丽、李岩担任主编并统稿，由兰小群、辛增辉、黄兆良担任副主编。具体分工如下：汪碧涛编写上篇及实训指导，王丽编写第十七章，兰小群编写第十八章；郑姗姗编写第十九章、第二十章，聂小忠编写第二十一章，黄兆良编写第二十二章、第二十三章，潘小燕编写第二十四章，李岩编写第二十五章，曹华编写第二十六章，辛增辉编写第二十七章，范文昌、孟木琳编写章后练习题。

由于编者水平有限，疏漏之处在所难免，希望大家提出宝贵意见，以便今后继续完善。

编者

2022 年 5 月

第一版前言

中医药历史悠久、源远流长，是我国传统膳食的中药组成部分。中医药膳既能以食养身，又能以药疗疾，具有营养和疗疾的双重功效，我国人民将其广泛应用于防治疾病、养生健体、护肤美容。随着科学技术的发展和人民生活水平的提高，药膳已成为人们日常生活的保健佳品。尤其近十余年来，在人类回归自然的呼声下，药膳这种寓治养于食的形式，备受青睐，药膳餐馆如雨后春笋，纷纷问世。中医药膳师成为紧缺人才。

本教材的编写特色是以疾病为纲，重点突出各系统疾病的辨证施膳。并且在配方解析方面除了传统的中医药理论，特别融入了现代药理学及营养学知识，从而更加适合现代中医、中药、康复、针灸推拿、护理、营养等专业使用，是药膳类教材的重大改革。全书分为上、中、下三篇，上篇介绍了中医药膳基础理论、药膳制作基本技能；中篇介绍了常用的药膳原料；下篇分为循环系统疾病食疗药膳、呼吸系统疾病食疗药膳、消化系统疾病食疗药膳、泌尿系统疾病食疗药膳、血液系统疾病食疗药膳、内分泌代谢系统疾病食疗药膳、神经系统疾病食疗药膳、外科疾病食疗药膳、妇科疾病食疗药膳、儿科疾病食疗药膳、五官皮肤疾病食疗药膳等。每个疾病按照概述、饮食宜忌、辨证施膳依次列出。重点突出，深入浅出，通俗易通，既有理论价值，又有实用价值；既可作为教材，又可作为药膳读物推广，是一本家庭生活保健必备的通俗读物。

本教材由汪碧涛担任主编并统稿，陈少珍、聂小忠、王新雨担任副主编。具体编写分工如下：汪碧涛编写循环系统疾病食疗药膳、呼吸系统疾病食疗药膳；陈少珍编写消化系统疾病食疗药膳、泌尿系统疾病食疗药膳；潘小燕编写血液系统疾病食疗药膳、内分泌代谢系统疾病食疗药膳；王有志编写神经系统疾病食疗药膳、外科疾病食疗药膳；聂小忠编写妇科疾病食疗药膳、儿科疾病食疗药膳；张秀明编写五官皮肤疾病食疗药膳；王新雨编写上篇、中篇及实训指导。

由于编者水平有限，成书时间仓促，疏漏之处在所难免，希望大家提出宝贵意见，以便今后继续完善。

编者

2014 年 8 月

目录

上篇　药膳学基础

中篇　常用的药膳原料

下篇　常见病药膳食疗技术

上篇 | 药膳学基础

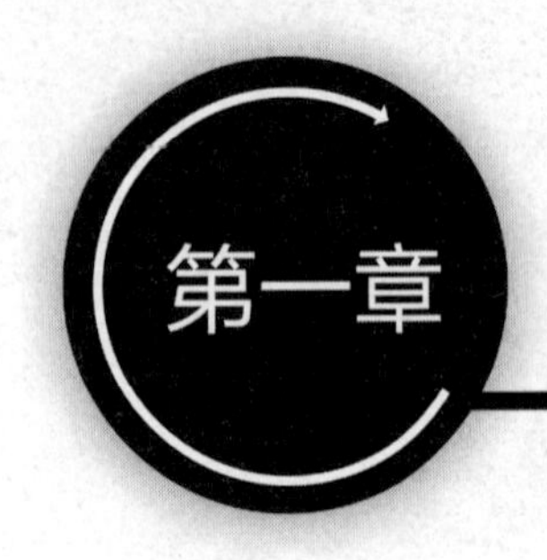

第一章 药膳理论

一、药膳的概念

中医药膳是指在中医辨证配膳理论指导下，由中药、食物和调料三者精制而成的特殊食品。具有独特的色、香、味、形、效的膳食，既能饱腹，又能满足人们对美味食品的追求，还能发挥保持人体健康、调理生理机能、增强机体素质、预防疾病发生、辅助疾病治疗及促进机体康复等作用，因此，中医药膳一直是中华民族几千年来十分重视的膳食。

二、药膳学的药性理论

在中华民族的文化中，药物与食物具有十分密切的关系，“药食同源”的说法反映了传统中医学与药膳学的密切程度。中药学理论，实际上也是药膳学理论。

1. 四气

四气，或称四性，指药食具有寒、热、温、凉四种不同特性。实际上分两大类，即寒凉和温热，寒与凉，或温与热，都属同一性质，只是程度不同。

“热者寒之，温者凉之”。一般来说，寒凉类药食是针对温热性病证或体质而言，具有清热、泻火、凉血、解毒的作用，可以用来治疗热证、阳证，如绿豆、藕、西瓜、梨、荸荠、马齿苋、菊花等。

“寒者热之，凉者温之”，指寒凉性的病证或体质需用温热性药食来调治，因此温热性的药物或食物就能温散寒邪、温中祛寒、温经通络、温阳化气、活血化瘀、温化痰饮水湿等。无论气或血，均受寒热影响，“得热则行，因寒则凝”，因而温热性药食具有促进“行”的作用，如生姜、大葱、大枣、核桃、羊肉、小茴香等。

另外，还有一类药食，在特性上寒热均不明显，介于两类之间者，称之为平性。平性药食性质平和，养生、补益多用这类药食，尤其在药膳中得到广泛使用。以各种畜肉为例，羊肉、狗肉性温，兔肉性凉，马肉性寒，猪肉、牛肉、驴肉性平。

2. 五味

五味，指酸、苦、甘、辛、咸五种气味。药物的味不止五种，此外还有淡味和涩味，由于长期以来将涩附于酸、淡附于甘，故习称五味。

辛味药食具有发散、行气、行血的功能，用于外邪束表或邪毒宜外散诸证，如生姜散邪、芫荽透疹；用于气血运行不畅，如陈皮、薤白。

甘味药食具有滋养、补脾、缓急止痛、润燥等作用，用于虚证，如山药、大枣；用于脾胃虚弱，如粳米、鸡肉；用于气滞拘急之腹痛，如饴糖、甘草。

酸味药食具有收敛、固涩、止泻的作用，多用于虚汗、久泻、遗精、咳嗽，如乌梅涩肠止泻、五味子敛肺止咳、覆盆子止遗精滑泄。

苦味药食具有清热、泄降、燥湿作用，多用于素体偏热或热邪为患的病证，如苦瓜常用于清解热毒；黄芩、栀子用于清热，治疗热证。

咸味药食具有软坚、润燥、补肾、养血、滋阴作用，如海带、昆布有软坚散结作用，用于瘰疬、痰核、痞块；海蜇、淡盐水能通便，用于大便燥结；淡菜、鸭肉补肾，乌贼、猪蹄补血养阴等。

五味之外，淡味的药食具有渗湿利尿功效，用于水肿、小便不利，如冬瓜、薏苡仁、茯苓等。涩味药食具有收敛固涩作用，与酸味药食作用相似。

三、药膳的分类

根据药膳的形式和加工制作方法，可分为药茶、药酒、汤、药粥、蜜膏等。

四、药膳的特点

由于中药汤剂多有苦味，故民间有“良药苦口”之说。药膳使用的多为药、食两用之品，并有食品的色、香、味等特性；即使加入了部分药材，由于注意了药物性味的选择，并通过与食物的调配及精细的烹调，仍可制成美味可口的药膳，故谓“良药可口，服食方便”。

五、药膳的应用原则

药膳有别于普通饮食，应用时须注意食疗中药的性味、药膳的宜忌、选料与加工、烹调技术等，并要掌握药材应用的基本原则。这些原则包括适量有恒、调理脏腑、三因制宜、勿犯禁忌等。

1. 适量有恒

“饮食有节”是中医重要的养生保健原则，药膳食疗同样应适量而有节制。1 次、1 日或短期内不宜进食过多，不可操之过急，急于求成。应根据自身状况，经常小量服食，持之以恒，久之定能收效。

2. 调理脏腑

人体各组织器官的功能，表现为以五脏为中心的功能系统。药膳按照中医辨证论治理论，调治脏腑以恢复正常生理机能。药膳中以脏补脏的方法，如夜盲症，用羊肝、鸡肝等治疗；肾虚腰痛，用杜仲炒腰花；心脏病用猪心蒸朱砂等，是临床调治脏腑功能的常见方法。

3. 三因制宜

“三因制宜”是指“因人、因时、因地”制宜。人有男女、老幼、壮衰的不同，因而对病邪的抵抗力、病后恢复能力等均存在明显差异。时序有四时寒暑的变更，在时序的这种变化中，人体的阴阳气血也随着变化，在病理过程中对病邪的抗御能力也就不同。我国地理环境差异较大，亦对人体正气产生很大影响。由于这些差异的存在，对同一病证的施膳就不能千篇一律，必须根据其不同状态，制订相应的调理措施，才能达到良好的调治效果。

4. 勿犯禁忌

禁忌，是药物治疗与药膳应用时均需注意的问题。有些药不能一起应用；有些在应用某些药或药膳时，不宜进食某些药、食，俗称忌口。如服用治疗感冒的药膳时，不宜进食过分油腻的食物，以防滞邪；有些病证也须禁忌某些食物，如高血压禁辛辣饮食，糖尿病忌高糖饮食。体质易过敏者当忌龟、虾等。很多禁忌为传统说法，未必都有确切依据，但应尽可能遵循，方有利于提高药膳应用效果。

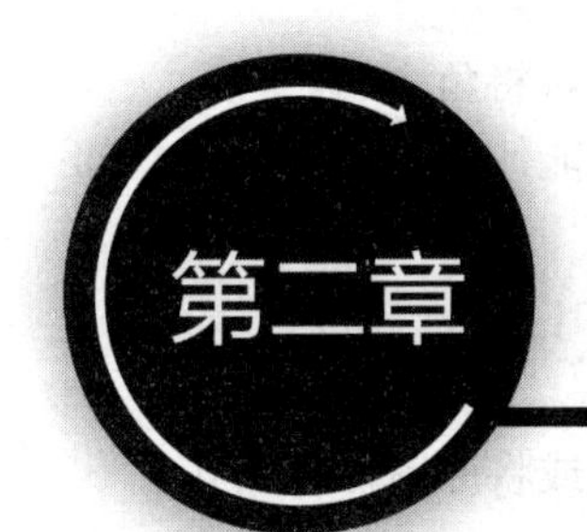

第二章 药膳制作基本技能

第一节　药膳原料的炮制

炮制，是指对药膳原材料的加工准备，需要采用一些较为特殊的制剂工艺。具体地说，是结合了中药的炮制工艺和食物的准备过程，但与中药加工亦有不同。

一、炮制目的

药膳所用药物和食物在制作及烹调前，必须对所用原料进行加工炮制，使其符合食用、防病治病及烹调、制作的需要。

（1）除去杂质和异物，保证药膳的卫生　未经炮制的原料多带有一定的泥水杂质、皮筋、毛皮等非食用部分，制作药膳前必须经过严格分离、清洗，达到洁净的要求。

（2）矫味矫臭，增强药膳的美味　某些原料有特殊的不良气味，为人所厌，如羊肉之膻味、紫河车之血腥、狗肾的腥臭、鲜笋的苦涩，必须经过炮制以消除，方能制作出美味药膳。

（3）选取效能部位，发挥更好的疗效　很多原料的不同部位具有不同作用，如莲子补脾止泻、莲子心清心安神、莲房化瘀止血等。选取与药膳功效最相宜的部分，减少“药”对食物的影响，更好地发挥药膳的功效。

（4）增强原料功能，提高药膳的效果　未经炮制的某些原料作用不强，须经炮制以增强作用。如香附醋制后易入肝散邪，雪梨去皮用白矾水浸制能保持色鲜并增强祛痰作用。

（5）减轻原料毒性，保证食用安全　为防止毒性影响，必须对有毒原料进行炮制加工以消除或减轻毒性。如生半夏能使人呕吐、咽喉肿痛，炮制后可消除这些毒性作用。

（6）改变原料性能，有选择性地发挥作用　如生地黄性寒，善于清热凉血、养阴生津；炮制成熟地黄后则性温，长于补血滋阴；花生性平，炒熟后则性温。

（7）保持原料成分，利于工业化生产　为避免某些原料的有效成分损失，或适应工业化生产的需要，对某些原料采用科学方法提取有效成分，以保持食品含量、质量稳定，或便于批量制作。如用金银花制取金银花露，从鸡肉中提取鸡精。

二、炮制方法

1. 净选

选取原料的应用部分，除去杂质与非药用部分，以适应药膳的要求，常根据不同原料选用下述方法。

（1）筛选　拣或筛除泥沙杂质，除去虫蛀、霉变部分。

（2）刮　刮去原料表面的附生物与粗皮。如将杜仲、肉桂去粗皮，将鱼去鳞。

（3）火燎　在急火上快速烧燎，除去原料表面绒毛或须根，但不能使原料内质受损。如将狗脊、鹿茸燎后刮去绒毛，将禽肉燎去细毛。

（4）去壳　硬壳果类原料须除去硬壳，便于准确投料与食用，如白果、核桃、板栗等。动物类原料去蹄爪或去皮。

（5）碾　除去原料表面非食用部分，如将刺蒺藜、苍耳碾去刺，或将原料碾细备用。

2. 浸润

用水对原料进行加工处理，但有些原料的有效成分溶于水，处理不当则容易降低药效，故应根据原料的不同特性选用相应的处理方法。

（1）洗　除去原料表面的泥沙、异物。绝大多数原料都必须清洗。

（2）泡　质地坚硬的原料经浸泡后能软化，便于进一步加工。蔬菜类经浸泡可除去残留的农药。

（3）润　不宜水泡的原料需用液体浸润，使其软化而又不至于丢失有效成分。浸润常有下列各种方法。

① 水润　如清水润燕窝、贝母、冬虫夏草、银耳、蘑菇等。

② 奶汁润　多用牛、羊乳，如润茯苓、润人参等。

③ 米泔水润　常用于消除原料的燥性，如润苍术等。

④ 药汁润　常使原料具有某些药性，如山楂汁浸牛肉干、吴茱萸汁浸黄连等。

⑤ 碱水润　常使用5%碳酸钠溶液或石灰水润发鱿鱼、海参、鹿筋、鹿鞭等。

3. 漂制

为减低某些原料的毒性和异味，常采用在水中较长时间和多次换水的漂洗法，如漂半夏。漂洗时间长短和换水次数需根据原料性质、季节气候的不同来决定。冬季每日换1次水，夏季则宜换2～3次水，一般漂3～10天。

4. 焯制

焯制指用沸水对原料进行处理。目的是：①除去种皮，将原料微煮，易搓去皮，如杏仁、扁豆等去皮常用；②氽去血水，使食品味鲜汤清，如去鸡鸭等肉类血水；③除腥膻味，如熊掌、牛鞭等多加葱叶、生姜、料酒同煮。

5. 焯法

焯法指把蔬菜放到沸水中略微一煮就捞出来。

6. 切制

切制指对下品原料经净选、软化后，或新鲜原料经洗净后，根据性质的不同、膳肴的差异，切制成一定规格的片、块、丁、节、丝等不同形状，以备制膳需要。切制要注意刀工技巧，其厚薄、大小、长短、粗细等尽量均匀，方能保证美观的药膳外形。

药膳原料经过上述的准备过程后，尚须按要求进行炮制，以获得药膳良好的味与效。

7. 炒制

炒制指将原料在热锅内翻动加热，炒至所需要的程度。一般有下述方法。

（1）清炒法　不加任何辅料，将原料炒至黄、焦、炭的方法。

① 炒黄　将原料在锅内文火加热，不断翻动，炒至表面呈淡黄色或较原色稍深，或发

泡鼓起，或爆裂，并透出药物固有气味。如将鸡内金炒至酥泡卷曲，使腥气溢出。

② 炒焦　将原料在锅内用武火或中火加热，炒至原料表面呈焦黄或焦褐色，内部颜色加深，并具有焦香气味，如焦山楂。

③ 炒炭　炒炭要求存性，“存性”是指炒炭后原料只能部分炭化，不能灰化。未炭化部分应保存原料的固有气味；花、叶、草等炒炭后仍可清晰辨别药物原形。

（2）麸炒法　先将麦麸在锅内翻炒至微微冒烟，再加入药物或食物，炒至表面微黄或较原色深为度，筛去麦麸后冷却保存。此法可健脾益胃，减去原料中的油脂，如炒川芎、炒白术等。

（3）米炒法　将大米或糯米与原料在锅内同炒，使均匀受热，以米炒至黄色为度。主要是增强健脾和胃功效，如米炒党参。

（4）盐炒或砂炒法　先将油制过的盐或砂在锅内炒热，加入原料，炒至表面酥脆为度，筛去盐、砂即成。本法能使骨质、甲壳、蹄筋、干肉或质地坚硬的原料去腥、松酥，易于烹调，如盐酥蹄筋。

8. 煮制

煮制可清除原料的毒性、刺激性或涩味，减少其不良反应。根据不同性质，将原料与辅料置锅内加水过药面共煮。煮制时间应根据原料情况决定，一般煮至无白色或刚透心为度。如加工鱼翅、鱼皮。

9. 蒸制

蒸制指将原料置于适当容器内蒸至透心或特殊程度。如熊掌经漂刮后，加酒、葱、姜，蒸 2 小时后进一步加工。

10. 炙制

炙制指将原料与液体辅料如蜂蜜、酒、盐水、药汁、醋等共同加热翻炒，使辅料渗进原料内部。用蜜炒为蜜炙，可增加润肺作用，如蜜炙黄芪、甘草；酒与原料同炒为酒炙，如酒炙白芍；原料与盐水拌过，晾微干后炒为盐炙，如盐炙杜仲；原料与植物油同炒为油炙；加醋炒为醋炙，如醋炙元胡。

三、药液制备法

药液是指烹制药膳所用的特殊液体类原料。通过一定的提取方法，把原料中的有效成分析出备用。原则是使用不同溶剂将所需成分尽可能提出，不提或少提其他成分。要求溶剂有良好的稳定性，不与原料起化学反应，对人体无毒无害。

常用溶剂有水、乙醇、苯、氯仿（三氯甲烷）、乙醚等。水最常用，提取率高，但选择性不强。乙醇是常用的有机溶液，选择性好，易回收，防腐作用强，但成本较高，易燃。苯、氯仿、乙醚等选择性强，不易提出亲水性杂质，但挥发性大，一般有毒，价格高，提取时间较长。

1. 提取

（1）煎煮法　多用水作溶剂，煮沸提出有效成分。提取率高，多数有效成分可被提出。

（2）渗滤法　采用溶剂通过渗滤筒浸出原料的有效成分。常用乙醇、酸性或碱性溶液。

（3）蒸馏法　利用水蒸气加热原料，使所含有效成分随水蒸气蒸馏出来。常用于挥发油的提取和芳香水的制备。

（4）回流法　采用有机溶剂进行加热，提取原料中的有效成分，防止溶剂挥发。如提取川贝母、冬虫夏草的有效成分。

2. 过滤

过滤指滤除沉淀，获取澄明药液的方法，主要有如下几种方法。

（1）常压过滤法　多用于原料提取液的首次过滤，滤过层多用纱布，滤器常用漏斗。

（2）减压过滤法　减小滤液下面的压力，以增加滤液上下之间的压力差，使过滤速度加快。可用抽气机或其他抽气装置。

（3）瓷质漏斗抽滤法　将瓷质漏斗与抽滤瓶连接，塞紧橡皮塞；以2～3层滤纸平铺于漏斗内，加入少量去离子水，抽紧滤纸，加入适量药液，即可开始抽滤。

（4）自然减压法　增加漏斗体长度，加长漏斗出口管，并于漏斗下盘绕一圈，使液体在整个过滤过程中充满出口管，以增加滤器上下压力差，提高滤速。

（5）助滤法　指药液不易过滤澄清，或滤速过慢时，加助滤剂助滤的过滤方法。常用助滤剂有滑石粉、纸浆。用去离子水将助滤剂调成糊状，安装好抽滤装置，将助滤剂加入瓷质漏斗内，加离子水抽滤，至洗出液澄明、不含助滤剂后，再正式过滤药液。

3. 浓缩

从原料中提取的溶液，一般单位容积内有效成分含量低，需提高浓度，以便精制。常用浓缩方法有蒸发浓缩法和蒸馏浓缩法。

（1）蒸发浓缩法　指通过加热使溶液水分挥发的方法。适用于有效成分不挥发、加热不被破坏的提取液。有直火蒸发与水浴蒸发。直火蒸发是将提取液先用武火煮沸，后改文火保持沸腾，不断搅拌，浓缩到一定量和稠度。此法温度高，蒸发快，但锅底易发生焦煳与炭化。水浴蒸发是间接加热，将装提取液的小容器置于装水的大容器内，加热大容器，使提取液浓缩。此法克服了直火蒸发时的焦煳与炭化问题，但速度慢。故可先用直火蒸发，后改水浴蒸发。

（2）蒸馏浓缩法　将原料液在蒸馏器内加热到汽化，通过冷凝回收剂回收溶剂，同时浓缩原料液。常用于有机溶剂溶液，以便回收溶剂，降低成本。其中常压蒸馏在正常气压下进行，适用于有效成分受热不易被破坏的提取液。减压蒸馏在降低蒸馏器内液面压力下浓缩，压力降低，沸点也降低，蒸发速度加快，故溶液受热温度低，受热时间短，效率高。适用于沸点较高、有效成分遇高温易被破坏的提取液。

第二节　药膳制作工艺

药膳制作是按膳食加工的基本技能，根据药膳的特殊要求加工、烹饪、调制膳饮的过程。制作工艺既需要相应的加工技能，又需要具有药膳制作特点。

一、药膳制作特点

药膳不同于普通膳食，除一般膳食的色、香、味、形以外，它还具有治病强身、美容保健、延缓衰老等疗效，因此，在选料、配伍、制作方面还有其自身的特殊性。

1. 原料的选用特点

一般膳食的功能是提供能量与营养，需保持一定的质与量，同时为适应“胃口”的不同而需要不断改变膳食原料与烹调方法。药膳则是根据不同病证、不同体质状态，有针对性地选取原料，如附片、狗肉、鹿鞭等具有温肾壮阳的功能，可用于体质偏于阳虚者，症见畏寒怕冷、腰膝冷痛或酸软，甚或阳痿早泄等。尽管这些食品营养丰富，但并不适于所有人群。因此，药膳原料的选用与组合，所强调的是科学配伍，需在中医药理论指导下选料与配方。如体弱多病者的调理，须视用膳者体质所属而选用或补气血、或调阴阳、或理脏腑的药膳；年老体弱者的调理，需根据不同状态，选用或调补脾胃、或滋养阴血的药膳，以达到强壮体魄、延缓衰老的目的。

2. 药膳的烹调特点

由于药膳含传统的中药部分，即主要起“疗效”作用的原料，故对这一部分原料的烹饪，除需要在原料准备过程中的科学加工以外，在烹饪过程中，必须尽可能地避免药材有效成分的丧失，以期更好地发挥药效，因而必须讲究烹饪形式与方法。传统的药膳加工以炖、煮、蒸、焖为主，这样在加热过程中能使药材最大限度地溶解出有效成分，增强功效。药膳形式常以汤为主，通过炖、煮，使有效成分溶解并保存于汤中，以保持良好的疗效，如十全大补汤、鹿鞭壮阳汤、八宝鸡汤等，汤类约占药膳品类的一半以上。

3. 药膳的调味特点

膳食的调味是为获得良好的口感，以满足用膳者对美味的追求。但很多调味品具有浓烈的味感，在中医学中，它们本身就具有相应的性味功能。在药膳烹调过程中，调味品的运用要讲究原则与方法。

一般而言，各种药膳原料经烹调后都有其自身的鲜美口味，不宜用调味剂改变其本味。因为各种药品的味就是其功能组成的一部分，所以，应当尽量保持药膳的原汁原味。有些需经过调味才能为人们乐于食用，一般的调味品如油、盐、味精等，在药膳中也为常用品。但胡椒、小茴香、八角茴香、川椒、桂皮等，由于本身具有浓烈的香味，且多为辛甘温热类，在药膳烹调中应根据情况选用。一些具有腥膻味的原料，如龟、水鱼、羊肉、动物鞭等，可用一定的调味品以矫正异味。温阳类、活血养颜类药膳，可选用辛香类调味品。如果药膳功效以养血滋阴为主，而用膳者体质偏阴虚燥热，则应少用辛香类调味品。

但是，由于辛香类调味品本身多具行气活血、辛香发散的功效，在药膳的配伍中可作为一个方面的药效成分考虑，视为药膳原料的组成部分。如用于风寒感冒的药膳，生姜既是矫味剂，又是药物；在活血类药膳中使用辛香调料，可增强药膳行气活血的功效；在滋阴类药膳中，配伍辛香类调味剂，又可达到滋而不腻、补中兼行的作用；调补脾胃类药膳配伍辛香调味剂，本身又具有芳香醒脾的作用。因此，在药膳烹调过程中，调味品的运用，既有矫味的作用，又有药理功效，用与不用，多用与少用，应在辨证施膳理论指导下灵活掌握，而不仅仅是迎合用膳者的口味。

二、药膳制作要求

作为特殊的膳食，药膳制作除必须具备一般烹调的良好技能外，尚须掌握药膳烹调的特殊要求。

1. 既要精于烹调技术，又必须具有中医药知识

药膳原料必须有药物，而药物的性能功效与药物的准备、加工过程有着密切的关系。如难于溶解的药物宜久煮才能更好地发挥药效；易于挥发的药物则不宜久熬，以防有效成分损失；气虚类药膳不宜多加芳香类调味品，以防耗气伤气；阴虚类药膳不宜多用辛热类调味品，以防伤阴助热等。如果对中药的性能不熟悉，或不懂中医理论，一味只讲究口味，便会导致药效减低，甚或引起相反的作用，失去药膳的基本功能。

2. 既要注意疗效，又必须讲究色、香、味、形

药膳不同于普通膳食，药膳具有保健防病、抗衰老、美容等保健作用，应先尽最大可能保持和发挥药膳的这一功能。但作为膳食，它又具有普通膳食的作用。而普通膳食必须在色、香、味、形诸方面制作加工出特点，才能激发用膳者的食欲。如果药膳体现出来的全是“药味”，不讲究膳食的基本功能，影响食欲，发挥不了药膳的功效。因此，药膳的烹制，其功效与色泽、口味、香味、造型必须并重，才能达到药膳的基本要求。

3. 配料必须严谨

药物的选用与配伍，必须遵循中医理法方药的原则，注意药物与药物、药物与食物、药物与配料、调味品之间的性效组合。任何食物和药物都有其四气五味，对人体五脏六腑功能都有相应的促进或制约关系，只是常用药物的性味更为人们所强调。因此，选料时应当注意药与药、药与食之间的性味搭配，尽量应用具有协同作用的组合，避免相互制约的配伍，更须避开配伍禁忌，以免导致不良反应的产生。

4. 隐药于食，在感官上保持膳食特点

由于药膳以药物和食物为原料，药膳烹调的感官感觉很重要。如果药膳表现为以药物为主体，用膳者会感觉到是在“用药”而不是“用膳”，势必影响食欲，达不到膳食营养的要求。因此，药膳的制作在某些情况下还要求必须将药物“隐藏”于食物中。

大多数的单味药或较名贵的药物，因本身形、质、色、气很好，不必隐藏，它们可以给用膳者良好的感官刺激，如天麻、枸杞子、人参、黄芪、冬虫夏草、三七等，可直接与食物共同烹调，作为“膳”的一部分展现于用膳者面前。这属于见药的药膳。

某些药物由于形、色、气、味的原因，或者药味较多的药膳，则不宜以药物的本身呈现于药膳中；或由于药味太重，或由于色泽不良而影响食欲，则必须药食分制，取药物制作后的有效部分与一定的食物混合。这属于不见药的药膳。这类药膳的分制可有不同方法，或将药物煎后取汁，用药汁与食物混合制作；或将药食共烹后去除药渣，仅留食物供食用；或将药物制成粉末，再与食料共同烹制；这种隐药于食的方法可使用膳者免受不良形、质、气、味药物的影响，达到药膳的作用。

至于普通膳食制作必须遵循的原则，如必须符合卫生法规的要求、选料必须精细、制作务必卫生、烹调讲究技艺、调味适当可口等，更是烹调药膳的基本要求。

三、药膳制作方法

药膳的品类繁多，根据不同的方法可制作出不同的药膳，以适应人们的不同嗜好及口味的变换。依常用膳饮，可分为热菜类、凉菜类、药粥、饮料类、面点类等。

1. 热菜类药膳制作方法

热菜类是药膳运用最多的品种，尤其对东方民族来说，热菜是必备菜肴。热菜的制作主要有炖、蒸、煨、煮、熬、炒等法。

（1）炖　将药物与食物加清水，放入调料，先置武火上烧开，再置文火上熬煮至熟烂，一般需文火煮2～3小时。特点是质地软烂，原汁原味，如雪花鸡汤、十全大补汤的制作。

（2）煮　将药物与食物同置较多量的清水或汤汁中，先用武火烧开，再用文火煮至熟，时间比炖短。特点是味道清鲜，能突出主料滋味，色泽亦美观。

（3）熬　将药物与食物置于锅中，注入清水，武火煮沸后改用文火，熬至汤汁稠浓。烹制时间较炖更长，多需 3 小时以上，适用于含胶质重的原料。特点是汁稠味浓。

（4）煨　将药物与食物置煨锅内，加入清水、调料，用文火或余热进行较长时间的烹制，慢慢煨至软烂。特点是汤汁稠浓，口味醇厚。如川椒煨梨。

（5）蒸　利用水蒸气加热烹制。将原料置于盛器内，加入水或汤汁、调味品，或不加汤水，置蒸笼内蒸至熟或熟烂。特点是笼内温度高（可达 120℃以上），原料水分不易蒸发，药膳可保持形状的完整、造型的整齐美观、口味原汁原味。因原料不同，又有粉蒸、清蒸、包蒸的不同。

（6）炒　将油锅烧热，药膳原料直接入锅，于急火上快速翻炒至熟。特点是烹制时间短，汤汁少，成菜迅速，鲜香入味，或滑嫩，或脆生。有生煸、回锅（熟炒）、滑炒、软炒、干煸的不同。

（7）爆　多用于动物性原料。将原料经初步热处理后，先用热油锅煸炒辅料，再放入主料，倒入芡汁快速翻炒至熟。特点是急火旺油，短时间内加热，迅速出锅，成菜脆嫩鲜香。

（8）熘　原料调味后，经炸、煮、蒸或上浆划油等初步加热，再以热油煸炒辅料，加入主料，然后倒入兑好的芡汁快速翻炒至熟。熘法必须勾芡。特点是成菜清亮透明，质地鲜嫩可口。有炸熘、滑熘、软熘的不同。

（9）炸　将锅中置入较多量的油加热，再将药膳原料直接投入热油中加热至熟或黄脆。可单独烹制，也是多种烹调法的半成品准备方法。特点是清香酥脆。有清炸、干炸、软炸、酥炸、松炸、包炸等不同。

其他如烩、扒、卤、烧、拔丝、挂霜等烹调法也是药膳热菜的常用加工方法。

2. 凉菜类药膳制作方法

凉菜类药膳是将药膳原料或经制熟处理，或生用原料，经加工后冷食的药膳菜类。有拌、炝、腌、冻等方法。

（1）拌　将药膳原料的生料或已凉后的熟料加工切制成一定形状，再加入调味品拌和制成。拌法简便灵活，用料广泛，易调口味。特点是清凉爽口，能理气开胃。有生拌、熟拌、温拌、凉拌的不同。

（2）炝　将原料切制成所需形状，经加热处理后，加入各种调味品拌渍，或再加热花椒炝成药膳。特点是口味清淡，或鲜咸麻香，有普通炝与滑炝的不同制法。

（3）腌　将原料浸入调味卤汁中，或以调味品拌匀，腌制一定时间以排除原料内部的水分，使原料入味。特点是清脆鲜嫩，浓郁不腻。有盐腌、酒腌、糟腌的不同制法。

（4）冻　将含胶质较多的原料投入调味品后，加热煮制达一定程度后停止加热，待其冷凝后食用。特点是晶莹剔透，清香爽口。但原料必须是含胶汁多者，否则难以成冻。

很多凉菜必须要前期加工后方能制作，卤、蒸、煮为常用前期制作方法，通常用于动物类药膳原料，如凉菜卤猪心、筒子鸡等则需先卤熟、蒸熟后制作凉菜。

3. 药粥制作方法

药粥是药物与米谷类食物共同煮熬而成，具有制法简单、服用方便、易于消化吸收的特点。药粥被古人推崇为益寿防病的重要膳食。南宋陆游曾说："世人个个学长生……只将食粥致神仙。"药粥须根据药物与米谷的不同特点制作。

（1）生药饮片与米谷同煮　将形、色、味均佳，且能食用的生药与米共同煮制。如大枣、百合、淮山药、薏苡仁、龙眼肉等与米煮粥，既使粥增加形色的美观，又使味道鲜美而增强疗效，如薏苡仁莲子粥。

（2）中药研末与米谷同煮　较大的中药块，或质地较硬的药物，难以煮烂时，将其粉碎为细末后，与米同煮。如茯苓、贝母、天花粉等，多宜研末做粥。

（3）药物提汁与米谷同煮　不能食用或感官刺激太强的药物，如川芎、当归等，不宜与米谷同煮，须煎煮取汁与米谷共煮制粥，如麦冬粥、参苓粥。

（4）汤汁类与米谷同煮　将动物乳汁或肉类汤汁与米谷同煮制粥，如鸡汁粥、乳粥。

4. 药膳饮料制作方法

药膳饮料包括药酒、保健饮料、药茶等。它们是以药物、水或酒为主要原料加工制作成饮料，具有保健或治疗作用。

（1）药酒配制法　药酒是以白酒、黄酒为主要原料，浸泡或煎煮相应的药物，滤去渣后所获得的饮料。酒是最早加工而成的药品和饮料两用品。酒有“通血脉，行药力，温肠胃，御风寒”的作用，酒与药合，可起到促进药力的作用，所以，药酒是常用的保健治疗性饮料。其制作有冷浸法、热浸法、煎煮法、酿造法等不同工艺。

（2）保健饮料制作方法　以药物、水、糖为原料，用浸泡、煎煮、蒸馏等方法提取药液，再经沉淀、过滤、澄清，加入冰糖、蜂蜜等兑制而成。特点是能生津养阴、润燥止渴。

（3）药茶制作方法　将药物与茶叶相配，置于杯内，冲以沸水，盖闷15分钟左右即可饮用。也可根据习惯加白糖、蜂蜜等；或将药物加水煎煮后滤汁当茶饮；或将药物加工成细末或粗末，分袋包装，临饮时以开水冲泡。特点是清香醒神，养阴润燥，生津止渴。

5. 药膳面点制作方法

药膳面点是将药物加入面点中制成的保健食品。这类食品可作主食，也可作点心食用。多是将药物制成粉末，或药物提取液与面粉共同揉和，按面点制作方法加工而成。主要制作工艺包括和面、揉面、下药、上馅等工艺流程。

中篇 常用的药膳原料

中医学自古以来就有“药食同源”理论。中药和食物的来源是相同的。有些东西，只能用来治病，就称为药物；有些东西只能作饮食用，就称为食物。但其中的大部分东西，既有治病的作用，同样也能当作食物，叫做药食两用。比如橘子、粳米、赤小豆、龙眼肉、山楂、乌梅、核桃、杏仁、饴糖、花椒、小茴香、桂皮、砂仁、南瓜子、蜂蜜等，它们既属于中药，有良好的治病作用，又是大家经常食用的富有营养的可口食品。

由于药膳原料中有药物的成分，并且是根据中医理论进行组方配伍，因此，药膳也具有针对疾病起防治作用的功效特点。按功效可分为解表类、清热类、补益类等。

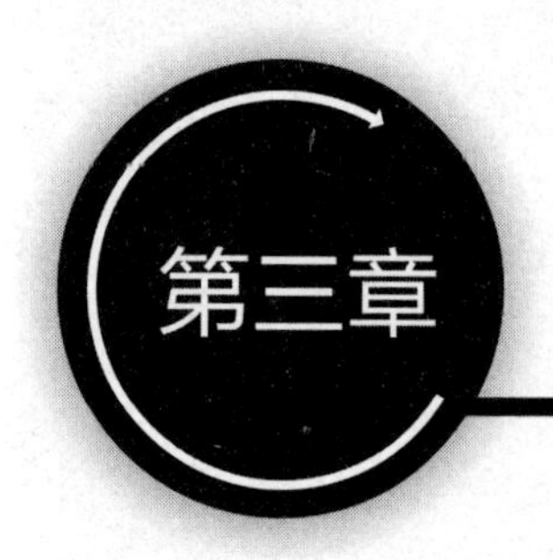

第三章 解表类药膳原料

第一节 发散风寒类药膳原料

一、紫苏

性味归经：辛，温。归肺、脾经。

功效：散寒解表，宣肺化痰，行气和中，安胎，解鱼蟹毒。

主治：风寒表证见咳嗽痰多、胸脘胀满、恶心呕吐、腹痛吐泻、胎动不安、食鱼蟹中毒。

用法用量：煎服，5～10克。

使用注意：阴虚、气虚及温病患者慎服。

成分：本品含挥发油，其中主要为紫苏醛、左旋柠檬烯及少量α-蒎烯等。

药理作用：本品有解热、促进消化液分泌、增强胃肠蠕动、平喘镇咳、止痉等作用。

二、白芷

性味归经：辛，温。归肺、胃经。

功效：祛风散寒，通窍止痛，消肿排脓，燥湿止带。

主治：风寒感冒，头痛，牙痛；鼻塞，鼻渊；疮疡肿毒；寒湿带下。

用法用量：煎服或捣汁服，3～9克。

使用注意：本品辛香温燥，阴虚血热者忌服。

成分：本品主要含挥发油，以及欧前胡素、白当归素等多种香豆素类化合物。

药理作用：本品有解热、镇痛、抗炎等作用。

三、香薷

性味归经：辛，微温。归肺、脾、胃经。

功效：发汗解表，化湿和中，利水消肿。

主治：夏季外感风寒，内伤暑湿之阴暑证；水肿脚气。

用法用量：煎服，3～9克。

使用注意：本品辛温发汗之力较强，表虚汗多者忌用。

成分：本品主要含挥发油，其主要成分为香荆芥酚、百里香酚、对聚伞花素等。

药理作用：本品有发汗解热、镇痛、镇静、抗菌、抗病毒、增强免疫的作用，并能刺激消化腺分泌及促进胃肠蠕动。

四、生姜

性味归经：辛，温。归肺、脾、胃经。

功效：散寒解表，降逆止呕，化痰止咳，能解半夏、天南星及鱼蟹毒。

主治：风寒感冒，恶寒发热，头痛鼻塞，呕吐，痰饮喘咳，胀满，泄泻。

用法用量：煎汤、绞汁，3～10克。

使用注意：阴虚内热及实热证者禁服。

成分：本品含挥发油，主要为姜醇、姜烯、姜辣素、姜酚、水芹烯、柠檬醛、芳樟醇等成分，还含天冬氨酸、谷氨酸、丝氨酸等多种氨基酸。

药理作用：①姜辣素可刺激心脏、血管及皮肤，使全身毛孔舒张而发汗；②促进消化液分泌，增强消化吸收能力；③健胃止呕；④姜酚可阻止前列腺素合成，减少胆汁中黏蛋白含量，抑制胆石症；⑤抑制体内过氧化脂质的产生，起到抗衰老作用；⑥防治晕车晕船之呕吐。

五、芥菜

性味归经：辛，温。归肺、胃、肾经。

功效：利肺化痰，消肿散结。

主治：寒饮咳嗽，痰滞气逆，胸膈满闷，砂淋，石淋，牙龈肿烂，乳痈，冻疮。

用法用量：煎服，10～15克；或用鲜品捣汁。

使用注意：目疾、疮疡、痔、便血患者及阴虚火旺之人慎食。

成分：本品含钙、铁等矿物质，以及维生素 B_1、维生素 B_2、维生素C、胡萝卜素等。根茎含11种具有挥发性的异硫氰酸酯；叶含芸薹抗毒素、环芸薹宁、环芸薹宁亚砜、马兜铃酸。

药理作用：本品具有刺激胃黏膜，增加胃液和胰液分泌，缓解顽固性呃逆的作用。

六、芫荽

性味归经：辛，温。归肺、胃经。

功效：发表透疹，消食开胃，止痛解毒。

主治：风寒感冒，麻疹、痘疹透发不畅，食积，脘腹胀痛，脱肛，丹毒，疮肿初起，蛇伤。

用法用量：煎服，9～15克，鲜品15～30克；或捣汁；或绞汁服。

使用注意：疹出已透，或里未透出而热毒壅滞，非风寒外袭者禁服。

成分：本品维生素C和矿物质钡、铜、铁、锂、锰、硅、钛等含量丰富，全草含正癸醛、壬醛和芳樟醇等。叶子含香柑内酯、欧前胡内酯、伞形花内酯、花椒毒酚和东莨菪素。此外，尚含有槲皮素-3-葡萄糖醛酸苷、异槲皮苷、芸香苷。

药理作用：具有调节体内性激素，促进排卵、美容的作用。

七、葱白

性味归经：辛，温。归肺、胃经。

功效：发表，通阳，解毒，杀虫。

主治：感冒风寒，阴寒腹痛，二便不通，痢疾，疮痈肿痛，虫积腹痛。

用法用量：煎服，9～15 克；或酒煎。煮粥食，每次可用鲜品 15～30 克。

使用注意：表虚多汗者慎服。

成分：含有挥发油等。

药理作用：本品具有抗病原体、抗癌的作用。大葱的黏液质对皮肤和黏膜有保护作用。其挥发性成分有祛痰、发汗和利尿作用。

第二节　发散风热类药膳原料

一、薄荷

性味归经：辛，凉。归肺、肝经。

功效：散风热，清头目，利咽喉，透疹，解郁。

主治：风热表证见头痛目赤，咽喉肿痛；麻疹不透，瘾疹瘙痒；肝郁胁痛。

用法用量：煎服，3～6 克。不可久煎，宜后下。

使用注意：表虚多汗者禁服。

成分：本品主要含挥发油，其主要成分为薄荷醇、薄荷酮、薄荷烯酮、异薄荷酮等。

药理作用：本品有发汗解热、止咳祛痰、抗炎、抗菌、镇痛、止痒等作用。

二、葛根

性味归经：甘、微辛，凉。归脾、胃经。

功效：解表退热，生津，透疹，升阳止泻。

主治：外感发热头痛、项背强痛，口渴，消渴，麻疹不透，热痢，泄泻；高血压颈项强痛。

用法用量：煎服，9～15 克；或捣汁。

使用注意：胃寒者当慎用；夏日表虚多汗者禁服。

成分：本品含黄酮类物质如大豆素、大豆苷、葛根素等，以及谷甾醇和大量淀粉。

药理作用：本品有扩张冠状动脉和脑血管、增加血流量、降低心肌耗氧量及降压等作用。

三、菊花

性味归经：甘、苦，微寒。归肺、肝经。

功效：疏风散热，平肝明目，解毒消肿。

主治：外感风热或风温初起见发热头痛、眩晕、目赤肿痛；疔疮肿毒。

用法用量：煎服，10～15 克；或泡茶饮。

使用注意：气虚胃寒、食少泄泻者慎服。

成分：本品含挥发油，其主要成分为龙脑、樟脑、菊油环酮等；此外，还含有菊苷、腺嘌呤、胆碱等。

药理作用：本品有抗菌、抗病毒、解热、抗炎、扩张冠状动脉、增加冠脉血流量等作用。

四、淡豆豉

性味归经：苦、辛，凉。归肺、胃经。

功效：解表，除烦，宣发郁热。

主治：外感表证，风热、风寒皆可用；胸中烦闷、虚烦不眠。

用法用量：煎服，10～15克。

使用注意：表虚汗多者慎服。

成分：本品含蛋白质、脂肪及酶类等。

药理作用：本品有微弱的发汗作用，并有健胃、助消化作用。

五、桑叶

性味归经：苦、甘，寒。归肺、肝经。

功效：疏散风热，清肺止咳，平肝明目。

主治：风热感冒，温病初起，发热头痛，汗出恶风，咳嗽胸痛；或肺燥干咳无痰，咽干口渴；风热及肝阳上扰，目赤肿痛。

用法用量：煎服，4.5～9克。

使用注意：脾胃虚寒者慎服。

成分：本品含挥发油、芸香苷、槲皮素、氨基酸、B族维生素、维生素C、异槲皮苷、β-谷甾醇、菜油甾醇、溶血素、绿原酸、丁香油酚、琥珀酸、柠檬酸、酒石酸、棕榈酸、叶酸、胆碱等。

药理作用：有解痉、抗病原微生物、抗炎、降血糖、降血压、降血脂、利尿作用。

六、蕨菜

性味归经：甘，寒。归肝、胃、大肠经。

功效：清热利湿，降气化痰，止血。

主治：感冒发热，黄疸，痢疾，带下，噎膈，肺结核咯血，肠风便血，风湿痹痛。

用法用量：煎服，9～15克。

使用注意：不宜生食、久食，脾胃虚寒及生疥疮者慎服。

成分：本品含多种蕨素，如乙酰蕨素C、苯甲酰蕨素B、异巴豆酰蕨素B；多种蕨苷，如凤尾蕨茚酮苷、紫云英苷、银椴苷；β-谷甾醇；香草醛、香草酸、苯甲酸、延胡索酸、琥珀酸、山柰酚等。

七、荠菜

性味归经：甘、淡，凉。归肝、脾、膀胱经。

功效：祛风解热，凉血止血，益脾明目。

主治：吐血、咯血、衄血、尿血，崩漏水肿，目赤疼痛，眼底出血，高血压病，赤白痢疾，乳糜尿。

用法用量：煎服，15～30 克，煎汤做菜。

使用注意：荠菜可宽肠通便，故便溏者慎食。烹调时最好不要加蒜、姜、料酒来调味，以免破坏荠菜本身的清香味。

成分：本品除了含有丰富的水溶性维生素和矿物质外，还含草酸、酒石酸、苹果酸、丙酮酸、对氨基苯磺酸等有机酸，以及胆碱、山梨醇、甘露醇等。

药理作用：本品具有止血、降压、利尿、抗癌、治疗白内障和夜盲症的作用；另外，有似麦角碱样作用，使肠管、膀胱、子宫的平滑肌明显收缩。

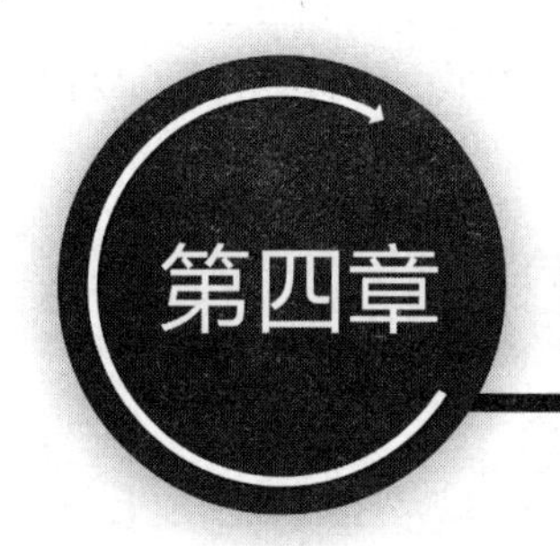

第四章 清热类药膳原料

第一节　清热泻火类药膳原料

一、芦根

性味归经：甘，寒。归肺、胃经。

功效：清热生津，除烦止呕，宣毒透疹。

主治：热病伤津所致烦热口渴，舌燥少津，肺热肺痈，咳吐脓痰，痰中带血，胃热呕吐，反胃，呃逆；麻疹初起，透发不畅。

用法用量：绞汁、煎、煮、焖，15～30克。

使用注意：脾胃虚寒者忌用。

成分：本品主要含糖类，其主要成分为木聚糖等多聚糖类化合物；并含苜蓿素、甜菜碱、多聚醇及薏苡素等。

药理作用：本品有解热、镇静、镇痛、镇吐、降血压、降血糖等作用。

二、栀子

性味归经：苦，寒。归心、肺、三焦经。

功效：泻火除烦，清热利湿，凉血解毒。

主治：热病烦闷，湿热黄疸，血热吐衄，疮疡肿毒，跌打损伤等。

用法用量：生用、浸泡、煮、煎、熬、炒焦，3～10克。

使用注意：本品苦寒伤胃，脾虚便溏者不宜用。

成分：本品含异栀子苷、去羟栀子苷、栀子酮苷、山栀子苷等环烯醚萜苷，以及京尼平苷酸、栀子素等黄酮类、藏红花素等三萜类、藏红花酸、熊果酸等。

药理作用：本品有抗炎、抑菌、镇静、利胆、保肝、降压、止血等作用。

三、淡竹叶

性味归经：甘、淡，寒。归心、胃、小肠经。

功效：清热泻火，除烦，利尿。

主治：热病烦渴；口舌生疮，尿赤淋浊。

用法用量：煎服，10～15 克。

成分：本品含三萜类化合物如芦竹素、白茅素、蒲公英赛醇及甾类物质如谷甾醇、豆甾醇、菜油甾醇、蒲公英甾醇等。

药理作用：本品有退热、利尿、抗菌、抗肿瘤等作用。

四、芦笋

性味归经：甘，寒。归肺经。

功效：清热生津，利水通淋，并解食鱼、肉中毒。

主治：热病口渴，心烦，肺痈，肺痿，淋病，小便不利。

用法用量：煎服，30～60 克，或鲜品捣汁。

使用注意：脾胃虚寒者慎服。

成分：本品含有钙、钾、镁等多种矿物质，还含有大量的维生素，尤以维生素 C 含量最高，枝叶中维生素 C 含量远高于去皮笋和芦笋皮。

药理作用：本品具有抗肿瘤、降血脂、抗衰老、抗溃疡、抗疲劳、保肝、抗突变、抗菌、镇痛、止咳等作用。

五、藕

性味归经：甘，寒。归心、肝、脾、胃经。

功效：清热生津，凉血，散瘀，止血。

主治：热病烦渴，吐衄，下血。

用法用量：捣汁或煮食，适量。

使用注意：生藕性质偏凉，平素脾胃虚寒之人忌食生藕。煮熟食用，忌选铁器。

成分：本品含丰富的淀粉、蛋白质、矿物质和维生素，还含焦性儿茶酚、右旋没食子儿茶精、新绿原酸、无色矢车菊素、飞燕草素等多酚化合物，以及过氧化物酶等。

药理作用：本品具有止血、祛湿解暑、清热解毒、抗鼻咽癌的作用。

六、大白菜

性味归经：甘，微寒。归肺、胃、膀胱经。

功效：养胃生津，除烦解渴，利尿通便，清热解毒。

主治：肺胃有热，心烦口渴，肺热咳嗽，膀胱热结，小便不利，丹毒，痈疮。

用法用量：捣汁或煮食，适量。

使用注意：肺、胃虚寒者少食。

成分：本品含蛋白质、脂肪、糖类、多种维生素、胡萝卜素、粗纤维、钙、磷、铁。

药理作用：本品具有刺激胃肠蠕动、助消化、治便秘、抗癌的作用。

七、番茄

性味归经：甘、酸，凉。归肺、胃、膀胱经。

功效：清热生津止渴，养阴凉血。

主治：热伤胃阴，咽干烦渴；肝阴不足，目昏眼干，夜盲；阴虚血热，牙龈出血。

用法用量：生食、捣汁、煮汤，适量。

使用注意：急性肠炎、菌痢、溃疡活动期患者不宜食用。未完全成熟的番茄含番茄碱，若短时间内大量食用可致中毒。

成分：本品含糖类、蛋白质、脂肪、膳食纤维、苹果酸、柠檬酸、番茄素、番茄碱、草酸、维生素（维生素 B_1、维生素 B_2、维生素 C)、钾、钠、钙、铁等。

药理作用：本品具有软化血管、消炎利尿、抑菌、美容的作用；同时，可促进钙、铁等元素的吸收，对肠道黏膜有收敛作用；能阻止风湿病和痛风病患者钙质在体内的沉淀，加速痊愈。

八、苹果

性味归经：甘、微酸，凉。归肺、脾、胃经。

功效：清热除烦，生津止渴，补脾止泻，助消化，醒酒。

主治：脾胃不和，食后腹胀，泄泻少食；津液不足，烦热口渴，口腔糜烂；饮酒过多。

用法用量：生食、绞汁、熬膏、蒸或煮食，适量。

使用注意：不宜多食，多食易致腹胀不适。

成分：本品含果糖、葡萄糖、蔗糖，还含有锌、钙、磷、铁、钾及维生素 B_1、维生素 B_2、维生素 C 和胡萝卜素等。此外，还含 L-苹果酸、延胡索酸、琥珀酸、丙酮酸、二羟乙酸、草乙酸、2-酮戊二酸。

药理作用：本品具有升高血糖、利尿、轻微降压作用。

九、甘蔗

性味归经：甘、涩，寒。归肺、大肠经。

功效：清热除烦，生津润燥，和中下气。

主治：口干舌燥，津液不足，小便不利，大便燥结，消化不良，反胃呕吐，呃逆，高热烦渴等。

用法用量：生食（嚼汁咽）、绞汁、煮粥。

使用注意：脾胃虚寒，痰湿咳嗽者不宜食用。甘蔗与酒共食，生痰；多食，发虚热，引起鼻出血。

成分：本品含糖类、多种氨基酸、有机酸、维生素及矿物质钙、磷、铁等。

十、荸荠

性味归经：甘，寒。归肺、胃、肝经。

功效：清热生津，凉血解毒，开胃消积，润燥化痰，利咽明目。

主治：热病口渴，咽喉肿痛，口疮目赤；痞块积聚，食积不消；肺燥痰黄，痰热咳嗽；阴虚火旺，大便秘结，痔或痢疾便血，妇女崩漏。

用法用量：生食、绞汁、水煎等，适量。

使用注意：肺寒咳嗽、脾胃虚寒、血虚者忌用。

成分：本品含荸荠素、细胞分裂素、淀粉、蛋白质、脂肪，还含有 B 族维生素、维生素 C 及钙、磷、铁等。

十一、李子

性味归经：甘、酸，凉。归肝、胃经。

功效：清肝热，生津，利水。

主治：肝虚有热，虚劳骨蒸；胃阴不足，口渴咽干。

用法用量：生食、绞汁，或以干品煎汤服，适量。

使用注意：多食伤脾胃、腹泻。

成分：本品含糖类、微量蛋白质、脂肪、胡萝卜素、维生素 B_1、维生素 B_2、维生素 C、烟酸、钙、磷、铁、谷酰胺、丝氨酸、甘氨酸、脯氨酸、苏氨酸、丙氨酸等成分。

药理作用：本品对肝硬化有辅助治疗效果。

第二节　清热解毒类药膳原料

清热解毒药膳适用于瘟疫、温毒，特别是疮疡疔毒等病证。

一、马齿苋

性味归经：酸，寒。归肝、大肠经。

功效：清热解毒，凉血止痢，除湿通淋。

主治：热毒泻痢，热淋，尿闭，赤白带下，崩漏，痔血，疮疡痈疖，丹毒，瘰疬，湿癣，白秃。

用法用量：煎服，鲜品 30～60 克；或绞汁。

使用注意：脾虚便溏者及孕妇慎服。

成分：本品含三萜醇类、黄酮类、氨基酸、有机酸及糖类等。

药理作用：本品有抗菌、抗氧化、利尿、降低胆固醇，以及收缩子宫、延缓衰老和润肤美容等作用。

二、鱼腥草

性味归经：辛，微寒。归肺经。

功效：清热解毒，排脓消痈，利尿通淋。

主治：肺痈吐脓，痰热喘咳，喉蛾，热痢，痈肿疮毒，热淋。

用法用量：煎服，12～25 克，不宜久煎；或鲜品捣汁，用量加倍。

使用注意：虚寒证者慎服。

成分：本品含挥发油、鱼腥草素、槲皮苷、绿原酸、氯化钾、亚油酸等。

药理作用：本品有抗菌、抗炎、镇痛、利尿、镇咳、平喘等作用。

三、金银花

性味归经：甘，寒。归肺、心、胃经。

功效：清热解毒，消痈散肿，凉血止痢。

主治：温病发热、热毒血痢、痈肿疔疮、喉痹及多种感染性疾病。

用法用量：煎服，10～20 克。

使用注意：脾胃虚寒及疮疡属阴证者慎服。

成分：本品含有绿原酸、异绿原酸、黄酮类、肌醇、挥发油、皂苷、鞣质等。

药理作用：本品具有广谱抗菌作用，以及抗炎、解热及降低胆固醇等作用。

四、蒲公英

性味归经：苦、甘，寒。归肝、胃经。

功效：清热解毒，消肿散结，利湿通淋。

主治：痈肿疔毒，乳痈内痈；热淋涩痛，湿热黄疸；肝火上炎引起的目赤肿痛。

用法用量：煎服，10～30 克。

使用注意：用量过大可致缓泻。

成分：本品含蒲公英甾醇、蒲公英素、胆碱、菊糖、果胶、树脂等。

药理作用：本品有抗菌、利胆、保肝、抗内毒素、抗肿瘤、利尿等作用。

五、南瓜

性味归经：甘，平。归脾、胃经。

功效：解毒消肿。

主治：肺痈，哮证，痈肿，烫伤，毒蜂蜇伤。

用法用量：蒸煮或捣汁，适量。

使用注意：气滞湿阻者禁服。

成分：本品含糖类、淀粉、脂肪、蛋白质、瓜氨酸、精氨酸、抗坏血酸、果胶及胡芦巴碱、钙、磷、铁、锌、钴，尤其是钴含量颇丰。

药理作用：①促进小儿生长发育；②纠治厌食、偏食；③防治高血压病、冠心病、脑血管疾病等；④增强肝肾细胞的再生能力；⑤增加胰岛素释放，降低血糖。

六、莙荙菜

性味归经：甘、苦，寒。归肺、肾、大肠经。

功效：清热解毒，行瘀止血。

主治：时行热病，痔，麻疹透发不畅，吐血，热毒下痢，闭经，淋浊，痈肿，跌打损伤，蛇虫伤。

用法用量：煎服，干品 15～30 克，鲜品 60～120 克；或捣汁。

使用注意：脾虚泄泻者禁服。

成分：本品含还原糖、粗蛋白、纤维素、脂肪、胡萝卜素、维生素、钾、钙、镁等。

七、茭白

性味归经：甘，寒。归肝、脾、肺经。

功效：解热毒，除烦渴，利二便。

主治：烦热，消渴，二便不通，黄疸，痢疾，目赤，乳汁不下，疮疡。

用法用量：煎服，30～60 克。

使用注意：脾虚泄泻者慎服。

成分：本品含蛋白质、脂肪、糖类、粗纤维、钙、磷、铁、维生素 B_1（硫胺素）、维生素 B_2（核黄素）、烟酸、维生素 C 等。

八、苋菜

性味归经：甘，寒。归肺、大肠、小肠经。

功效：清热解毒，除湿止痢，通利二便，收敛止血。

主治：小儿赤白痢，肠炎，热淋，暑热便秘，扁桃体炎，咽喉肿痛。

用法用量：煎汤、煮粥、炒食。

使用注意：脾弱易泻之小儿及孕妇不宜食用。

成分：本品含蛋白质、脂肪、糖类、粗纤维、胡萝卜素、维生素、钙、磷、铁、钾，其蛋白质较牛奶中的更易吸收。

药理作用：本品具有促进小儿生长发育和促进骨折愈合的作用。

九、豌豆

性味归经：甘，微寒。归脾、胃经。

功效：补中益气，解毒利水。

主治：小便不畅，下腹胀满，消渴，脚气，痈肿。

用法用量：煎汤，适量。

使用注意：多吃豌豆会腹胀，易产气，尿路结石、皮肤病和慢性胰腺炎患者不宜食用；此外，糖尿病患者、消化不良者也要慎食。

成分：本品含淀粉、蛋白质、脂肪、粗纤维、维生素 C、维生素 B_1、烟酸、钙、磷、铁及植物凝集素、赤霉素等。

药理作用：本品具有防癌、抗癌、抗菌消炎、增强新陈代谢的功能。

第三节　清热解暑类药膳原料

一、西瓜

性味归经：甘，寒。归心、胃、膀胱经。

功效：清热解暑，生津止渴，利尿除烦，解酒毒。

主治：暑热烦渴，热病伤津，小便不利，咽喉肿痛，口疮，口赤肿痛等症。

用法用量：鲜食，适量。

使用注意：中寒湿盛者慎用。

成分：果肉含蛋白质、葡萄糖、蔗糖、果糖、苹果酸、谷氨酸、瓜氨酸、蔗糖酶、钙、铁、磷、粗纤维及维生素 A、B 族维生素、维生素 C 等；皮含蜡质；种子含脂肪、蛋白质、B 族维生素等。

药理作用：本品具有利尿、消炎、降压作用。

二、柠檬

性味归经：甘、酸，凉。归肺、胃经。

功效：生津解暑，和胃安胎，化痰。

主治：暑热伤津，中暑烦渴，食欲不振，脘腹痞胀，肺燥咳嗽，妊娠呕吐。

使用注意：胃酸过多者忌食。

成分：本品果肉含糖类、柠檬酸、苹果酸、橙皮苷、柚皮苷、维生素 B_1、维生素 B_2、维生素C、烟酸、钙、磷、铁等；果皮含β-谷甾醇、γ-谷甾醇、香叶木苷、咖啡酸等；种子含黄柏酮、柠檬苦素。

药理作用：本品可用于治疗坏血病，能增强血管弹性和韧性，可预防和治疗高血压病和心肌梗死症状。国外研究还发现，青柠檬中含有一种近似胰岛素的成分，可以使异常的血糖值降低。

三、黄瓜

性味归经：甘，凉。归肺、脾、胃、膀胱经。

功效：清热止渴，利水消肿。

主治：热病口渴，小便短赤，水肿尿少，水火烫伤，汗斑，痱疮。

用法用量：煮熟或生吃或绞汁服，适量。

使用注意：中寒吐泻及病后体弱者禁服。

成分：本品含糖类、多种氨基酸、维生素C、维生素E、矿物质等营养成分。另外，还含有木质素等。

药理作用：①抑制糖类物质转变为脂肪，可减肥和预防冠心病；②扩张血管，减慢心率，降低胆固醇，降血压；③降血糖；④抗过氧化，抗衰老；⑤预防乙醇中毒；⑥抗癌；⑦美容。

四、菠萝

性味归经：甘、微酸，平。归胃、膀胱经。

功效：生津止渴，和胃消食，消肿祛湿。

主治：胃阴不足，口干烦渴，腹胀口气，少食腹泻；小便不利，面浮水肿。

用法用量：生食、绞汁饮或煎汤服，适量。

使用注意：糖尿病患者、湿疹和疥疮者忌食，对菠萝过敏者忌食。菠萝中含有苷类物质会刺激口腔黏膜，使人感觉口腔涩痒，其菠萝蛋白酶会使某些人食后过敏。因此，吃鲜菠萝时最好用盐水浸泡，避免过敏。

成分：本品含蛋白质、脂肪、糖类、膳食纤维、维生素 B_1、维生素 B_2、维生素C、烟酸及钾、钠、钙、镁、铁、锰、锌、铜、磷、硒和胡萝卜素。此外，还含挥发油、多种有机酸、氨基酸及菠萝蛋白酶。

五、苦瓜

性味归经：苦，寒。归心、脾、肺经。

功效：清热祛暑，明目，解毒。

主治：暑热烦渴，消渴，赤眼疼痛，痢疾，疮痈肿毒。

用法用量：煎汤，干品6～15克，鲜品30～60克。

使用注意：脾胃虚寒者慎服。

成分：本品含胡萝卜素、B族维生素、葡萄糖、矿物质及多种微量元素，另含大量奎宁、苦瓜苷。

药理作用：本品具有降血糖、抑杀癌细胞、美容的作用。

六、绿豆

性味归经：甘、寒。归心、肝、胃经。

功效：清热，消暑，利水，解毒。

主治：暑热烦渴，感冒发热，霍乱吐泻，痰热哮喘，头痛目赤，口舌生疮，水肿尿少，疮疡痈肿，风疹丹毒，药物及食物中毒。

用法用量：煎服，15～30克，大剂量可用120克；或研末；或生研绞汁。

使用注意：药用不可去皮。脾胃虚寒、滑泄者慎服。

成分：本品含有蛋白质、膳食纤维、钙、铁、糖类化合物、磷、钾、镁、锰、锌、烟酸、铜、维生素E等。

药理作用：本品具有抑菌、抗病毒、利尿、消肿作用。

七、绿豆芽

性味归经：甘，凉。归脾、胃、三焦经。

功效：清暑热，调五脏，通经脉，解诸毒，利尿除湿。

主治：湿热郁滞，食少体倦，纳差头晕，饮酒过度。

用法用量：适量炒、炖或凉拌。制作时与醋共用，可使绿豆芽中所含的蛋白质凝固，又可使其所含B族维生素不损失，也可除去豆腥味。

使用注意：脾胃虚寒之小儿不宜多食。

成分：除含有绿豆本身的营养素外，另含有大量维生素C及多种氨基酸。

药理作用：本品具有治疗老年和小儿便秘、坏血病的作用。

八、荷叶

性味归经：苦、涩，平。归肝、脾、胃经。

功效：清暑利湿，升发清阳，凉血止血。

主治：暑热烦渴、暑湿泄泻、脾虚泄泻和血热吐衄、便血崩漏。

用法用量：煎服，干品3～9克，鲜品15～30克。

使用注意：气虚不能摄血之失血症者忌用。

成分：本品含荷叶碱、去甲基荷叶碱、莲碱、苹果酸、酒石酸、草酸、葡萄糖酸及琥珀酸、鞣酸等。

药理作用：本品具有利尿通便、通肠毒、降脂除油、清暑解热等作用，能明显降低血清中的甘油三酯和胆固醇含量。

第五章　化痰止咳平喘类药膳原料

第一节　化痰类药膳原料

一、桔梗

性味归经：苦、辛，平。归肺经。

功效：开宣肺气，祛痰，排脓。

主治：肺气不宣之咳嗽痰多，胸闷不畅，咽喉肿痛，咳吐脓痰。另外，亦可开宣肺气而通二便，用治癃闭、便秘。

用法用量：浸泡、熬、煮、蒸、炖，3～6克。

使用注意：凡气机上逆，呕吐、呛咳、眩晕者忌用；阴虚火旺咯血者禁用。

成分：本品含有皂苷元、葡萄糖、菠菜甾醇、白桦脂醇、桔梗聚糖，此外，还含有桔梗皂苷、桔梗酸A、桔梗酸B、桔梗酸C、桔梗糖及微量生物碱。

药理作用：本品有抗炎、镇咳、祛痰、抗溃疡、降血压、扩张血管、解热镇痛、镇静、降血糖、抗胆碱、促进胆酸分泌、抗过敏等作用。

二、瓜蒌

性味归经：甘、微苦，寒。归肺、胃、大肠经。

功效：瓜蒌皮清肺涤痰，宽胸散结；瓜蒌仁润肺化痰，滑肠通便；全瓜蒌兼具以上功效。

主治：痰热咳嗽，痰浊黄稠，结胸痞满，胸痹心痛，肺痿，肺痈，肠痈，乳痈，消渴，黄疸，大便秘结。

用法用量：浸泡、煎、煮、熬，1～20克。

使用注意：凡脾胃虚寒，大便不实，有寒痰、湿痰者忌用。

成分：本品果实含三萜皂苷、有机酸、糖类、树脂和色素；果皮含生物碱和多种氨基酸；种子含脂肪油、皂苷等。

药理作用：本品有祛痰、抗菌、抗心律失常、降血脂、抗肿瘤、抗氧化等作用。

三、川贝母

性味归经：苦、甘，微寒。归肺、心经。

功效：清热润肺，化痰止咳。

主治：肺虚劳咳，虚痨咳嗽，肺热燥咳，干咳少痰，疮肿，乳痈，肺痈。

用法用量：浸泡、炖、煮、焖、熬、煎汤，3～10 克。也可研细末冲服，每次 1～15 克。

使用注意：脾胃虚寒及寒痰、湿痰者慎服。本品反乌头，不能与乌头合用。

成分：本品含有多种生物碱，如川贝母碱、西贝母碱、青贝碱、炉贝碱、松贝碱等。

药理作用：本品有镇咳、祛痰、解痉、降压、抗溃疡、增强子宫张力等作用。

四、枇杷

性味归经：甘、酸，凉。归肺、脾、肝经。

功效：生津止渴，化痰止咳，降逆止呕。

主治：肺热咳嗽，胃热口干，胃气不足，呕逆食少等。

用法用量：生食，或煎汤，30～60 克。或用罐头、果酒、果酱等。

使用注意：不宜多食。

成分：本品果实含蔗糖、蛋白质、脂肪、酒石酸、苹果酸等。此外，还含有果胶、戊糖、胡萝卜素、B 族维生素、维生素 C、琥珀酸等。

五、丝瓜

性味归经：甘，凉。归肺、肝、胃、大肠经。

功效：清热化痰，凉血解毒。

主治：热病身热烦渴，咳嗽痰喘，肠风下血，痔出血，血淋，崩漏，痈疽疮疡，乳汁不通，无名肿痛，水肿。

用法用量：煎服，鲜品 60～120 克；或烧炭存性为散，每次 3～9 克。

使用注意：脾胃虚寒或肾阳虚者不宜多服。

成分：本品含少量糖类、脂肪、蛋白质，B 族维生素和维生素 C、矿物质等含量丰富。另外，还含有三萜皂苷、丙二酸、柠檬酸、瓜氨酸、丝瓜苦味质、木聚糖等。

药理作用：①止咳祛痰；②抑菌，对肺炎双球菌有抑制作用；③丝瓜藤提取物治慢性气管炎及慢性鼻窦炎；④洁肤、杀菌、美容。

六、紫菜

性味归经：甘、咸，寒。归肺、脾、膀胱经。

功效：化痰软坚，利咽，止咳，养心除烦，利水除湿。

主治：瘿瘤，咽喉肿痛，咳嗽，烦躁失眠，脚气，水肿，小便淋痛，泻痢。

用法用量：煎汤，15～30 克。

使用注意：素体脾胃虚寒、腹痛便溏者忌食；不可多食，多食可致腹胀。

成分：紫菜所含蛋白质占 30%，其中氨基酸所占的比例高于鸡蛋、牛奶。此外，尚含丰富的维生素 A、叶酸及甲基戊糖、葡萄糖、果糖及大量的碘。

药理作用：本品具有降低血胆固醇，预防心、脑、肾血管硬化和防治地方性甲状腺肿的作用。

七、海带

性味归经：咸，寒。归脾、胃经。

功效：消痰软坚，利水退肿。

主治：瘿瘤，瘰疬，疝，噎膈，脚气水肿。

用法用量：煎汤，5～15克。

使用注意：海带性寒，脾胃虚寒者忌食；孕妇及哺乳期妇女忌食。海带中含有砷，可引起慢性中毒，食前应多浸泡、多漂洗。

成分：除含有大量水分、营养素外，尚含有藻胶酸、昆布素、甘露醇、半乳聚糖、海带聚糖、海带氨酸、谷氨酸、碘及多种微量元素。

药理作用：①防治缺碘性甲状腺功能减退；②止血作用；③降压作用；④预防癌症。

八、橄榄

性味归经：甘、酸、涩，平。归肺、胃经。

功效：清热解毒，利咽化痰，生津止渴，健胃消食，除烦醒酒。

主治：咽喉肿痛，肺热咳嗽，河豚中毒，饮酒过度，骨鲠咽喉，消化不良。

用法用量：水煎服，6～15克，鲜品尤佳，可用至30～50克。或每天嚼食5～10枚鲜青果；或制成五香橄榄、丁香橄榄、甘草橄榄等。

使用注意：胃寒痛、虚痛患者忌食。

成分：本品含蛋白质、脂肪、糖类、钙、磷、铁等。

药理作用：本品有镇咳、祛痰、抗炎、抗真菌、镇痛、解热、平喘作用。

第二节　止咳平喘类药膳原料

一、杏仁

性味归经：苦，微温，有小毒。归肺、大肠经。

功效：止咳平喘，润肠通便。

主治：咳嗽气喘，肠燥便秘。

用法用量：打碎、煎、煮、熬，3～10克。

使用注意：本品有小毒，用量不宜过大；婴儿慎用。

成分：本品含苦杏仁苷、脂肪油、蛋白质及各种游离氨基酸。

药理作用：本品有镇咳、平喘、通便、抗炎、镇痛、抗肿瘤、降血糖、降血脂等作用。

二、杏子

性味归经：甘、酸，温。归肺、心经。

功效：润肺定喘，生津止渴。

主治：肺燥咳嗽，津伤口渴。

用法用量：水煎服，6～12 克。或生食，或晒干为脯。

使用注意：不宜多食。

成分：本品含有柠檬酸、苹果酸、绿原酸等有机酸，还含有槲皮素、槲皮苷等黄酮类化合物和挥发性成分等。

三、白果

性味归经：甘、苦、涩，平，有毒。归肺经。

功效：敛肺定喘，止带缩尿。

主治：哮喘咳嗽，白带，白浊，遗精，尿频，无名肿毒，癣疮。

用法用量：煎汤或捣汁，5～10 克。

使用注意：有实邪者禁服。生食或炒食过量可致中毒。

成分：本品主要含黄酮类，尚含奎宁酸等有机酸、白果酚等酚类。其毒性成分为白果酚等。

药理作用：本品能抑制结核杆菌的生长，对多种革兰阴性及阳性细菌及皮肤真菌有不同程度的抑制作用。此外，还有祛痰、抗衰老、抗过敏等作用。

四、罗汉果

性味归经：甘，凉。归肺、脾经。

功效：清热止咳，利咽喉，生津止渴，滑肠通便。

主治：肺火燥咳，咽痛失音，津伤口渴，肠燥便秘。

用法用量：水煎服，10～30 克；或单用加蜂蜜泡服；或做成糖果、饼干。

使用注意：食不过量。

成分：本品含罗汉果苷，具有强烈的甜味（比蔗糖甜 300 倍），另外，还含大量果糖、氨基酸，还含有黄酮类。

药理作用：本品有较强的祛痰、镇咳、平喘、泻下、保肝抗炎、增强免疫、抗癌、降血压、降血脂作用。

五、胖大海

性味归经：甘，寒。归肺、大肠经。

功效：清宣肺气，清肠通便。

主治：肺热声哑，咽喉疼痛，咳嗽；燥热便秘，头痛目赤等。

用法用量：浸泡、煮、煎，2～4 枚。

使用注意：脾胃虚寒泄泻者慎服。

成分：本品含胖大海素、西黄芪胶黏素、戊聚糖、半乳糖、黏液质等。

药理作用：本品有缓泻、降压、利尿等作用。

六、梨

性味归经：甘、微酸，凉。归肺、胃经。

功效：清热降火生津，润肺化痰止咳，去燥养血生肌，解除酒毒。

主治：热病伤津或温热病后期，阴虚烦渴，消渴，燥咳，痰热惊狂，噎膈，失声，目赤肿痛，消化不良，便秘等。

用法用量：鲜食，100～200克；或榨汁饮；或炖食。

使用注意：不宜多食，过则伤脾胃、助阴湿，故脾胃虚寒、呕吐清水、大便溏泄、腹部冷痛、风寒咳嗽患者及产妇不宜食用。

成分：本品主要含有苹果酸、柠檬酸、果糖、蔗糖、葡萄糖等有机成分，尚含钾、钠、钙、镁、硒、铁、锰等矿物质及膳食纤维、蛋白质、脂肪等。

七、银耳

性味归经：甘、淡，平。归肺、胃、肾经。

功效：滋阴润肺，益胃生津。

主治：虚劳咳嗽，痰中带血，胃阴不足，咽干口燥，大便秘结，病后体虚，气短乏力。

用法用量：煎汤、煮食，3～10克；或研末服。

使用注意：风寒咳嗽、湿痰咳嗽、痰多和外感口干者忌用。

成分：本品含蛋白质、脂肪、粗纤维、矿物质（钙、硫、磷、铁、镁、钾）、B族维生素等营养成分及岩藻糖、甘露糖、银耳多糖、甾醇。

第六章 消食类药膳原料

一、莱菔子

性味归经：辛、甘，平。归肺、脾、胃经。

功效：消食化积，降气化痰。

主治：食积气滞证，以及咳喘痰多、胸闷食少。

用法用量：浸泡、炒、生用、煎、煮、熬，6～10克。

使用注意：本品辛散耗气，故气虚及无食积、痰滞者慎用。

成分：本品含少量挥发油及芥子碱、莱菔子素和生物碱、黄酮等。

药理作用：本品有抗菌、镇咳、祛痰、平喘、降压、降低胆固醇、防止冠状动脉硬化等作用。

二、蘑菇

性味归经：甘，平。归肠、胃、肺经。

功效：健脾开胃，平肝提神，润燥化痰。

主治：脾胃虚弱，食欲不振，体倦乏力，乳汁不足，高血压病，神倦欲眠，咳嗽气逆。

用法用量：煎汤、煮食，15～30克；或研末服。

成分：本品含蛋白质、脂肪、糖类、粗纤维、矿物质、维生素及生物素等营养成分。另外，还含挥发性成分甘油酯、亚油酸及甾醇等化合物。

使用注意：多食生风、动气，气滞者慎用。不吃野蘑，防止中毒。

三、鸡内金

性味归经：甘，平。归脾、胃、小肠、膀胱经。

功效：健脾消食，涩精止遗，通淋化石。

主治：消化不良，饮食积滞，呕吐反胃，泄泻下痢，小儿疳积，遗精，遗尿，小便频数，泌尿系结石及胆结石，癥瘕，经闭，喉痹乳蛾，牙疳口疮。

用法用量：煎服，每次3～10克；研末服，每次1.5～3克。

使用注意：脾虚无积者慎服。

成分：本品含角蛋白、促胃液素、淀粉酶等，另含类角蛋白及多种氨基酸。

药理作用：本品可促进胃液分泌，增强消化作用，促进胃排空，并加速放射性锶的排泄。

四、山楂

性味归经：酸、甘，微温。归脾、胃、肝经。

功效：消食健胃，行气消滞，活血止痛。

主治：肉食积滞，胃脘胀满，泻痢腹痛，瘀血经闭，产后瘀阻，心腹刺痛，疝气疼痛。

用法用量：水煎服，3～10克。焦山楂消食导滞作用强。

使用注意：脾胃虚而无积滞者不宜食用，孕妇慎服。

成分：本品含黄酮类、游离酸、脂肪酸、维生素C、三萜皂苷类（熊果酸、齐墩果酸、山楂酸等）、皂苷、鞣质、糖类、蛋白质、矿物质及红色素等。

药理作用：本品有促进消化、强心、降压、抗心律失常、增加冠脉血流量、降血脂、抗动脉粥样硬化、收缩子宫、抗菌、抗氧化、抗肿瘤、利尿及镇静等作用。

五、神曲

性味归经：甘、辛，温。归脾、胃经。

功效：消食健胃，和中止泻。

主治：食滞脘腹，胀满不舒，食少纳呆，恶心呕吐，肠鸣腹泻。本品略兼解表之功，故外感食滞者用之尤宜。此外，凡丸剂中有金石、贝壳类药物者，可用本品糊丸以助消化。

用法用量：煎服，6～15克。

使用注意：忌生冷、油腻食物。

成分：本品含酵母菌、淀粉酶、B族维生素、麦角固醇、挥发油等。

药理作用：本品具有B族维生素样作用，能增进食欲，促进消化液分泌。

六、麦芽

性味归经：甘，平。归脾、胃、肝经。

功效：消食开胃，回乳消胀。

主治：生麦芽可健脾和胃、疏肝行气，用于脾虚食少、乳汁郁积；炒麦芽可行气消食回乳，用于食积不消、妇女断乳；焦麦芽可消食化滞，用于食积不消、脘腹胀痛。

用法用量：浸泡、煮、煎、熬，10～15克；回乳，炒用60～120克。

使用注意：哺乳期妇女不宜使用。

成分：本品含淀粉酶、转化糖酶、蛋白质分解酶、B族维生素、麦芽糖、葡萄糖、脂肪、磷脂、糊精及微量大麦芽碱等。

药理作用：本品有助消化、降血糖、降血脂、护肝作用，对乳汁分泌有双向调节作用，小剂量催乳，大剂量回乳，所含大麦芽碱有类似麻黄碱作用，并有抗真菌作用。

七、谷芽

性味归经：甘，温。归脾、胃经。

功效：消食和中，健脾开胃。

主治：食滞不消，腹胀口臭，脾胃虚弱，不饥食少，纳食呆滞，胀满泄泻，脚气浮肿。生谷芽偏于消食，用于腹胀纳呆；炒谷芽偏于和中，用于不饥食少；焦谷芽善化积滞，用于积滞不消。

用法用量：煎服，10～15 克，大剂量 30 克。

使用注意：气虚及无食积、痰滞者慎用。

成分：本品含蛋白质、脂肪、淀粉、淀粉酶、麦芽糖、腺嘌呤、胆碱，以及天冬氨酸、γ-氨基丁酸等 18 种氨基酸。

药理作用：本品所含的β-淀粉酶能将淀粉完全水解成麦芽糖，能增加消化液分泌，有助于消化。

八、荞麦

性味归经：甘、微酸，寒。归脾、胃、大肠经。

功效：健脾消积，下气宽肠，解毒敛疮。

主治：肠胃积滞，泄泻，痢疾，白浊，带下，自汗，盗汗，疱疹，丹毒，痈疽，发背，瘰疬，烫伤。

用法用量：制成面食服。

使用注意：不宜久服。脾胃虚寒者忌服。不可与平胃散及矾同食。

成分：本品除了含有糖类、蛋白质、脂肪、B 族维生素和矿物质外，还含有槲皮素、槲皮苷、金丝桃苷、芸香苷等。另外，还含多种胰蛋白酶抑制剂。

药理作用：本品具有抑菌消炎作用，多用于痢疾、结核、烫伤及小儿痘疹溃烂。

九、胡萝卜

性味归经：甘、辛，平。归脾、肝、肺经。

功效：健脾消食，补肝明目，下气止咳，清热解毒。

主治：消化不良，食积胀满，大便不利，肝虚目暗，夜盲，小儿疳积，目昏眼干，肺热咳嗽，百日咳，小儿麻疹，发热，疹出不透。

用法用量：煎汤或煮食或生吃、捣汁饮，30～120 克。

使用注意：忌与过多的醋同食，否则容易破坏其中的胡萝卜素。

成分：本品含有丰富的胡萝卜素、类胡萝卜素、维生素 B_1、维生素 B_2 和花色素，另含有糖类、脂肪油、挥发油、伞形花内酯等。

十、白萝卜

性味归经：生者味辛、甘，性凉；熟者味甘，性平。归肺、胃经。

功效：生用清热生津、凉血止血、化痰止咳；熟用偏于益脾和胃、消食下气。

主治：消渴口干，咯血，痰热咳嗽，咽喉疼痛，失音；脾胃失和，腹痛作胀，痢疾或腹泻，饮食不消，反胃呕吐；热淋、石淋、小便不利或胆石症。

用法用量：生食、捣汁饮，或煎汤、煮食，30～100 克。

使用注意：脾胃虚弱，大便溏薄者不宜多食、生食。

成分：本品含有较多维生素 C 和芥子油苷。此外，还含有蛋白质、糖类、矿物质（钙、磷、铁、钾、锰、硼等）及胆碱，还含有维生素 B_2 及氧化酶、淀粉酶和纤维素等。

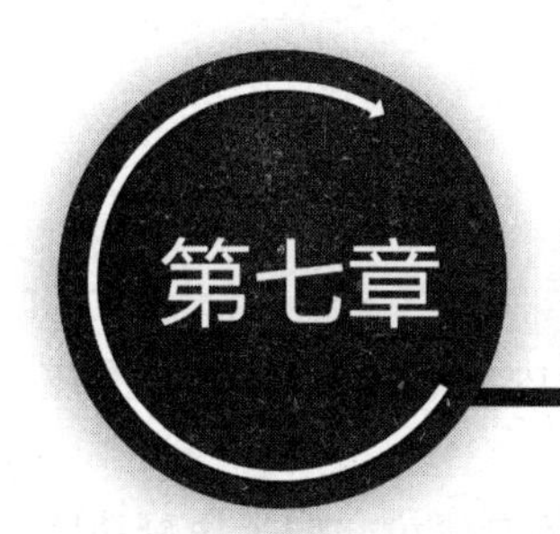

第七章 理气类药膳原料

一、陈皮

性味归经：辛、苦，温。归脾、肺经。

功效：理气健脾，燥湿化痰。

主治：脾胃气滞证，呕吐、呃逆；湿痰、寒痰咳嗽，胸痹证。

用法用量：煎服，3～10 克。

使用注意：气虚证、阴虚燥咳、吐血证及舌赤少津、内有实热者慎服。

成分：本品含挥发油、黄酮苷、川皮酮及维生素 B_1、维生素 C 等。

药理作用：本品具有助消化、排痰、升压、抗菌消炎、降低毛细血管脆性、防止微血管出血等作用。

二、青皮

性味归经：苦、辛，温。归肝、胆、胃经。

功效：疏肝破气，消积化滞。

主治：肝郁气滞证；气滞脘腹疼痛；食积腹痛；癥瘕积聚、久疟痞块。

用法用量：煎服，3～9 克，醋炙青皮疏肝止痛力强。

成分：本品含挥发油、左旋辛弗林乙酸盐，还含多种氨基酸，如天冬氨酸、谷氨酸、脯氨酸等。

药理作用：本品具有祛痰止咳、解痉、升压、抗休克等作用。

三、枳实

性味归经：苦、辛、酸，温。归脾、胃、大肠经。

功效：破气除痞，化痰消积。

主治：胃肠积滞，湿热泻痢；胸痹、结胸；气滞胸胁疼痛；产后腹痛。

用法用量：煎服，3～9 克，大量可用至 30 克。炒后性较平和。

使用注意：孕妇慎用。

成分：本品含挥发油、黄酮苷、N-甲基酪胺、对羟福林、去甲肾上腺素、色胺诺林等。

药理作用：本品具有止泻、升压、抑制血栓形成、抗溃疡等作用。

四、佛手

性味归经：辛、苦，温。归肝、脾、胃、肺经。

功效：疏肝解郁，理气和中，燥湿化痰。

主治：肝郁胸胁胀痛；气滞脘腹疼痛；久咳痰多，胸闷作痛。

用法用量：煎服，3～9克。

成分：本品含挥发油、香豆精类化合物，主要成分有佛手柑内酯、柠檬内酯、橙皮苷等。

药理作用：本品具有祛痰平喘、抑制肠道平滑肌收缩、增加冠脉血流量、增强免疫功能等作用。

五、香橼

性味归经：辛、微苦、酸，温。归肝、脾、胃、肺经。

功效：疏肝解郁，理气和中，燥湿化痰。

主治：肝郁胸胁胀痛；气滞脘腹胀痛；痰饮咳嗽、胸膈不利。

用法用量：煎服，3～9克。

成分：本品含橙皮苷、柠檬酸、苹果酸、维生素C、鞣质及挥发油等。

药理作用：本品具有抗炎、抑制血小板凝聚、抗病毒、抑菌、促进胃肠蠕动、祛痰作用。

六、木香

性味归经：辛、苦，温。归脾、胃、大肠、胆、三焦经。

功效：行气止痛，健脾消食。

主治：脾胃气滞证；泻痢里急后重；腹痛胁痛，黄疸，疝气疼痛；气滞血瘀之胸痹。

用法用量：煎服，1～6克。生用行气力强，煨用行气力缓而实肠止泻。

成分：本品含挥发油、氨基酸等成分。

药理作用：本品具有抗炎、抗肿瘤、利胆、促进胃动力、抗胃溃疡、解痉镇痛、降压、抗血液凝聚、调节免疫等作用。

七、香附

性味归经：辛、微苦、微甘，平。归肝、脾、三焦经。

功效：疏肝解郁，调经止痛，理气调中。

主治：肝郁气滞胁痛、腹痛；月经不调，痛经，乳房胀痛；脾胃气滞腹痛。

用法用量：煎服，6～9克。醋炙香附止痛力增强。

成分：本品含挥发油，油中主要成分为β-蒎烯、香附子烯、α-香附酮、β-香附酮、广藿香酮、α-莎草醇、β-莎草醇、柠檬烯等。

药理作用：本品具有镇静催眠、解热镇痛、抗菌消炎等作用，其挥发油有轻度雌激素样作用。

八、沉香

性味归经：辛、苦，微温。归脾、胃、肾经。

功效：行气止痛，温中止呕，纳气平喘。

主治：胸腹胀痛，胃寒呕吐，虚喘证。

用法用量：煎服，1～4.5 克，宜后下。

使用注意：本品辛温助热，阴虚火旺者慎用。

成分：本品含挥发油和树脂等，其成分有白木香酸、白木香醛、沉香螺旋醇、白木香醇、苄基丙酮、呋喃白木香醛、呋喃白木香醇等，还有酚性成分等。

药理作用：本品具有麻醉、止痛、镇静、止咳、降压、抗心律失常、抗心肌缺血、抗癌等作用。

九、薤白

性味归经：辛、苦，温。归肺、胃、大肠经。

功效：通阳散结，行气导滞。

主治：胸痹证，脘腹痞满胀痛，泻痢里急后重。

用法用量：浸泡、蒸、炖、熬、焖，5～10 克。

使用注意：气虚或阴虚发热、汗多、头痛者慎服。

成分：本品含大蒜氨酸、甲基大蒜氨酸、大蒜多糖、前列腺素 A_1 和前列腺素 B_1 等。

药理作用：本品具有降低血黏度、抑制血小板聚集、抗氧化等作用。

十、柿蒂

性味归经：苦、涩，平。归胃经。

功效：降气止呃。

主治：呃逆证。

用法用量：煎服，4～9 克。

成分：本品含鞣质、羟基三萜酸、葡萄糖、果糖等。

药理作用：本品具有抗心律失常、镇静、抗生育等作用。

十一、玫瑰花

性味归经：甘、微苦，温。归肝、脾经。

功效：疏肝解郁，活血止痛。

主治：肝胃气痛；月经不调，经前乳房胀痛；跌打伤痛。

用法用量：煎服，3～6 克。

成分：本品含挥发油，油中主要成分为香茅醇、牻牛儿醇、橙花醇、丁香油酚、苯乙醇。此外，尚含槲皮苷、鞣质、有机酸等。

药理作用：本品具有抗病毒、抗肿瘤等作用。

十二、金橘

性味归经：辛、甘、酸，温。归肺、胃、肝经。

功效：化痰止咳，理气解郁。

主治：咳嗽咳痰，百日咳，食积气滞，脘腹痞闷，纳差食少，肝郁气滞，胸胁胀闷、疼痛。

用法用量：蜜渍、糖腌、生食、泡茶或煎汤。

成分：本品含大量的金柑苷及维生素C。

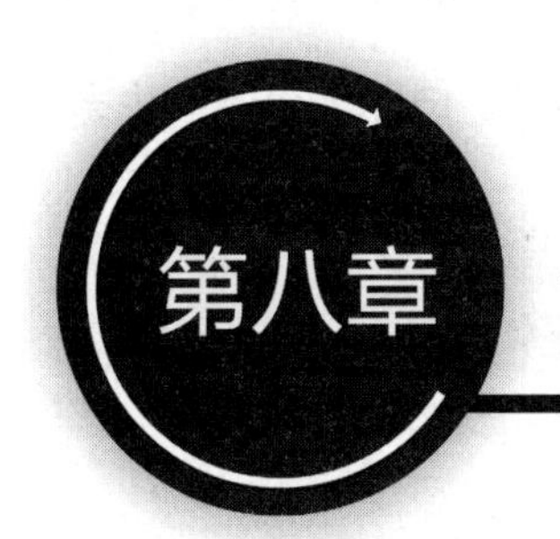

第八章 活血类药膳原料

一、三七

性味归经：甘、微苦，温。归肝、胃、大肠经。

功效：化瘀止血，消肿定痛。

主治：吐血、咯血、衄血、尿血、便血、崩漏下血等各种内外出血症，尤以有瘀滞者为宜；跌打损伤，瘀血肿痛等。

用法用量：浸泡、煮、蒸、熬，3～10 克。

成分：本品含皂苷、三七黄酮 A（槲皮素）、三七氨酸等。

使用注意：本品活血化瘀，有碍胎元，孕妇不宜使用。

药理作用：本品有抗血小板聚集、溶栓、造血、降血压、保护心脑血管、镇痛、抗炎、抗衰老、预防肿瘤等作用。

二、丹参

性味归经：苦，微寒。归心、心包、肝经。

功效：活血祛瘀，消肿止痛，除烦安神。

主治：月经不调，痛经闭经，腹中包块，产后恶露不尽；血瘀心痛，脘腹疼痛；癥瘕积聚；跌打损伤；疮痈肿毒；烦躁神昏，心悸失眠等。

用法用量：浸泡、蒸、煮、炖、熬，5～15 克。

使用注意：无血瘀者不宜使用。不能与藜芦同用。

成分：本品含丹参酮、丹参醇、丹参酚、丹参醛、丹参酸、维生素 E 等。

药理作用：本品有降低血压、调节血脂、抑制动脉粥样硬化斑块形成、抗肝纤维化、镇静、镇痛、抗炎、抗菌等作用。

三、川芎

性味归经：辛，温。归肝、胆、心包经。

功效：行气解郁，活血止痛，祛风燥湿。

主治：月经不调，痛经闭经，产后瘀滞腹痛；肝郁气滞，胸痹心痛，跌打损伤，疮疡痈肿；头痛，风寒湿痹等。

用法用量：浸泡、蒸、煮、炖、焖、熬，3～10 克。

使用注意：阴虚火旺、多汗、月经过多、气虚者不宜使用。

成分：本品含生物碱（如川芎嗪）、挥发油、酚类物质（如阿魏酸）、内酯素以及维生素A、叶酸、蔗糖、甾醇等。

药理作用：本品有抑制血小板凝集、预防血栓形成，抑制子宫平滑肌收缩，镇静，降压，促进骨痂形成，抗菌，抗组胺和利胆等作用。

四、红花

性味归经：辛，温。归心、肝经。

功效：活血化瘀，通经止痛。

主治：血瘀经闭，痛经，产后腹痛，恶露不尽；胸痹心痛；跌打损伤，瘀滞肿痛；瘀热郁滞之斑疹色暗等。

用法用量：煎服，3～10 克。

使用注意：本品小量养血和血，大量活血祛瘀，月经过多者及孕妇不宜使用。

成分：本品含红花醌苷、新红花苷、红花苷、红花黄色素、红花油等。

药理作用：本品有保护心脏和改善心肌缺血、抗心律失常、降低血压、抑制血小板聚集、降血脂、兴奋子宫和肠道平滑肌、镇痛、镇静和抗惊厥、抗炎、免疫抑制等作用。

五、郁金

性味归经：辛、苦，寒。归肝、心、肺经。

功效：活血止痛，行气解郁，清心凉血，利胆退黄。

主治：经闭痛经，胸腹胀痛、刺痛，热病神昏，癫痫发狂，黄疸尿赤。

用法用量：煎服，3～9 克。解郁止痛多醋炙。

使用注意：阴虚失血及无气滞血瘀者忌服，孕妇慎服。

成分：本品含挥发油，其中有莰烯、樟脑、姜黄烯；亦含姜黄素、脱甲氧基姜黄素、双脱甲氧基姜黄素、姜黄酮和芳基姜黄酮。

药理作用：本品具有降血脂、抗真菌作用。

六、益母草

性味归经：辛、苦，微寒。归心、肝、膀胱经。

功效：活血调经，利水消肿，清热解毒。

主治：妇女月经不调，胎漏难产，胞衣不下，产后血晕，瘀血腹痛，崩中漏下，尿血，痈肿疮疡。

用法用量：煎服，10～30 克。鲜品可用至 40 克，亦可熬膏用。

使用注意：孕妇忌用，血虚无瘀者慎用。

成分：全草含水苏碱、益母草碱甲和益母草碱乙。此外，尚含芸香苷和延胡索酸。

药理作用：本品具有兴奋子宫，抗血小板聚集、凝集，改善冠脉循环和保护心脏，收缩心血管，兴奋呼吸中枢的作用。

七、醋

性味归经：酸、甘，平。归胃、肝经。

功效：消食开胃，散瘀血，止血，解毒，杀虫。

主治：痃癖，癥瘕，黄疸，黄汗，吐血，衄血，大便下血，阴部瘙痒，痈疽疮毒，解鱼、肉、菜毒。

用法：直接饮用、入汤剂、炮制药物、调味，适量。

使用注意：湿阻中焦、湿痹拘挛、外感初起者不宜食用。

成分：本品含浸膏质、挥发酸、不挥发酸、还原糖、高级醇类、乙酸、琥珀酸、草酸等。

八、酒

性味归经：辛、甘，温。归心、肝、肺、胃经。

功效：活血通脉，温中祛寒，引导药势。

主治：痹症肢体拘挛疼痛；气血不足，血脉不能宣通，脉律不整；胸痹，胸部隐痛；阴寒内盛，脘腹冷痛。

用法：直接饮用、和药同煎或兑服，适量。

使用注意：湿热、阴虚、出疹、精神病、高血压病、肝炎、肺结核等患者忌用。

成分：凡酒类都含有乙醇、高级醇类、脂肪酸类、酯类、醛类及少量挥发酸和不挥发酸。

药理作用：本品有兴奋中枢神经系统、扩张皮肤血管、增加胃酸分泌、局部杀菌作用。

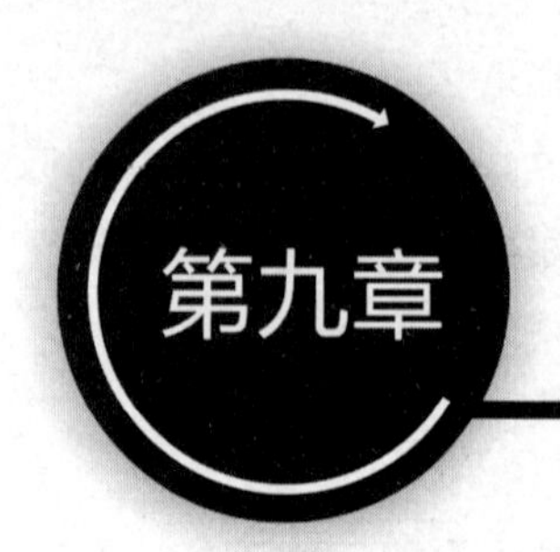

第九章 温里类药膳原料

一、肉桂

性味归经：辛、甘，温。归肾、脾、心、肝、膀胱经。

功效：温脾胃，暖肝肾，祛寒止痛，散瘀消肿。

主治：脘腹冷痛，呕吐泄泻，腰膝酸冷，寒疝腹痛，寒湿痹痛，瘀滞痛经，血痢，肠风，跌打肿痛等。

用法用量：煎汤，6～12 克。

使用注意：阴虚火旺、里实热证、血热妄行者及孕妇忌用。

成分：本品含挥发油（主要为桂皮醛），另含有乙酸桂皮酯、肉桂醇、肉桂醇醋酸酯、肉桂酸、醋酸苯丙酯、香豆精、黏液质、鞣质、树脂等。

药理作用：本品有扩张血管、抗血小板聚集、镇静、镇痛、解热、抗惊厥、促进消化，抑菌等作用。

二、丁香

性味归经：辛，温。归脾、胃、肺、肾经。

功效：温中降逆，温肾助阳。

主治：胃寒所致呃逆，脘腹冷痛，食少吐泻；肾虚所致阳痿，腰膝酸软，阴疸。

用法用量：煎服，2～5 克。

使用注意：热病及阴虚内热者禁服。

成分：本品含挥发油，包括丁香油酚、乙酰丁香油酚、丁香烯醇、丁香烯等，另含齐墩果酸、鞣质等。

药理作用：本品有促进胃液分泌、利胆、抗血小板聚集、抗血栓、镇痛、抗炎、抗惊厥、抑菌杀螨等作用。

三、小茴香

性味归经：辛，温。归肝、肾、脾、胃、膀胱经。

功效：温肾散寒，理气和胃。

主治：寒疝腹痛，睾丸偏坠，行经腹痛；虚寒气滞；呕吐少食等。

用法用量：煎服，3～10 克。

使用注意：本品性温，热毒炽盛及阴虚火旺者不宜使用。

成分：本品含挥发油，主要成分为茴香脑、柠檬烯、α-蒎烯、月桂烯、小茴香酮、茴香醛等，另含脂肪油、蛋白质、膳食纤维等。

药理作用：本品有促进胃肠蠕动、促进胆汁分泌、抗溃疡、镇痛、抗菌等作用。

四、高良姜

性味归经：辛，热。归脾、胃经。

功效：散寒止痛，祛风行气，温中止呕。

主治：脘腹冷痛，胃寒肝郁；气逆，反胃，呕吐泄泻等。

用法用量：浸泡、煮、焖、蒸、熬，3～6 克。

使用注意：本品辛热性燥，易伤阴助火，肝胃火郁之胃痛、呕吐及阴虚有热者不宜使用。

成分：本品含挥发油（桉叶素、桂皮酸甲酯、丁香油酚、高良姜酚）、槲皮素、高良姜素、山柰素、山柰酚、异鼠李素等。

药理作用：本品有抗动物实验性胃溃疡、抗炎镇痛、抗菌、抗血栓等作用。

五、花椒

性味归经：辛，温；有小毒。归脾、胃、肾经。

功效：温中止痛，除湿止泻，杀虫止痒。

主治：脾胃虚寒之脘腹冷痛，蛔虫腹痛，呕吐泄泻，肺寒咳喘，龋齿牙痛，阴痒带下，湿疹之皮肤瘙痒。

用法用量：煎汤，3～6 克。

使用注意：阴虚火旺者禁服，孕妇慎服。多食易动火、耗气、损目。

成分：本品含挥发油，其主要成分为柠檬烯、枯醇、月桂烯等。另外，还含有少量蛋白质、烟酸及钙、磷、铁等。

药理作用：本品具有镇痛、抑菌、驱虫作用，本品所含的佛手柑内酯具有一定的对抗肝素的抗凝血作用和止血作用。

六、干姜

性味归经：辛，热。归脾、胃、心、肺经。

功效：温中散寒，回阳通脉，温肺化饮。

主治：脘腹冷痛，寒呕，冷泻，心肾阳虚、阴寒内盛之亡阳厥逆，寒饮咳喘，形寒背冷，痰多清稀。

用法用量：浸泡、煎、煮、蒸、熬，3～10 克。

使用注意：阴虚有热、血热妄行者禁服。

成分：本品含挥发油，挥发油中的主要成分是姜烯、水芹烯、莰烯、姜烯酮、姜辣素、姜酮、龙脑、姜醇、柠檬醛等。

药理作用：本品有显著止呕作用，对胃黏膜有保护作用，此外还有镇静、催眠、镇痛、抗炎、抗血小板聚集、降血脂、保肝利胆、镇吐等作用。

七、大蒜

性味归经：辛，温。归脾、胃、肺经。

功效：温中健胃，消食，解毒杀虫，止痢。

主治：脘腹冷痛，饮食积滞，饮食不洁，呕吐腹泻，痢疾，肺结核，百日咳。

用法用量：生食、煨熟、绞汁、煎服或拌入食物，1～50克。

使用注意：阴虚火旺、肺胃积热之目昏眼干者及狐臭病人不宜食用。

成分：本品除含有蛋白质、脂肪、糖类、多种维生素等营养成分外，尚含有大蒜辣素、硫醚化合物、芳樟醇。

药理作用：本品有抑菌、抗癌、降低血胆固醇、抗血小板聚集、降血压、降血糖等作用。

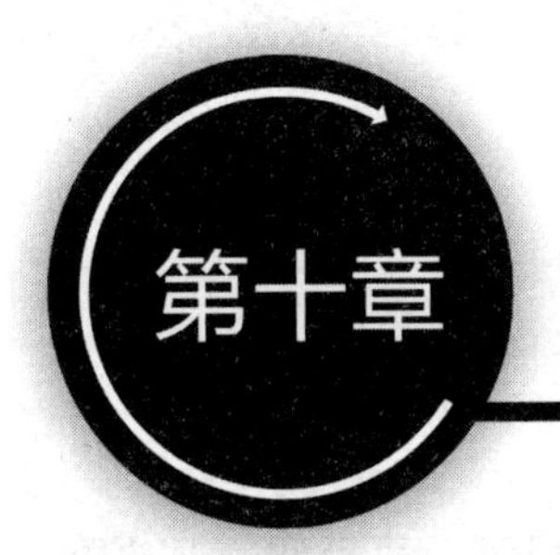

第十章 化湿类药膳原料

一、苍术

性味归经：辛、苦，温。归脾、胃、肝经。

功效主治：燥湿健脾，祛风散寒。

主治：湿阻中焦证；风湿痹症；风寒夹湿表证；尚能明目。

用法用量：煎服，5～10 克。

使用注意：阴虚内热、气虚多汗者忌用。

成分：本品主要含挥发油，挥发油中主要含苍术醇。

药理作用：本品具有健脾胃、抗缺氧、降血压、镇静、止痛、抑菌作用。

二、厚朴

性味归经：苦、辛，温。归脾、胃、肺、大肠经。

功效：燥湿消痰，下气除满，消积平喘。

主治：湿阻中焦，脘腹胀满；食积气滞，腹胀便秘；痰饮喘咳。

用法用量：煎服，3～10 克。

使用注意：本品辛苦温燥，易耗气伤津，故气虚津亏者及孕妇慎用。

成分：本品含挥发油，挥发油中主要含 β-桉油醇和厚朴酚，此外，还含有少量的木兰箭毒碱、厚朴碱及鞣质等。

药理作用：本品具有抗菌、抑制血小板聚集、降血压、镇静、抗肿瘤等作用。

三、藿香

性味归经：辛，微温。归肺、脾、胃经。

功效：祛暑解表，化湿和胃。

主治：夏令感冒，胸脘痞闷，呕吐泄泻，妊娠呕吐，鼻渊，手足癣等。

用法用量：煎服，6～9 克。

使用注意：不宜久煎。阴虚火旺者禁服。

成分：本品含挥发油，挥发油中主要成分为广藿香醇、西车烯、α-愈创木烯、δ-愈创木烯、α-广藿香烯、β-广藿香烯和广藿香酮等，还含丁香苯酚、桂皮醛、广藿香吡啶等。

药理作用：藿香中的挥发油有刺激胃黏膜、促进胃液分泌、帮助消化的作用。此外，本品还能抗真菌、抗钩端螺旋体。

四、佩兰

性味归经：辛，平。归脾、胃经。

功效：解暑化湿，辟秽和中。

主治：暑湿内阻之胸脘闷胀，湿浊困脾之食欲不振、口甜腻。

用法用量：煎服，6～10 克，鲜用加倍。

使用注意：阴虚血燥、气虚者慎服。

成分：本品含挥发油、对聚伞花素、乙酸橙花醇酯、百里香酚甲醚、豆甾醇、甘露醇、棕榈酸、琥珀酸等。

药理作用：本品对流感病毒有直接抑制作用，还可抗肿瘤。

五、砂仁

性味归经：辛，温。归脾、胃经。

功效：化湿行气，温中安胎。

主治：脾虚湿困，食积气滞；脾胃虚寒吐泻；妊娠恶阻，胎动不安。

用法用量：煎服，3～6 克，入汤剂宜后下。

使用注意：阴虚有热者禁服。

成分：本品含挥发油，并含皂苷及多种无机元素。

药理作用：本品有抗溃疡、抑制胃酸分泌及增强胃肠蠕动功能及抗血小板聚集作用。

六、白豆蔻

性味归经：辛，温。归肺、脾、胃经。

功效：化湿行气，温中止呕。

主治：脾虚气滞及湿滞中焦之脘腹胀满，不思饮食，恶心呕吐等。

用法用量：煎服，3～6 克，入汤剂宜后下。

使用注意：阴虚血燥者慎用。

成分：本品含挥发油，其中主要成分为右旋龙脑及右旋樟脑。

药理作用：本品具有抑菌、平喘、助消化、消除肠胀气等作用。

七、白扁豆

性味归经：甘、淡，平。归脾、胃经。

功效：健脾和胃，消暑化湿。

主治：脾虚生湿，食少便溏，白带过多，暑湿吐泻，烦渴胸闷，小儿疳积等。

用法用量：煎汤或煮粥，10～15 克。

使用注意：本品含有毒性蛋白，生用有毒，加热后毒性大大减弱，故食用时应煮熟煮透。

成分：本品含蛋白质、脂肪、糖类、矿物质和多种维生素，还含有胰蛋白酶抑制剂、淀粉酶抑制剂、血细胞凝集素 A、血细胞凝集素 B、豆甾醇和氰苷等。

八、黄豆

性味归经：甘，平。归脾、胃、大肠经。

功效：健脾利湿，益血补虚，解毒消肿。

主治：食积泻痢，腹胀纳呆，疮痈肿毒，脾虚水肿，湿痹拘挛，食物中毒或肺痈。

用法用量：煎汤，炒食，30～90克；或磨豆浆。

使用注意：不宜多食，食多易胀气。

成分：本品含丰富的蛋白质，必需氨基酸尤其是赖氨酸含量较高，可与大米互补。脂肪主要为不饱和脂肪酸，还含有糖类、胡萝卜素、矿物质（钙、磷、铁、钾、钠）、B族维生素及大豆异黄酮、皂苷等。

九、黄豆芽

性味归经：甘，平。归脾、肺、肾经。

功效：清热利湿，消肿除痹。

主治：脾胃湿热，困倦少食，脚气水肿，湿痹拘挛。

用法用量：炒、炖或煎煮，适量。

成分：除含黄豆本身的营养素外，尚含有大量维生素C及硝基磷酸酶。

药理作用：本品具有减少癫痫发作次数和减轻症状的作用，另外，与抗癌药物共用，可提高抗癌疗效。

第十一章 祛风湿类药膳原料

一、五加皮

性味归经：辛、苦，温。归肝、肾经。

功效：祛风湿，补肝肾，强筋骨，活血脉。

主治：风寒湿痹见腰膝疼痛、筋骨痿软；小儿行迟，体虚羸弱；跌打损伤；骨折；水肿；脚气；阴下湿痒。

用法用量：煎服，6～9克，鲜品加倍。

使用注意：阴虚火旺者慎服。

成分：本品含异贝壳杉烯酸、紫丁香苷、异秦皮定苷、β-谷甾醇、棕榈酸、亚油酸、维生素 B_1 等。

药理作用：本品有抗炎、镇痛、提高免疫力、抗应激、降血压、抗疲劳、抗肿瘤作用。

二、木瓜

性味归经：酸，温。归肝、脾经。

功效：舒筋活络，化湿和胃。

主治：风湿痹痛，筋脉拘挛，脚气肿痛，以及吐泻转筋等。另外，本品还可治疗消化不良。

用法用量：浸泡、煎、煮、熬，10～15克。

使用注意：胃酸过多者不宜食用。

成分：本品含齐墩果酸、苹果酸、柠檬酸、酒石酸以及皂苷等。

药理作用：本品具有保肝、抑菌、消炎、抗癌、护肤、养颜作用。

三、独活

性味归经：辛、苦，温。归肝、肾、膀胱经。

功效：祛风胜湿，解表散寒，止痛。

主治：风寒湿痹；或风寒表证夹有湿邪；少阴头痛。

用法用量：煎服，3～10克。

使用注意：本品性温，易伤阴液，故阴虚血燥者慎服。

成分：本品主要含有蛇床子素（甲基欧芹酚）、二氢欧山芹醇当归酸酯等。

药理作用：本品具有解痉、镇痛、镇静和抗炎抗菌作用；对血小板聚集有抑制作用，并可收缩血管；有抗肿瘤及光敏等作用。

四、威灵仙

性味归经：辛、咸、微苦，温；有小毒。归膀胱经。

功效：祛风除湿，通络止痛，治骨鲠。

主治：风寒湿痹，腰膝冷痛，肢体麻木，筋脉拘挛，屈伸不利，脚气肿痛，胸膈痰饮，诸骨鲠咽喉。

用法用量：煎服，6～9克。

使用注意：气血亏虚者及孕妇慎服。

成分：威灵仙的根含白头翁素、甾醇、白头翁内酯、糖类、皂苷、内酯、酚类、氨基酸；叶含内酯、三萜、酚类、氨基酸、有机酸。

药理作用：本品具有降血糖、降血压、抗利尿等作用。

五、桑枝

性味归经：微苦，平。归肝经。

功效：祛风通络，利关节。

主治：风湿痹症，水肿。

用法用量：煎服，9～15克。

成分：本品含鞣质、蔗糖、果糖、水苏糖、麦芽糖、葡萄糖、棉子糖、阿拉伯糖、木糖等。

药理作用：本品具有抗炎、增强免疫等作用。

六、桑寄生

性味归经：苦，平。归肝、肾经。

功效：祛风湿，补肝肾，强筋骨，安胎。

主治：风湿痹症；崩漏，妊娠漏血，胎动不安。

用法用量：煎服，10～20克。

成分：本品含黄酮类化合物，如槲皮素、槲皮苷、萹蓄苷，以及少量的右旋儿茶酚。

药理作用：本品具有降压、镇静、利尿作用，还对脊髓灰质炎病毒有抑制作用。

七、丝瓜络

性味归经：甘，平。归肺、胃、肝经。

功效：祛风，通络，活血。

主治：风湿痹症；胸胁胀痛；乳汁不通，乳痈；跌打损伤，胸痹等。

用法用量：煎服，4.5～9克。

成分：本品含木聚糖、甘露聚糖、半乳聚糖等。

药理作用：本品具有明显的镇痛、镇静和抗炎作用。

八、乌梢蛇

性味归经：甘，平。归肝经。

功效：祛风，通络，止痉。

主治：风湿顽痹，肌肤麻木，肢体瘫痪，破伤风，麻风，风疹疥癣。

用法用量：煎服，6～12克；研末，1.5～3克。

使用注意：血虚生风者慎服。

成分：本品含赖氨酸、亮氨酸、天冬氨酸、谷氨酸、甘氨酸、丙氨酸等17种氨基酸。

药理作用：本品有抗炎、镇痛、抗惊厥、抗蛇毒等作用。

九、樱桃

性味归经：甘、酸，温。归脾、肾经。

功效：健脾养胃，滋养肝肾，涩精止泻，祛风除湿。

主治：脾胃虚弱，少食腹泻；肝肾不足，腰膝酸软，关节不利，四肢无力，或遗精等。

用法用量：水煎服，30～150克；或浸酒。

使用注意：不宜多食，热病及虚热喘咳患者忌食。

成分：本品含糖类、柠檬酸、酒石酸、胡萝卜素，以及铁、钙、磷等营养成分。其含铁量居水果之首，比苹果和梨高20～30倍；维生素A的含量又比苹果和葡萄高4～5倍。

十、黄鳝

性味归经：甘，温。归肝、脾、肾经。

功效：益气血，补肝肾，强筋骨，祛风湿。

主治：虚劳，疳积，阳痿，腰痛，腰膝酸软，风寒湿痹，产后淋沥，久痢脓血。

用法用量：煮食，100～250克；或捣肉为丸；或研末。

使用注意：虚热及外感病患者慎服。

成分：本品含有蛋白质、脂肪、维生素B_1、维生素A、烟酸及钙、磷、铁等。

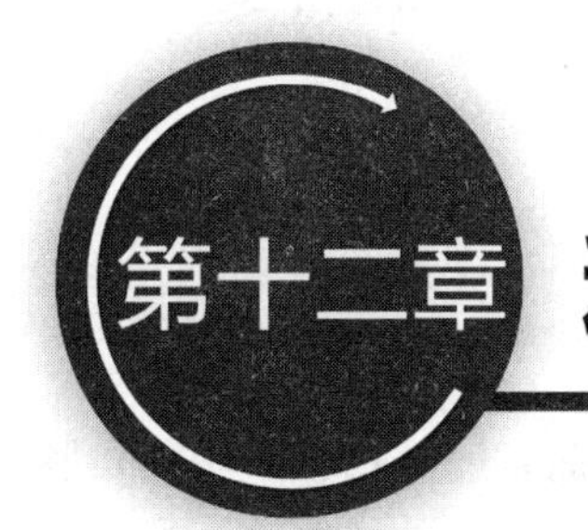

第十二章 利水渗湿类药膳原料

一、茯苓

性味归经：甘、淡，平。归心、脾、肺、肾经。

功效：利水渗湿，健脾和胃，宁心安神。

主治：小便不利，水肿胀满，痰饮咳逆，呕吐，脾虚食少，泄泻，心悸不安，失眠健忘，遗精白浊。

用法用量：煎服，10～15克。宁心安神用朱砂拌。

使用注意：阴虚而无湿热、虚寒滑精、气虚下陷者慎服。

成分：本品主要含β-茯苓聚糖、乙酰茯苓酸、茯苓酸、树胶、甲壳质、蛋白质、脂肪、卵磷脂、葡萄糖、腺嘌呤、组氨酸、胆碱、β-茯苓聚糖分解酶、脂肪酶、蛋白酶等。

药理作用：本品具有利尿、镇静、抗肿瘤、降血糖、增加心肌收缩力、增强免疫功能、护肝等作用，还能降低胃液分泌，对胃溃疡有抑制作用。

二、泽泻

性味归经：甘，寒。归肾、膀胱经。

功效：利水消肿，渗湿，泻热。

主治：水肿，小便不利，泄泻；淋证，遗精。

用法用量：煎服，5～10克。

作用注意：无湿热及肾虚滑精者忌服。

成分：本品主要含泽泻萜醇A、泽泻萜醇B、泽泻萜醇C，以及挥发油、生物碱、天冬素等。

药理作用：本品具有利尿、降血压、降血糖、降血脂、保肝、抑菌等作用。

三、猪苓

性味归经：甘、淡，平。归肾、膀胱经。

功效：利水消肿，渗湿。

主治：水肿，小便不利，泄泻。本品甘淡渗泄，利水作用较强，用于水湿停滞的各种水肿，单味应用即可取效。

用法用量：煎服，5～10 克。

成分：本品含猪苓葡聚糖Ⅰ、甾类化合物、游离型及结合型生物素、粗蛋白等。

药理作用：本品具有利尿、抗肿瘤、保肝、调节免疫及抗菌作用。

四、薏苡仁

性味归经：甘、淡，微寒。归脾、胃、肺经。

功效：利湿健脾，舒筋除痹，清热排脓。

主治：水肿，脚气，小便淋沥，湿温病，泄泻，带下，风湿痹痛，筋脉拘挛，肺痈，肠痈，扁平疣。

用法用量：煎服，10～30 克；或煮粥、作羹。健脾益胃，宜炒用；利水渗湿、清热排脓、舒筋除痹，均宜生用。

使用注意：本品力缓，宜多服久服。脾虚无湿、大便燥结者及孕妇慎服。

成分：本品含薏苡仁酯、粗蛋白、薏苡仁油、糖类化合物、维生素 B_1、薏苡素、甾醇、薏苡多糖 A、薏苡多糖 B、薏苡多糖 C。

药理作用：本品具有抗癌、抗菌、兴奋子宫、抑制骨骼肌收缩、降血糖、解热、镇静、镇痛等作用。

五、车前子

性味归经：甘，微寒。归肝、肾、肺、小肠经。

功效：利尿通淋，渗湿止泻，明目，祛痰。

主治：淋证，水肿；泄泻；目赤肿痛，目暗昏花，翳障；痰热咳嗽。

用法用量：煎服，9～15 克。宜包煎。

使用注意：肾虚遗精、滑精者慎用。

成分：本品含黏液质、琥珀酸、二氢黄酮苷、车前烯醇、腺嘌呤、胆碱、车前子碱，以及脂肪油和维生素 A、B 族维生素等。

药理作用：本品具有解热镇痛、利尿、降低胆固醇、祛痰止咳、抑菌等作用。

六、赤小豆

性味归经：甘、酸，平。归心、小肠、脾经。

功效：利水消肿退黄，清热解毒消痈。

主治：水肿，脚气，黄疸，淋病，便血，肿毒疮疡，癣疹。

用法用量：煎服，10～30 克；或入散剂。

使用注意：阴虚津伤者慎用，过量可致渗利伤津。

成分：本品含 α-球朊、β-球朊、脂肪酸、糖类、维生素 A、维生素 B_1、维生素 B_2、烟酸、三萜皂苷等。

七、椰

性味归经：种子，微甘，平；瓤，甘，平；浆，甘，凉。

功效：种子，补脾益肾、催乳；瓤，益气健脾、杀虫、消疳；浆，生津、利尿、止血。

主治：种子用于脾虚水肿、腰膝酸软、产妇乳汁减少。瓤用于疳积、姜片虫病。浆用于口干烦渴、水肿、吐血。

用法用量：种子，煎汤，6～15 克；瓤，食肉或压滤取汁，75～100 克；浆，75～100 克。

八、玉米

性味归经：甘，平。归脾、胃经。

功效：调中开胃，利尿消肿。

主治：食欲不振，小便不利，水肿，结石。

用法用量：煎服，30～60 克；煮食或磨成细粉做饼。

使用注意：脾胃虚弱者，食后易腹泻。

成分：种子含淀粉、脂肪油、生物碱，尚含 B 族维生素、生物素等。

九、冬瓜

性味归经：甘、淡，微寒。归肺、大肠、膀胱经。

功效：利尿，清热，化痰，生津，解毒。

主治：水肿胀满，淋证，脚气，痰喘，暑热烦闷，消渴，痈肿，痔漏；并解丹石毒、鱼毒、酒毒。

用法用量：煎汤，60～120 克；或煨熟；或捣汁。

使用注意：脾胃虚寒、久病滑泄者忌用。

成分：本品含有蛋白质、糖类、粗纤维和多种维生素及钙、磷、铁等矿物质。冬瓜皮含挥发性成分，冬瓜子所含主要脂肪酸为亚油酸、油酸、硬脂酸、棕榈酸以及十八碳三烯酸等。

十、荠菜

性味归经：甘、淡，凉。归肝、脾、膀胱经。

功效：凉肝止血，平肝明目，清热利湿。

主治：吐血，衄血，咯血，尿血，崩漏，目赤疼痛，眼底出血，高血压病，赤白痢疾，肾炎水肿，乳糜尿。

用法用量：煎服，干品 15～30 克，鲜品 60～120 克。

使用注意：荠菜性味平和，诸无所忌。

十一、莴苣

性味归经：苦、甘，凉。归胃、小肠经。

功效：利尿，通乳，清热解毒。

主治：小便不利，尿血，乳汁不通，虫蛇咬伤，肿毒。

用法用量：煎服，30～60 克。

使用注意：脾胃虚弱者慎服。本品多食使人视物模糊，停食自复。

成分：本品含蛋白质、脂肪、糖类、矿物质（钙、磷、铁）等，还含有多种维生素。而其叶的营养价值更高，钙、胡萝卜素、维生素等含量丰富。

第十三章 泻下通便类药膳原料

一、决明子

性味归经：甘、苦，微寒。归肝、肾经。

功效：清肝明目，润肠通便。

主治：目赤目暗及肠燥便秘等。另外，本品对高血压病及高脂血症有效。

用法用量：浸泡、煎、煮、熬，10～15克。

使用注意：气虚便溏者忌用。

成分：本品含大黄酸、大黄素、芦荟大黄素、决明素、橙黄决明素等蒽醌类物质，以及决明苷、决明酮、决明内酯等物质；另含甾醇、脂肪酸、糖类、蛋白质等。

药理作用：本品有降低血压、降低血浆总胆固醇和甘油三酯、缓泻、抗菌等作用。

二、火麻仁

性味归经：甘，平。归脾、胃、大肠经。

功效：润肠通便，活血。

主治：老人、产妇及体弱津血不足之肠燥便秘；疥疮，癣痛。

用法用量：煎服，10～15克。

使用注意：大量服用会导致中毒。脾胃虚弱之便溏者、孕妇以及肾虚阳痿、遗精者不宜使用。

成分：本品含脂肪油，油中包括饱和脂肪酸和不饱和脂肪酸（主要是油酸、亚油酸、亚麻酸），油中另含一些大麻酚。

药理作用：本品有润滑性缓泻、降血压、降血脂等作用。

三、郁李仁

性味归经：辛、苦、甘，平。归脾、大肠、小肠经。

功效：润燥滑肠，下气，利水。

主治：津枯肠燥，食积气滞，腹胀便秘，水肿，脚气，小便不利。

用法用量：煎服，6～12克。

使用注意：孕妇、脾虚泄泻者不宜使用。

成分：本品含苦杏仁苷、脂肪油、挥发性有机酸、粗蛋白质、纤维素、淀粉、油酸、皂苷、植物甾醇、维生素 B_1 等。

药理作用：本品有润滑性缓泻、降血压、抗炎镇痛、利尿等作用。

四、番泻叶

性味归经：甘、苦，寒。归大肠经。

功效：泻下导滞，行水消胀。

主治：热结积滞，便秘腹痛，水肿胀满。

用法用量：煎服，2～6 克。

使用注意：体虚者及孕妇忌服。

成分：本品含番泻苷、大黄酸葡萄糖苷、芦荟大黄素葡萄糖苷，以及少量大黄酸、芦荟大黄素。此外，尚含山柰苷、蜂花醇、水杨酸、棕榈酸、硬脂酸、植物甾醇及其苷等。

药理作用：本品具有泻下、抗真菌、止血作用。

五、桃

性味归经：甘、酸，温。归肺、大肠经。

功效：生津润肠，活血通络，补气养血，益肝养颜。

主治：胃阴不足，口中干渴；肠道燥热，大便干结，瘀血肿块；气血不足，面色少华，阴虚盗汗。

用法用量：生食、蒸食，或做果脯，每次 1 个。

使用注意：不宜多量食用，易生内热、腹胀、痈疖、疟疾。忌与甲鱼同食。

成分：本品含有机酸，主要为苹果酸和柠檬酸；含有果糖、葡萄糖、蔗糖、木糖等；含有蛋白质、脂肪、多种矿物质与各类维生素、挥发油。此外，还含有紫云英苷等。

六、香蕉

性味归经：甘，寒。归脾、胃、大肠经。

功效：清热解毒，润肺滑肠。

主治：温热病烦渴，大便秘结，痔出血，肺热燥咳。

用法用量：生食或炖服，1～4 枚。

使用注意：香蕉性寒，含钠盐多，有明显水肿和需要禁盐的患者不宜多吃，如患有慢性肾炎、高血压病、水肿者尤应慎吃；同时香蕉含糖量高，糖尿病患者应少吃。

成分：本品含己糖、蛋白质、脂肪、糖醛酸、柠檬酸、多巴胺，另含丰富的胡萝卜素、维生素 C、维生素 E 和矿物质（钙、磷、铁等）。此外，还含有果胶。

七、无花果

性味归经：甘，平。归肺、脾、胃、大肠经。

功效：补益脾胃，清肺利咽，润肠通便，解毒消肿，通乳汁。

主治：脾胃虚弱，纳少腹胀；肺经燥热，咽喉疼痛，咳嗽声嘶；肠燥便秘，痔疮，脱肛；产妇乳汁不通。

用法用量：煎服，9～15 克，大剂量可用至 30～60 克；或生食鲜果 1～2 枚。

使用注意：不宜多食。

成分：本品含糖类（葡萄糖、果糖、蔗糖）、蛋白质、有机酸（柠檬酸、丙二酸、草酸、苹果酸、延胡索酸、琥珀酸），还含植物生长激素、甾类、维生素 C、B 族维生素及钙、磷等矿物质。

八、黑芝麻

性味归经：甘，平。归肝、脾、肾经。

功效：补益肝肾，养血益精，润肠通便。

主治：肝肾不足所致的头晕耳鸣、腰脚痿软、须发早白、肌肤干燥，肠燥便秘，妇人乳少，痈疮湿疹，小儿瘰疬，烫伤，痔。

用法用量：煎服，9～15 克。

使用注意：脾胃虚寒之便溏及痰湿咳嗽者忌用。

成分：本品含蛋白质、脂肪、钙、磷、铁，还含有芝麻素、芝麻酚、油酸、棕榈酸、硬脂酸、甾醇、卵磷脂、维生素 A、B 族维生素、维生素 D、维生素 E 等。

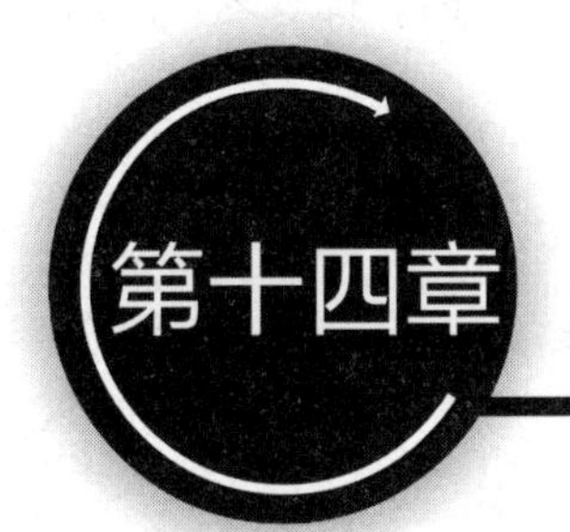

第十四章 安神类药膳原料

一、酸枣仁

性味归经：甘，平。归心、脾、肝、胆经。

功效：养心安神，敛汗。

主治：心悸失眠以及体虚多汗等。

用法用量：浸泡、煎、煮、熬、研末，10～20 克。

使用注意：有实邪及滑泄者慎服。

成分：本品含皂苷，主要为酸枣仁皂苷 A、酸枣仁皂苷 B 等，还含有三萜类化合物、黄酮类化合物、脂肪油、蛋白质、维生素 C 等。

药理作用：本品有镇静、催眠、抗惊厥、镇痛、降温、降血压、降血脂、抗肿瘤、抗缺氧、增强免疫及抑制血小板聚集等作用。

二、柏子仁

性味归经：甘，平。归心、肾、大肠经。

功效：养心安神，润肠通便。

主治：心悸失眠及肠燥便秘等。

用法用量：浸泡、煎、煮、熬，10～20 克。

使用注意：便溏及痰多者慎用。

成分：本品含脂肪油、挥发油、皂苷、植物甾醇、蛋白质、维生素 A 等。

药理作用：本品有镇静、安眠、通便、增强记忆力、恢复体力等作用。

三、茯苓

性味归经：甘、淡，平。归心、脾经。

功效：渗湿，健脾，宁心。

主治：痰饮，水肿，小便不利，泄泻，心悸，眩晕。

用法用量：煎服，10～15 克。

使用注意：肾虚小便不利或不禁、虚寒滑精者慎服。

成分：茯苓含多糖、三萜、蛋白质和脂肪酸等，还含有麦角甾醇、胆碱、腺嘌呤、卵磷脂、组氨酸、茯苓聚糖分解酶、蛋白酶及钙、镁、磷、铁、钠、钾、锰等无机元素。

药理作用：本品具有抗肿瘤、镇静、利水消肿、提高免疫力、抗炎抑菌、抗衰老、降血糖的作用。

四、小麦

性味归经：甘，凉。归心、脾、肾经。

功效：养心益肾，除烦止渴。

主治：脏躁，烦热，消渴，痈肿，外伤出血，烫伤。

用法用量：小麦煎汤，50～100 克；或煮粥。

使用注意：小麦多食易致壅气作渴，故气滞、口渴、内有湿热者宜少食。

成分：本品含大量淀粉、较多的蛋白质及少量的脂肪、矿物质、B 族维生素和膳食纤维等。脂肪多为不饱和脂肪酸。

五、莲子

性味归经：甘、涩，平。归心、脾、肾经。

功效：健脾止泻，补肾固精，养心安神。

主治：脾虚，久泻久痢，食欲不振；心肾不交，失眠多梦，心悸不宁；肾虚遗精滑泄，五心烦热，带下量多，尿频遗尿，尿失禁等症。

用法用量：煎汤，10～30 克。

使用注意：实热积滞、腹胀痞满、痔、疳积者忌服。

成分：本品含蛋白质、脂肪、淀粉、还原糖，以及少量的钙、磷、铁等。莲子心含莲心碱、异莲心碱等生物碱，且含有黄酮类物质。

药理作用：本品有增强免疫、抗衰老、降压、降血糖、抗肿瘤等作用。

六、猴头菌

性味归经：甘，平。归脾、胃经。

功效：健脾养胃，安神，抗癌。

主治：体虚乏力，消化不良，失眠，胃与十二指肠溃疡，慢性胃炎，消化道肿瘤等。

用法用量：煎服，干品 10～30 克，鲜品 30～100 克；或与鸡共煮食。

使用注意：本品属平补之品，诸无所忌。

成分：本品子实体含挥发油、蛋白质、多糖类、氨基酸、维生素、矿物质，还含有猴头菌酮以及猴头菌碱、植物凝集素、葡聚糖、多种麦角甾醇。

七、猪心

性味归经：甘、咸、平。归心经。

功效：补血养心，安神镇惊。

主治：心血不足，惊悸，自汗，失眠，或心火亢盛，神志恍惚，癫、狂、痫。

用法用量：煮食，适量。

成分：本品含较高蛋白质，尚含一定量的维生素 B_1、维生素 B_2、烟酸等。

使用注意：猪心属动物内脏，高血压病、冠心病、肥胖症及血脂高的患者忌食。

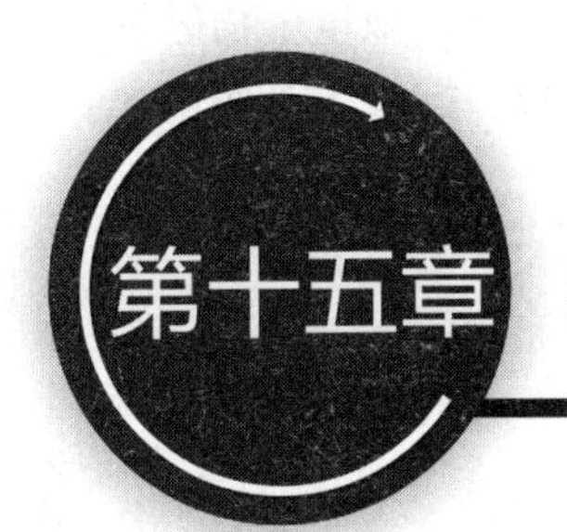

第十五章 平肝潜阳类药膳原料

一、石决明

性味归经：咸，寒。归肝经。

功效：平肝潜阳，清肝明目。

主治：肝阳上亢，头晕目眩；目赤翳障，视物昏花。

用法用量：煎服，15～30克；应打碎先煎。

使用注意：本品咸寒易伤脾胃，故脾胃虚寒，食少便溏者慎用。

成分：本品含碳酸钙和有机质，尚含少量镁、铁、硅酸盐、磷酸盐、氯化物和极微量的碘。煅烧后碳酸钙分解产生氧化钙，有机质则被破坏。

药理作用：本品具有降血压、镇静、抗感染、抗凝血等作用。

二、牡蛎

性味归经：咸，微寒。归肝、胆、肾经。

功效：重镇安神，潜阳补阴，软坚散结。

主治：心神不安，惊悸失眠；肝阳上亢，头晕目眩；痰核，瘰疬，瘿瘤，癥瘕积聚；滑脱诸证。

用法用量：煎服，9～30克：宜打碎先煎。收敛固涩宜煅用，其他宜生用。

成分：本品含碳酸钙、磷酸钙及硫酸钙，并含铜、铁、锌、锰、锶、铬等矿物质及多种氨基酸。

药理作用：本品具有镇静催眠、抗惊厥、降血压、解痉止痛、降血脂、抗凝血、抗血栓等作用。

三、刺蒺藜

性味归经：辛、苦，微温；有小毒。归肝经。

功效：平肝疏肝，祛风明目。

主治：肝阳上亢，头晕目眩；胸胁胀痛，乳闭胀痛：风热上攻，目赤翳障，风疹瘙痒，白癜风。

用法用量：煎服，6～9克。

使用注意：血虚气弱者及孕妇慎服。

成分：本品含脂肪油及少量挥发油、鞣质、树脂、甾醇、钾盐、皂苷、微量生物碱等。

药理作用：本品具有降压、利尿、强心、提高免疫功能、强壮筋骨、抗衰老等作用。

四、罗布麻

性味归经：甘、苦，凉。归肝经。

功效：平抑肝阳，清热利尿。

主治：头晕目眩；水肿，小便不利。

用法用量：煎服或开水泡服，3～15 克。

使用注意：不宜过量或长期服用，以免中毒。

成分：罗布麻叶主要含黄酮苷、酸性物质如有机酸、氨基酸、多糖苷、鞣质、甾醇、甾体皂苷元和三萜类物质。

药理作用：本品具有降压、强心、镇静、抗惊厥作用，并有较强的利尿、降血脂、调节免疫、抗衰老及抑制流感病毒等作用。

五、天麻

性味归经：甘，平。归肝经。

功效：息风止痉，平抑肝阳，祛风通络。

主治：肝风内动，惊痫抽搐；眩晕，头痛；肢体麻木，手足不遂，风湿痹痛。

用法用量：煎服，3～9 克。

使用注意：津液衰少，血虚、阴虚者等均慎用天麻。

成分：本品含天麻苷、天麻苷元、谷甾醇、胡萝卜苷、柠檬酸及其单甲酯、棕榈酸、琥珀酸和蔗糖等，尚含天麻多糖、维生素 A、多种氨基酸、微量生物碱、矿物质等。

药理作用：本品具有镇静催眠、解热、抗惊厥等作用，还有降低外周血管阻力、降压、减慢心率及镇痛抗炎作用。

六、钩藤

性味归经：甘，凉。归肝、心包经。

功效：清热平肝，息风定惊。

主治：头痛，眩晕；肝风内动，惊痫抽搐。

用法用量：煎服，3～12 克，入煎剂宜后下。

使用注意：气虚者勿投，无火者勿服。

成分：本品含多种吲哚类生物碱，主要有钩藤碱、异钩藤碱等。尚含黄酮类化合物、儿茶素类化合物等。

药理作用：本品具有降压、抑制血小板聚集及抗血栓形成、降血脂等作用。

七、地龙

性味归经：咸，寒。归肝、脾、膀胱经。

功效：清热定惊，通络，平喘，利尿。

主治：高热惊痫，癫狂，气虚血滞，半身不遂；痹症；肺热哮喘；小便不利，尿闭不通。

用法用量：煎服，干品 4.5～9 克，鲜品 10～20 克。

使用注意：伤寒非阳明实热狂躁者不宜用，温病无壮热及脾胃素虚者不宜用。

成分：本品含多种氨基酸，以谷氨酸、天冬氨酸、亮氨酸含量最高；含铁、锌、镁、铜、铬等矿物质；含花生四烯酸、琥珀酸等有机酸。还含蚯蚓解热碱、蚯蚓素、蚯蚓毒素、黄嘌呤、次黄嘌呤、黄色素及酶类等成分。

药理作用：本品具有解热、抗纤溶、抗凝血、增强免疫、抗肿瘤、抗菌、利尿、兴奋子宫及肠平滑肌等作用。

八、芹菜

性味归经：甘、辛、微苦，凉。归肝、胃、肺经。

功效：平肝，清热，祛风，利水，止血，解毒。

主治：肝阳眩晕，风热头痛，咳嗽，黄疸，小便淋痛，尿血，崩漏带下，疮疡肿毒。

用法用量：煎汤、做菜，或绞汁，9～15 克。

使用注意：慢性腹泻者不宜多食。

成分：本品含蛋白质、脂肪、糖类、胡萝卜素、维生素、粗纤维、钙、磷、铁以及芹菜苷、佛手柑内酯、挥发油、芫荽苷、甘露醇和特殊气味的丁基苯酞衍生物成分。

药理作用：本品具有降血压、抑菌、镇静、抗惊厥、避孕和美容洁面的作用。

九、黄花菜

性味归经：甘，平。归肺、肾、胃经。

功效：养血平肝，安神明目，利尿消肿。

主治：头晕，耳鸣，咽痛，吐血，心悸，腰痛，淋病，乳痈。

用法用量：煎汤、炖煮，适量。

使用注意：鲜品有小毒，用前宜浸泡 1～2 小时，制作时宜煮透炒熟。本品中的秋水仙碱，在人体内氧化产生有毒物质，引起恶心、呕吐、头晕、腹痛腹泻，甚或休克。蒸制晒干、煮熟后可使秋水仙碱被破坏。鸡蛋清、牛奶、浓茶可对抗其毒性。

成分：本品含有丰富的花粉、糖类、蛋白质、维生素 C、钙、脂肪、胡萝卜素、氨基酸等人体所必需的养分，其所含的胡萝卜素甚至超过番茄的几倍。本品含秋水仙碱，有小毒。

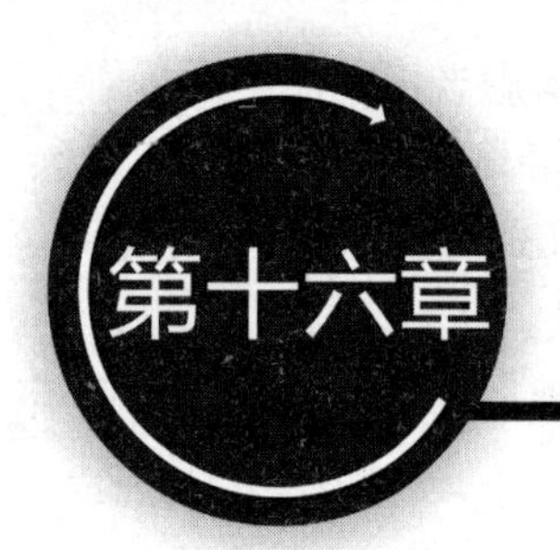

补益类药膳原料

第一节 补气类药膳原料

一、人参

性味归经：甘、微苦，温。归脾、肺、心经。

功效：大补元气，固脱生津，安神益智。

主治：劳伤虚损、久虚不复、一切气血津液不足之证，以及食少、倦怠、虚咳、喘促、自汗、惊悸、健忘、眩晕、尿频、妇女崩漏、男子阳痿、小儿慢惊等。

用法用量：泡、炖、蒸、焖、煨、煮、熬，1～10克。

使用注意：阴虚阳亢、骨蒸潮热、咳嗽吐衄，肺有实热或痰气壅滞之咳嗽，肝阳上升、目赤头晕，以及一切火郁内实证患者均忌服。忌饮茶、吃萝卜。

成分：本品含人参皂苷、挥发油、有机酸、多糖、氨基酸、矿物质、维生素等。

药理作用：本品有强心、抗休克、兴奋大脑皮质、提高脑力劳动功能、抗疲劳、抗氧化、延长寿命、抗肿瘤、降血糖、抑制血小板聚集、降血脂、抗动脉粥样硬化、抗炎、抗过敏等作用。

二、党参

性味归经：甘，平。归脾、肺经。

功效：补中益气，养血生津。

主治：脾胃虚弱，食少便溏，以及多种原因引起的气虚体弱证，热伤耗气，气血不足，出现头晕乏力、面黄浮肿、短气口渴等症。也可用于年老体弱、久病体虚及自汗、脱肛、子宫脱垂等。

用法用量：浸泡、炖、蒸、煮、焖、熬，10～15克。

成分：本品含皂苷、糖类、蛋白质、维生素、淀粉、生物碱及氨基酸等。

药理作用：本品有抗溃疡、增强免疫、降压、改善微循环、抗血栓、抗心肌缺血、抗菌、抗炎、抗氧化、抗衰老、抗肿瘤、抗辐射等作用。

三、西洋参

性味归经：苦、微甘，寒。归心、肺、肾经。

功效：补气养阴，清火生津。

主治：阴虚火旺所致的喘咳痰血，热病气阴两伤所致烦倦口渴等。

用法用量：浸泡、炖、蒸、煮，3～6克。

使用注意：中阳衰微、胃有寒湿者忌服。忌铁器及火炒。

成分：本品含多种人参皂苷、挥发油、有机酸、树脂、淀粉、糖类、氨基酸和矿物质等。

药理作用：本品有镇静、抗惊厥、抗心肌缺血、抗心律失常、抗休克、抗缺氧、抗疲劳、抗应激、降血糖、护肝等作用。

四、白术

性味归经：苦、甘，温。归脾、胃经。

功效：健脾补气，燥湿利水，止汗安胎。

主治：脾虚食少，泄泻便溏，脘腹胀满，肢软神疲，痰饮眩悸，自汗水肿，小便不利，胎动不安等。

用法用量：浸泡、煎、炖、蒸，10～15克。

使用注意：本品燥湿伤阴，如阴虚内热或津液亏耗燥渴便秘者，不宜使用。

成分：本品含挥发油，主要成分为苍术醇、苍术酮、白术内酯甲、白术内酯乙、芹烷二烯酮、β-芹油烯、桉树萜等，并含有糖类、含氧香豆素类及树脂等。

药理作用：本品有调节胃肠运动、抑制子宫平滑肌收缩、强壮、调节免疫、利尿、降血糖、抗肿瘤、护肝、镇静等作用。

五、山药

性味归经：甘，平。归脾、肺、肾经。

功效：补脾胃，益肺肾，固肾，益精。

主治：脾胃虚弱，饮食减少，便溏腹泻；妇女脾虚带下；肺虚久咳咽干；肾虚遗精，尿频，消渴多饮。外用治痈肿、瘰疬。

用法用量：煎汤，15～30克，大剂量60～250克；补阴，宜生用；健脾止泻，宜炒用。

使用注意：湿盛中满或有实邪、积滞、便秘者不宜食用。

成分：本品主要含薯蓣皂苷元、薯蓣皂苷、胆碱、淀粉、游离氨基酸、止权素、维生素C。

药理作用：本品有增强免疫、抗衰老、止泻、祛痰作用。

六、黄芪

性味归经：甘，微温。归脾、肺经。

功效：补气升阳，益卫固表，托毒生肌，利水退肿。

主治：脾肺气虚所致神倦乏力、食少便溏、气短懒言、自汗；脾阳不升，中气下陷之久泻脱肛、内脏下垂；气虚水湿失运之浮肿、小便不利；气血不足之疮疡内陷，脓成不溃或溃久不敛；气虚血亏之面色萎黄、神倦脉虚等。

用法用量：浸泡、炖、蒸、焖、煮、熬，10～30 克。

使用注意：表实邪盛，内有积滞，阴虚阳亢，疮疡阳证、实证者，不宜使用。

成分：本品含皂苷、黄酮、多糖、氨基酸、矿物质等。

药理作用：本品有增强免疫、促进机体代谢、抗缺氧、抗应激、抗衰老、抗菌、抗病毒、抗肿瘤、增强心肌收缩力、抗心律失常、扩张血管、降压、降血脂、改善血液流变性、促进造血功能、镇痛、镇静等作用。

七、甘草

性味归经：甘，平。归心、肺、脾、胃经。

功效：补脾益气，润肺止咳，缓急止痛，调和药性。

主治：心气不足所致心悸、脉结代；脾气虚弱所致倦怠乏力、食少便溏；痰多咳嗽，脘腹、四肢挛急作痛及热毒疮痈等。作为调和药物，又能缓和药物的药性，减少药物的毒副作用。

用法用量：浸酒、炖、蒸、煮，3～10 克。

使用注意：湿盛而胸腹胀满及呕吐者忌服。大剂量久服，易引起水肿。

成分：本品含三萜类化合物甘草甜素，为甘草的甜味成分。尚含黄酮类化合物、β-谷甾醇等。

药理作用：本品有类盐皮质激素和糖皮质激素样作用，能镇静、保肝、解毒、抗利尿、解热、抗炎、抗心律失常、降脂及抗动脉粥样硬化。甘草甜素能增强非特异免疫功能，抗艾滋病病毒。此外，还有镇咳、祛痰、解毒作用。

八、大枣

性味归经：甘，平。归脾、胃经。

功效：补中益气，养血安神，调和药性。

主治：脾虚体弱，倦怠乏力，食欲不振，气血不足，心烦不寐等。

用法用量：水煎服，9～15 克。

使用注意：味甘而能助湿，食之不当可致脘腹痞闷、食欲不振，故对湿盛苔腻、脘腹作胀者，须忌用。

成分：大枣中所含糖类主要是葡萄糖，亦含果糖、蔗糖、由葡萄糖和果糖组成的低聚糖、阿拉伯半乳聚糖等。此外，尚含有大枣果胶 A、维生素 C、维生素 B_1、维生素 B_2、胡萝卜素、烟酸等。

药理作用：本品具有保肝、增强肌力的作用。

九、蜂蜜

性味归经：甘，平。归肺、脾、胃、大肠经。

功效：调补脾胃，缓急止痛，润肺止咳，润肠通便，润肤生肌，解毒。

主治：脘腹虚痛，肺燥咳嗽，肠燥便秘，目赤，口疮，溃疡不敛，风疹瘙痒，水火烫伤，手足皲裂。

用法用量：冲调，15～30 克，或入丸剂、膏剂。

使用注意：痰湿内蕴、中满痞胀及大便不实者禁服。

成分：本品富含葡萄糖和果糖（75%以上），并含丰富的氨基酸、维生素、矿物质、有机酸、酶类、芳香物质等。

十、鹌鹑

性味归经：甘，平。归脾、胃、大肠经。

功效：补益中气，强壮筋骨，止泻痢。

主治：脾胃虚弱，泄泻，下痢，小儿疳积，风湿痹痛，咳嗽。

用法用量：煮食，1～2只。

成分：本品含蛋白质、脂肪及维生素A、维生素B_1、维生素B_2、维生素C、维生素E、烟酸等。

十一、黑木耳

性味归经：甘，平。归肺、脾、大肠、肝经。

功效：补气养血，润肺止咳，止血，降压，抗癌。

主治：气虚血亏，肺虚久咳，咯血，衄血，血痢，痔出血，妇女崩漏，高血压病，眼底出血，子宫颈癌，阴道癌，跌打伤痛。

用法用量：煎汤，3～10克；或炖汤。

使用注意：虚寒溏泻者慎服。

成分：本品含糖类、蛋白质、粗纤维、维生素及各种矿物质（钾、钠、钙、镁、铁、铜、锌、锰、磷）等，还含有木耳多糖、麦角甾醇、卵磷脂、脑磷脂、鞘磷脂、黑刺菌素等。

药理作用：①抑制血小板凝集；②降低胆固醇，防治冠心病、动脉硬化、脑血管病；③抗癌作用；④美容作用。

第二节 补阴类药膳原料

一、玉竹

性味归经：甘，平。归肺、胃经。

功效：滋阴润肺，生津。

主治：阴虚肺燥，干咳少痰，热病伤津，烦热口渴、消渴及阴虚外感。

用法用量：浸泡、炖、蒸、煮、焖、熬，10～15克。

使用注意：痰湿气滞者禁服，脾虚便溏者慎服。

成分：本品含铃兰苦苷、铃兰苷、山柰酚苷、槲皮醇苷、玉竹黏多糖和维生素A等。

药理作用：本品有增强免疫、降血糖、扩张血管、抗急性心肌缺血、降压、抗衰老、抗菌、降血糖等作用。

二、黄精

性味归经：甘，平。归肺、胃、肾经。

功效：润肺滋阴，补脾益气。

主治：阴虚肺燥所致干咳少痰，以及肺肾阴虚所致劳嗽久咳，肾虚精亏所致头晕、腰膝酸软、须发早白及消渴和脾胃虚弱所致倦怠乏力、食欲不振、口干食少、饮食无味等。

用法用量：浸泡、炖、蒸、煮、熬，10～30克。

使用注意：中寒泄泻、痰湿痞满气滞者禁服。

成分：本品含黄精多糖、低聚糖、黏液质、氨基酸和淀粉等。

药理作用：本品有抗细菌、抗真菌、抗病毒、增加冠脉流量、抗心肌缺血、降血脂、降血糖、抗疲劳、抗氧化、延缓衰老、止血等作用。

三、百合

性味归经：甘，微寒。归肺、心经。

功效：养阴润肺，祛痰止咳，清心安神。

主治：肺阴虚之燥热咳嗽及劳嗽久咳、痰中带血及余热未清，虚烦惊悸，失眠多梦等。

用法用量：浸泡、炖、蒸、煮、焖、熬，10～30克。

使用注意：风寒咳嗽及中寒便溏者禁服。

成分：本品含秋水仙碱等多种生物碱及淀粉、蛋白质、脂肪、皂苷、多糖、磷脂、氨基酸、维生素、矿物质等。

药理作用：本品有镇咳、祛痰、平喘、镇静、耐缺氧、抗过敏、强壮、抗肿瘤等作用。

四、麦冬

性味归经：甘、微苦，微寒。归肺、胃、心经。

功效：润肺养阴，养胃生津，清心除烦。

主治：阴虚燥热，咽干口燥，虚劳燥咳，干咳痰黏，咯吐鲜血，或口渴多饮，热扰心营，心烦失眠，肠燥便秘，舌绛而干。

用法用量：浸泡、炖、蒸、焖、熬，10～15克；亦可泡茶饮服。养阴润肺、益胃生津多用去心麦冬；清心除烦多用连心麦冬。

使用注意：脾胃虚寒、便溏泄泻者慎服。

成分：本品含多种甾体皂苷、β-谷甾醇、豆甾醇、氨基酸、糖类、维生素等。

药理作用：本品有镇静、增加冠状动脉血流量、抗心肌缺血、抗心律失常、改善心肌收缩力、增强免疫、耐缺氧、降血糖、抑菌等作用。

五、鳖甲

性味归经：咸，平。归肝、脾、肾经。

功效：养阴清热，平肝息风，软坚散结。

主治：阴虚发热，骨蒸劳热，热病伤阴，虚风内动，小儿惊痫，癥瘕痃癖，经少经闭等。

用量用法：煎服，15～30克，先煎。

使用注意：脾胃阳虚、食少便溏者或孕妇禁服。

成分：本品含动物胶、角蛋白、碘、维生素D、骨胶原、鳖甲多糖、氨基酸、矿物质等。

药理作用：本品有增强免疫、促进造血功能、抗应激、耐缺氧、抗辐射、抗疲劳、抑制结缔组织增生等作用。

六、枸杞子

性味归经：甘，平。归肝、肾、肺经。

功效：滋补肝肾，明目，润肺。

主治：肝肾不足所致腰酸遗精、头晕目眩、视力减退、内障目昏、消渴等。

用法用量：浸泡、煎、煮、熬，10～15克。

使用注意：脾虚便溏者慎服。

成分：本品含甜菜碱、多糖、单糖、脂肪酸、蛋白质和多肽、维生素B_1、维生素B_2、维生素C、氨基酸、矿物质等。

药理作用：本品有延缓衰老、抗疲劳、抗肿瘤、降血糖、增强免疫、降压、抗缺氧、抗氧化、抗辐射等作用。

七、桑椹

性味归经：甘、酸，寒。归肝、肾经。

功效：滋阴养血，补肝益肾，生津润肠。

主治：精血亏损，须发早白，脱发，头晕眼花，耳鸣失聪，失眠多梦，神疲健忘；津伤口渴及消渴；肠燥便秘。

用法用量：生食，适量。或加蜜熬膏、浸酒用。

使用注意：因其有滋阴生津润肠之力，故脾胃虚寒而大便溏者忌食。

八、荔枝

性味归经：甘、酸，温。归脾、肝经。

功效：健脾理气，养血补肝，消肿止痛。

主治：病后体虚，津伤口渴，脾气虚弱，大便泄泻，胃寒疼痛，呃逆食少；肝血亏虚，眩晕失眠，崩漏经少，产后水肿；疔肿，外伤出血等。

用法用量：煎汤，5～20枚。

使用注意：阴虚火旺者不宜多食。

成分：本品果肉含葡萄糖、蔗糖、蛋白质、脂肪、维生素C、维生素A、B族维生素，以及柠檬酸、苹果酸等有机酸。尚含多量游离的精氨酸和色氨酸。

九、金针菇

性味归经：咸、淡，平。归脾、胃、肾经。

功效：益肾补虚，滋阴润肺，健脾醒胃和中，养精补髓健脑。

主治：胃阴不足之纳呆食少，肺津不足之干咳少痰，少食不化。

用法：凉拌、炒食，适量。

使用注意：脾胃虚寒，消化不良者不宜食用。

成分：本品含多种营养素，其中赖氨酸及锌含量特别高。

药理作用：本品有降低胆固醇、预防高血压、抗癌、增进食欲、健脑等作用。

十、猪肉

性味归经：甘、咸，微寒。归脾、胃、肾经。

功效：补肾滋阴，润燥，益气养血，消肿。

主治：肾虚羸瘦，血燥津枯，阴虚肺燥之干咳少痰，口燥咽干，气血不足，头晕目眩，虚肿，便秘等。

用法用量：煮食、煎汁，50～80 克。

使用注意：湿热、痰滞内蕴者慎服。猪肉含脂肪和胆固醇较高，过多食用容易引起心血管病。

成分：本品除水分外，含有丰富的蛋白质、脂肪及少量糖类和钙、磷、铁等矿物质。

十一、龟

性味归经：甘、咸，平。归肺、肾经。

功效：益阴补血。

主治：肝肾不足，劳热骨蒸；老人尿频尿急，久嗽久痢，咯血便血；筋骨疼痛。

用法用量：煮食，250～500 克。

使用注意：胃有寒湿者忌服。

成分：本品含有蛋白质、脂肪、糖类、维生素 B_1、维生素 B_2 及烟酸等。

十二、鳖

性味归经：甘，平。归肝、肾经。

功效：滋阴补肾，清退虚热。

主治：肝肾阴虚，劳热骨蒸，腰酸梦遗；冲任虚损，崩漏失血；久疟久痢，癥瘕瘰疬。

用法用量：煮食或炖汤食，250～500 克。

使用注意：脾胃阳虚者慎服。

成分：本品含 17 种氨基酸及钙、钠、钾、锰、铜、锌、磷、镁等多种矿物质。

十三、黑豆

性味归经：甘，平。归脾、肾经。

功效：补肾益阴，健脾利湿，益肾。

主治：肾虚阴亏，消渴多饮，小便频数；肝肾阴虚，头晕目眩，视物昏暗，或须发早白，脚气水肿，或湿痹拘挛、腰痛；腹中挛急作痛；服药中毒或饮酒过多等。

用法用量：煎汤或煮食，9～30 克。

使用注意：忌与厚朴、龙胆、猪肉等同食。

成分：本品含丰富的蛋白质、脂肪和糖类、胡萝卜素、维生素等，还含有胆碱、异黄酮类、皂苷类等。

第三节　补血类药膳原料

一、何首乌

性味归经：苦、甘、涩，微温。归肝、肾经。

功效：养血滋阴，润肠通便，截疟，祛风，解毒。

主治：血虚阴亏，头晕目眩，心悸失眠，面黄乏力，肠燥便秘；肝肾阴虚，腰膝酸软，耳鸣耳聋，遗精崩带，须发早白；血燥生风，风疹瘙痒，疮痈瘰疬，痔疮痈疽；体虚久疟等。

用法用量：浸泡、炖、蒸、煮、焖、熬，10～30 克。

使用注意：大便溏泄及有湿痰者慎服。忌用铁器。

成分：本品含蒽醌类化合物，主要为大黄酚、大黄素，其次是大黄酸、大黄素甲醚和大黄酚蒽酮，还含有卵磷脂等。

药理作用：本品有增强免疫、抗衰老、降血脂、增加冠状动脉血流量、抗心肌缺血、抗动脉粥样硬化、抗菌、抗病毒等作用。

二、当归

性味归经：甘、辛，温。归肝、心、脾经。

功效：补血活血，调经止痛，润肠通便。

主治：血虚之面色萎黄，眩晕心悸，月经不调，经闭痛经，虚寒腹痛，肠燥便秘，风湿痹痛，跌扑损伤，痈疽疮疡。酒当归活血通经，用于经闭痛经、风湿痹痛、跌扑损伤。

用法用量：浸酒、炖、蒸、焖、煮，5～15 克。

使用注意：湿盛中满、大便溏泻者忌用。

成分：本品含挥发油、有机酸、多糖、氨基酸、维生素等。

药理作用：本品对子宫有双向调节作用，有扩张冠状动脉、抗心肌缺血、抗心律失常、扩张血管、抗血栓、促进血红蛋白及红细胞生成等作用。

三、白芍

性味归经：苦、酸，微寒。归肝、脾经。

功效：养血调经，柔肝止痛，平抑肝阳，敛阴止汗。

主治：面色萎黄，月经不调，自汗盗汗；阴虚胁痛，脘腹作痛，四肢拘挛，头痛眩晕等。

用法用量：浸泡、煮、熬、焖、炖，10～15 克或 15～30 克。

使用注意：不宜与藜芦同用；虚寒之证不宜单独应用。

成分：本品含芍药苷、牡丹酚、芍药内酯苷、苯甲酸、挥发油、树脂、糖类、蛋白质等。

药理作用：本品有调节免疫、抗肿瘤、抗病毒、扩张冠状动脉、降血压、抗血栓、抗血小板聚集、护肝、解痉、镇痛、抑菌等作用。

四、阿胶

性味归经：甘，平。归肝、肺、肾经。

功效：补血止血，滋阴润燥。

主治：血虚证之虚劳咯血、吐血、尿血、便血、血痢、妊娠下血、崩漏；阴虚之心烦失眠；肺虚燥咳；虚风内动之惊厥抽搐。

用法用量：烊化兑服，5～10克；炒阿胶可入汤剂。滋阴补血多生用，清肺化痰用蛤粉炒，止血用蒲黄炒。

使用注意：脾胃虚弱，消化不良者慎服。

成分：本品含胶原蛋白及其水解产生的多种氨基酸等。

药理作用：本品有补血、强壮、调节免疫、抗辐射、抗疲劳、抗缺氧等作用。

五、桂圆

性味归经：甘，温。归心、脾经。

功效：补益心脾，养血安神。

主治：气血两虚，面色无华，头昏眼花；心脾两虚，心悸怔忡，失眠健忘；脾胃虚弱食少，泄泻等。

用法用量：水煎服，10～15克，补虚可用至30～60克；或浸酒、熬膏。

使用注意：腹胀或有痰火者不宜服用。

成分：本品含葡萄糖、蔗糖、有机酸、腺嘌呤和胆碱等。此外，还含有蛋白质、维生素A、B族维生素、维生素C、酒石酸等多种物质。

药理作用：本品有抑菌、强壮身体、镇静、健胃作用。

六、菠菜

性味归经：甘，平。归肝、胃经。

功效：养血，止血，平肝，润燥。

主治：衄血，便血，头痛，目眩，目赤，夜盲症，消渴引饮，痔。

用法用量：煮食或捣汁，适量。

使用注意：体虚便溏者不宜多食。肾炎和肾结石患者不宜食用。

成分：菠菜叶含锌、叶酸、氨基酸、烟酸、草酸、芸香苷、胡萝卜素、类胡萝卜素、α-菠菜甾醇、胆甾醇以及甾醇酯和甾醇苷、万寿菊素、菠叶素；根含有菠菜皂苷A和菠菜皂苷B。

药理作用：本品有维护正常视力、促进儿童生长发育、防治口腔溃疡、止血、促进人体新陈代谢、抗衰老作用。

七、花生

性味归经：甘，平。归脾、胃、肺经。

功效：补血止血，健脾养胃，润肺止咳。

主治：血虚失血，面色萎黄或苍白，头昏眼花，紫癜，各种出血症状，脾虚不运，反胃不舒，乳妇奶少，肺阴亏虚，肺燥咳嗽，干咳少痰，大便燥结，脚气病。

用法用量：煎服，30～100克；炒熟或煮熟食，30～60克。

使用注意：寒湿腹泻及肠滑腹泻者慎用。霉变花生会致癌，不宜食用。

成分：本品含有丰富的脂肪，花生油的脂肪酸组成以不饱和脂肪酸含量较高，还含有三萜皂苷、卵磷脂、嘌呤、生物碱、维生素 B_1、维生素C、泛酸、生物素、木聚糖和葡萄甘露聚糖，以及矿物质铬、铁、钴、锌等。

药理作用：本品具有止血或减轻出血症状的作用。

八、乌骨鸡

性味归经：甘，平。归肝、肾、肺经。

功效：补肝益肾，补气养血，退虚热。

主治：虚劳羸瘦，遗精，滑精，消渴，久泻，崩中，带下。

用法用量：煮食，适量。

使用注意：感冒发热、咳嗽痰多时忌食；急性菌痢、肠炎初期忌食。

成分：本品含蛋白质、脂肪，以及维生素 B_1、维生素 B_2、烟酸等多种维生素，还含有钙、磷、铁、铜、锌、锰等矿物质。

九、葡萄

性味归经：甘、酸，平。归肺、脾、肾经。

功效：益气补血，强壮筋骨，通利小便。

主治：气血不足，心悸盗汗，肺虚咳嗽，烦渴，风湿痹痛，水肿等。

用法用量：鲜食，适量。或加工成葡萄干、葡萄汁、葡萄酱、葡萄罐头、葡萄酒等。

使用注意：阴虚内热、胃肠实热或痰热内蕴者慎服。

成分：本品含糖类，主要是葡萄糖、果糖和少量蔗糖、木糖等；还含酒石酸、草酸、柠檬酸、苹果酸等有机酸；以及蛋白质和多种氨基酸。此外，尚含有各种花色素的单葡萄糖苷和双葡萄糖苷、维生素C、胡萝卜素、B族维生素及钙、磷、铁等矿物质。

药理作用：本品具有利胆、降低胃酸、收敛的作用。

第四节　补阳类药膳原料

一、紫河车

性味归经：甘、咸，温。归肺、肝、肾经。

功效：益气养血，温肾补精。

主治：虚劳羸瘦，骨蒸盗汗，咳嗽气喘，食少气短，阳痿遗精，不孕少乳。

用法用量：研末或装胶囊吞服，每次15～30克，重症加倍；也可用鲜品半个或1个，水煎服食，1周2～3次。

使用注意：表邪及实证者禁服；脾虚湿困，纳呆者慎服。

成分：本品含蛋白质、氨基酸、激素、酶类、抗体、干扰素等。

药理作用：本品有增强免疫、促进乳腺和女性生殖器官发育、延缓衰老、抗肿瘤、抗过敏等作用。

二、冬虫夏草

性味归经：甘，温。归肺、肾经。

主治：补肾益精，温肾壮阳，补肺平喘，止血化痰。

功效：久嗽痰血，肺虚咳喘，自汗盗汗，肾虚不固，阳痿遗精，腰膝酸痛。

用法用量：煎服，3～6 克；或与鸡肉、鸭肉、猪肉、甲鱼等炖服；亦可加冰糖炖服。

使用注意：感冒发热、伤风咳嗽者不宜服用。凡形体强盛或血热者，不宜服本品，否则会迫血外溢，造成鼻出血。

成分：本品含麦角甾醇等甾醇类、氨基酸、脂肪酸、核苷、维生素、生物碱等。

药理作用：本品有调节免疫、抗肿瘤、抗疲劳、抗炎、抗菌、抗病毒、镇静、抗惊厥、祛痰、平喘、抗心肌缺血、降压、抗血栓、降血脂等作用。

三、补骨脂

性味归经：苦、辛，大温。归肾、脾经。

功效：补肾助阳，固精缩尿，纳气平喘，温脾止泻。

主治：阳痿遗精，腰膝冷痛，尿频遗尿；虚喘不止，大便久泻，白癜风，斑秃，银屑病等。

用法用量：煎服，6～15 克。

使用注意：本品性质温燥，对胃有刺激性，长服易出现口干舌燥、咽喉干痛等症状，故阴虚火旺及胃病者宜慎用。

成分：本品含补骨脂素、异补骨脂素、补骨脂甲素、补骨脂乙素及挥发油、皂苷等成分。

药理作用：本品有增加心肌血流量、抗心肌缺血、舒张支气管平滑肌、抑菌、增白皮肤、增强免疫、抗肿瘤、抗衰老、促进骨髓造血、雌激素样等作用。

四、肉苁蓉

性味归经：甘、咸，温。归肾、大肠经。

功效：补肾阳，益精血，润肠通便。

主治：肾虚精亏所致不孕不育，阳痿遗精，腰膝酸软，筋骨无力，白浊尿频，腰痛腿软，耳鸣目花，月经衍期，宫寒经少；肠燥便秘。

用法用量：煎服，10～15 克。

使用注意：胃弱便溏、相火旺、实热便结者忌服。

成分：本品含肉苁蓉苷、β-谷甾醇、胡萝卜苷、甜草碱、氨基酸、多糖类等。

药理作用：本品有抗衰老、调节免疫、抗应激、强壮、降血压、调节内分泌、通便等作用。

五、蛤蚧

性味归经：咸，平。归肺、肾经。

功效：补肾温肺，止咳平喘，壮阳益精。

主治：肺肾气虚所致虚劳喘咳，久咳咯血；肾虚遗精，阳痿早泄，腰膝酸软，消渴神疲，小便频数。

用法用量：煎服，3～9 克。

使用注意：喘嗽因外感风寒者及阴虚火旺者禁服。

成分：本品含蛋白质、脂肪、氨基酸、矿物质、胆固醇、硫酸钙等。

药理作用：本品有雌激素和雄激素样作用，以及增强免疫、耐缺氧、降血糖、抗衰老、抗炎、平喘等作用。

六、杜仲

性味归经：甘，温。归肝、肾经。

功效：补肝肾，强筋骨，安胎止崩。

主治：肝肾亏虚所致的腰脊酸痛，足膝痿弱，小便频数，阳痿不举，耳鸣眩晕，胎动不安，妊娠下血，崩漏，高血压病。

用法用量：煎服，10～15 克。生用的疗效好。大剂量可用至 30 克。

使用注意：有口渴、口苦、小便黄赤等热性症状、阴虚火旺者慎服。

成分：本品含杜仲胶、杜仲苷、杜仲醇、有机酸、黄酮类化合物、鞣质、氨基酸等。

药理作用：本品有降压、减少胆固醇吸收、增强免疫、抗疲劳、镇静、镇痛、利尿及延缓衰老等作用。

七、淫羊藿

性味归经：辛、甘，温。归肝、肾经。

功效：补肾壮阳，强筋健骨，祛风除湿。

主治：肾阳虚衰之阳痿不举，遗精不育，尿频失禁，小便淋沥，腰膝无力，风寒湿痹，肢体冷痛，四肢不仁，筋骨挛急，半身不遂。

用法用量：煎服，10～15 克。

使用注意：本品辛温助阳，药性温燥，阴虚而相火易动者禁服。

成分：本品含黄酮类化合物、多糖、生物碱、甾醇、挥发油、鞣质、脂肪酸等。

药理作用：本品有雄性激素样作用，有降压、强心、抗心律失常、镇咳、祛痰、平喘、抗炎、抗衰老、降血糖、降血脂、预防骨质疏松等作用。

八、韭菜

性味归经：辛，温。归肾、胃、肺、肝经。

功效：补肾，温中，行气，散瘀，解毒。

主治：肾虚阳痿，胃寒腹痛，噎膈反胃，胸痹疼痛，衄血，吐血，尿血，痢疾，痔，痈疮肿毒，跌打损伤。

用法用量：捣汁，60～120 克；或煮粥、炒熟、做羹。

使用注意：阴虚内热及疮疡、目疾患者慎食。

成分：本品含挥发油、硫化物、苷类、蛋白质、脂肪和糖类，还含有胡萝卜素、B 族维生素、纤维素及钙、磷、铁等矿物质。

药理作用：本品具有防治肥胖症、抗癌、促进胃肠蠕动治便秘等作用。另外，还具有抑菌作用，对烧伤后铜绿假单胞菌感染有良效。

九、核桃仁

性味归经：甘、涩，温。归肺、肾、肝经。

功效：补肾益精，温肺定喘，润肠通便。

主治：腰痛脚弱，尿频遗尿，阳痿遗精，久咳喘促，肠燥便秘，石淋及疮疡瘰疬。

用法用量：煎汤，9～15克；单味嚼服，10～30克。

使用注意：痰火积热、阴虚火旺及大便溏泄者禁服。不可与浓茶同服。

成分：本品含蛋白质、脂肪、糖类、维生素、钙、磷、铁、镁、锰。

药理作用：本品具有增加体重、提高血清白蛋白的作用。

十、猪腰

性味归经：咸，平。归肾经。

功效：补肾益阴，利水。

主治：肾虚耳聋，遗精盗汗，腰痛，产后虚羸，身面浮肿。

用法用量：1个，煎汤或煮食。

使用注意：不可久食。不宜与吴茱萸、茅菜合食。

成分：本品含丰富的蛋白质、脂肪、钙、磷、铁、维生素 B_1、维生素 B_2、烟酸、维生素C等。

十一、羊肉

性味归经：甘，温。归脾、胃、肾经。

功效：补肾壮阳，健脾温中，益气养血。

主治：脾胃虚寒，纳少反胃；气血亏虚，虚劳羸瘦；肾阳亏虚，腰膝酸软，阳痿，寒疝，产后虚羸少气，缺乳。

用法用量：煮食或煎汤，125～250克。

使用注意：外感时邪或有宿热者禁服。孕妇不宜多食。

成分：本品含蛋白质、脂肪、糖类、钙、磷、铁，尚含维生素 B_1、维生素 B_2 等。

十二、狗肉

性味归经：咸、酸，温。归脾、胃、肾经。

功效：温补脾胃，强肾壮阳填精。

主治：肾虚遗尿，小便频数，早泄，阳痿不举，老年体弱，腰酸足冷，脾胃虚弱，腹胀，水肿等症。

用法用量：煮食，适量。

使用注意：阴虚内热、素多痰火及热病者慎食。

成分：本品含有丰富的动物蛋白、脂肪、矿物质和各种维生素、少量糖类，还含有嘌呤类、肌肽、肌酸等。

十三、对虾

性味归经：甘、咸，温。归脾、肝、肾经。

功效：补肾壮阳，滋阴息风。

主治：肾虚阳痿，阴虚风动，手足抽搐，中风半身不遂，乳疮，乳疡日久不敛。

用法用量：炒食、煮汤或做虾酱，适量。

使用注意：阴虚火旺和疮肿及皮肤病患者忌食。

成分：本品含蛋白质、脂肪、糖类、维生素 A、维生素 B_1、维生素 B_2、烟酸及钙、磷、铁等。

十四、泥鳅

性味归经：甘，平。归脾、肝、肾经。

功效：补益脾肾，利水解毒。

主治：水肿，小便不利，小儿盗汗，阳痿，脾虚泻痢，热病口渴，消渴，病毒性肝炎。

用法用量：煮食，每次 6～10 克。

使用注意：本品补而能清，诸病不忌。

成分：本品除含蛋白质、脂肪、维生素 B_1、维生素 B_2、烟酸及钙、磷、铁外，还含天冬氨酸氨基转移酶等多种酶。泥鳅皮及其黏液含黏多糖、酯酶、乳酸脱氢酶、多种金属离子。泥鳅卵含凝集素和细胞毒素。

下篇 常见病药膳食疗技术

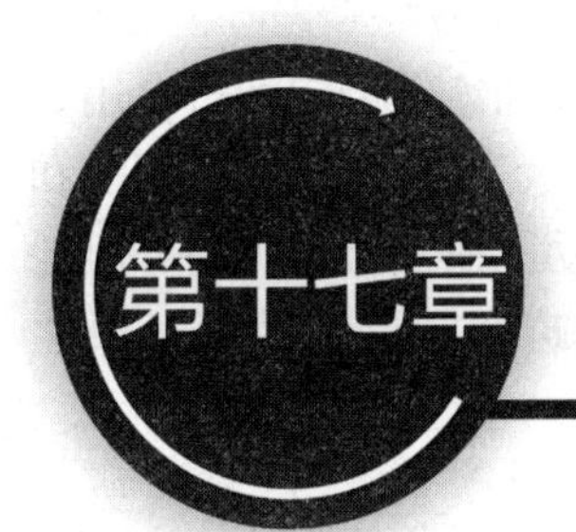

第十七章 循环系统疾病食疗药膳

第一节 高血压病

高血压病食疗药膳

高血压病又称“原发性高血压”，是一种病因尚不明确，以体循环动脉血压升高为特征，可伴有血管、心、脑、肾等器官损害的全身性疾病。归属于中医的“眩晕”“头痛”“中风”等范畴。

一、食疗调理要点

（1）忌钠盐摄入过量，每天2～5克。

（2）多吃含钾丰富的食物，如蘑菇、香菇、莲子、玉兰片、海带、紫菜、干贝、菠菜、马铃薯、白薯、笋、黄豆、蚕豆等。

（3）提倡少量饮酒和戒烟。

（4）少饮浓茶、浓咖啡，忌辛辣食物。

二、辨证施膳

1. 肝阳上亢

临床表现：眩晕，头痛，头胀，易怒，耳鸣，口干，口渴，心烦，不寐，面红，目赤，便秘，尿赤，舌质红苔黄，脉弦数有力。

治法：平肝潜阳。

【药膳举例】

（1）夏枯草煲猪肉

材料：夏枯草3克，瘦猪肉50克，调料适量。

做法：将瘦猪肉切薄片，与夏枯草同置锅中，加水适量，用文火煲汤。将熟时，加入酱油、糖、醋等调料。

解析：夏枯草味苦辛性寒，有散郁结、清肝热、降血压的作用。猪肉味甘咸性平，含有丰富的动物蛋白，有润肝养血、育阴补虚之功。两味合用煮汤，可育阴潜阳、平肝息风。

用法：可作为中、晚餐菜肴食用。

（2）决明子粥

材料：炒决明子5克，白菊花3克，粳米50克，冰糖适量。

做法：先水煎决明子和白菊花，去渣取汁，后入粳米煮粥，粥成加冰糖调匀即可食用。

解析：决明子与白菊花均为清肝明目之良药，决明子有降低血压、降低血浆总胆固醇和甘油三酯等作用。白菊花甘苦、微寒，有扩张冠状动脉、增加冠状动脉血流量、提高心肌耗氧量等作用。粳米与冰糖均有润燥和中、生津益胃之功效。共奏疏风清肝、滋阴息风之功效。

用法：可作为中、晚餐食用。

2. 气滞血瘀

临床表现：头晕头痛，胸胁胀痛，或兼有健忘、心悸、失眠，面或口唇紫黯，舌有瘀斑或瘀点，苔薄白或薄黄，脉弦涩。

治法：理气活血。

【药膳举例】

（1）双叶汤

材料：山楂叶15克，罗布麻叶15克，蜂蜜适量。

做法：水煎前两味取汁，加蜂蜜调味。

解析：山楂叶具有活血通络、健脾醒胃功效，有促进消化、强心、降压、降血脂、抗动脉粥样硬化、利尿及镇静等作用。罗布麻叶具疏肝、理气、活血之功，具有降压、强心、镇静、抗惊厥作用，并有较强的利尿、降血脂、调节免疫作用。用蜂蜜调和药性，共奏活血通络、健脾利湿、行气降压之功。

用法：蜂蜜冲服，每天1次，连服7～10天。

（2）荷叶郁金粥

材料：新荷叶1张，郁金5克，粳米50克，冰糖适量。

做法：将荷叶、郁金共煎汤去渣，再同粳米、冰糖共煮成粥。

解析：荷叶辛凉，有解暑热、散瘀血、降血脂、降血压作用；郁金理气活血；粳米、冰糖益胃生津。诸味合用，具有理气活血、降压降脂功效。

用法：供早、晚餐温热服用。可反复食用。

3. 痰浊中阻

临床表现：眩晕，头痛，头重如裹，头胀，心烦欲呃，倦怠，或胸闷时吐痰涎，少食多寐，舌胖质淡，苔白腻，脉弦滑或滑；或苔黄腻，脉弦滑而数。

治法：燥湿祛痰，健脾和胃。

【药膳举例】

（1）瓜蒌薤白天麻粥

材料：瓜蒌、薤白各3克，天麻5克，粳米50克，冰糖适量。

做法：瓜蒌、薤白、天麻共煎取汁，用药汁与粳米共煮成粥，再加入冰糖调味。

解析：瓜蒌化痰泄浊，有祛痰、抗菌、抗心律失常、降血脂、抗氧化等作用。薤白宣通阳气，调理气机，有降低血黏度、抑制血小板聚集、抗氧化等作用。天麻潜阳化浊，具有镇静催眠、解热抗惊厥、降低外周血管阻力、降压、减慢心率及镇痛抗炎作用。粳米护胃气。共奏理气化浊、潜阳平肝之效。

用法：早、晚两餐饮用，每日1次，2周为1个疗程。

（2）山楂荷叶苡仁汤

材料：山楂、荷叶、薏苡仁各 50 克。

做法：将 3 味加水适量煎后去渣，取汁服用。

解析：山楂活血醒胃化浊，有促进消化、强心、降压、抗心律失常、增加冠脉血流量、降血脂、抗动脉粥样硬化、利尿及镇静等作用。荷叶理气化痰，兼具降压调脂之功；薏苡仁化浊祛湿。三者合用，具有健中化浊、降压调脂之效。

用法：代茶经常饮用。

4. 肝肾阴虚

临床表现：眩晕，头痛，眼花，耳鸣，腰膝酸软，手足心热，肢体麻木，舌红少苔，脉弦细稍数尺弱。

治法：滋养肝肾，育阴息风。

【药膳举例】

（1）昆布海藻黄豆汤

材料：昆布、海藻各 30 克，黄豆 150～200 克，白糖少许。

做法：将昆布、海藻用水洗净，与黄豆同放入锅内，加水适量，用小火炖汤，汤成加少许白糖调味。

解析：昆布、海藻味苦咸性寒，可软坚散结，有清肝热、降血压、降血脂、降低血清胆固醇、预防动脉粥样硬化的作用。黄豆味甘性平，可健脾补气，能降低血脂和胆固醇，保持血管弹性，预防心脑血管疾病，防止脂肪肝形成。共奏清热降压、软坚散结、补脾和胃之功。

用法：每天 2 次。可经常辅助饮用。

（2）天麻黄精猪脑羹

材料：猪脑 1 个，黄精、天麻各 10 克。

做法：将猪脑、黄精、天麻同放入锅内，加水适量，以文火煮炖 1 小时即成稠羹汤。

解析：猪脑味甘性寒，补髓生精而益阴；黄精味甘性平，有补气养阴、健脾、润肺、益肾的功能，还能改善心肌血流供应，防止动脉粥样硬化，降血压，降血糖，增强免疫等。天麻味甘性平，可息风止痉、平抑肝阳、祛风通络，具有降低外周血管阻力、降压、减慢心率及镇痛抗炎作用。三者共用具益阴生阳、平肝降压之效。

用法：喝汤吃猪脑，每日 2 次，连服 2 周。

5. 阴阳两虚

临床表现：头晕眼花，耳鸣，心悸气短，腰酸软无力，肢冷麻木，阳痿早泄，腹胀腹泻，舌质淡红，无苔或少苔，脉结代尺弱。

治法：滋阴助阳。

【药膳举例】

（1）杞子核桃汤

材料：枸杞子 30 克，核桃仁 15 克，天麻 15 克。

做法：将 3 味用水洗净后，加水煎煮 20～30 分钟。

解析：枸杞子味甘性平，可滋补肝肾、明目，有降血压、降血脂、降血糖、防止动脉粥样硬化、保护肝脏等作用。核桃仁味甘涩性温，有健胃、补肾、润肺功效，能减少肠道对胆固醇的吸收，能润肠、润肌肤、乌须发、健脑。取天麻一味可制肝之虚阳上亢。共用则滋补肝肾，兼平阳亢。

用法：每日1次，分2次饮汤食核桃肉。

（2）黄精熟地脊骨汤

材料：黄精10克，熟地黄10克，猪脊骨500克，盐少许。

做法：将猪脊骨洗净切块，与黄精、熟地黄一起加水炖2小时，入盐调味。

解析：黄精味甘性平，益肾精，含黄精多糖、低聚糖、黏液质、氨基酸和淀粉等，有增加冠脉流量、抗心肌缺血、降血脂、降血糖、抗疲劳、抗氧化、延缓衰老、止血等作用。熟地黄味甘性微温，归肝、肾经，为补肝肾之要药，生精补髓，滋阴养血；取猪脊骨平补肝肾之阴精。药食同用，通过补益肝肾之阴，培补下元而固本，达到治本潜阳，治疗高血压的目的。

用法：每日1次，分2～3次饮服。定期食用，对高血压具有辅助治疗作用。

第二节　低血压

低血压，指血压低于正常水平，即低于90/60mmHg者。多属于中医“眩晕”“心悸”范畴。

一、食疗调理要点

（1）宜营养丰富　宜吃高蛋白质饮食，如牛奶、豆浆、瘦肉、鸡蛋、鱼肉等。动、植物蛋白应兼吃，可使蛋白质互补并提高营养价值。

（2）忌食降压食物　有的食物有明显的降压作用，如芹菜、茄子、洋葱、香蕉、萝卜等，宜少吃或不吃。对富含钾而又利尿降压的食物如冬瓜、蕹菜、绿豆芽、苹果以及猪毛菜、荠菜等，也宜少吃。

（3）味宜重忌淡　高血压患者少盐，味宜淡；低血压患者则相反，每天可食盐10克左右。

（4）茶酒不忌　低血压患者需要兴奋，兴奋可升压，因而上、下午各饮一杯茶无妨。酒也可适当饮用，巧克力、咖啡宜用，有利于升高血压。

二、辨证施膳

1. 气虚

临床表现：头昏，疲乏，心悸气短，自汗，语音低，舌苔白，脉沉无力。

治法：补气提神升压。

【药膳举例】

（1）参莲牛肉汤

材料：红参6克，莲子5克，牛肉100克，生姜5克，葱花3克，食盐8克。

做法：将红参切片，莲子洗净，牛肉切片，加水适量同煮，沸后下生姜、葱花、食盐，再煮至肉熟烂即成。

解析：红参大补元气，配莲子则补益心气、提心神。牛肉性温，补气益力，富含蛋白质，可提供心肌收缩所需的能量和营养，与红参、莲子相伍，药食形成合力，补益作用更强。现代研究，人参、莲子都有强心作用，人参还能兴奋中枢神经，升高血压。诸料合用，具有补气提神升压的作用。

用法：每日1次，午、晚佐餐食用。血压上升后续吃3日，以巩固效果。

（2）黄芪煲鸡

材料：黄芪50克，大枣30克，炙甘草10克，乌骨鸡1只（约1000克），食盐10克，料酒适量。

做法：将黄芪、炙甘草切片，大枣洗净，乌骨鸡去毛和内脏并洗净，一起放入砂锅，加水适量，武火煮沸后打去浮沫，放食盐和料酒，小火煨至鸡肉熟烂即成。

解析：黄芪补气；大枣、炙甘草补气健中，助黄芪升阳补气；乌骨鸡滋补力最强，补气养血，使气根于阴，阳得阴助则生化无穷。现代研究表明，黄芪含糖类、叶酸、胆碱、多种氨基酸、微量元素硒等，能兴奋中枢神经系统，可缓解疲劳，对衰竭的心脏有强心作用；大枣含多种维生素和蛋白质；甘草含甘草甜素，有强心升压作用。诸料合用，具有气血双补、提神升压的作用。

用法：1剂分2～3日用完，吃肉喝汤，每周2剂。血压升起后再吃2剂巩固效果。

2. 阳虚

临床表现：头晕，目眩，畏寒肢冷，神倦心悸，舌质淡嫩，舌苔白润，脉沉弱。

治法：温补心肾。

【药膳举例】

（1）升压茶

材料：桂枝10克，肉桂10克，炙甘草9克。

做法：上3药共为粗末，开水冲泡，加盖5分钟后即可饮用。

解析：桂枝温心阳，肉桂补肾阳，两桂之辛热，配炙甘草之甘，辛甘化阳，使心肾之阳得振，则血压升矣。现代研究表明，桂枝含挥发油、桂皮醛，有一定强心作用，并能增强血液循环；肉桂所含成分与桂枝相同，其强心作用更大，能升压，增强肾上腺素和肾上腺皮质激素作用，与炙甘草相配，就能共同发挥升压的作用。本方经临床应用，治疗80余例低血压属阳虚患者均收到显著疗效，且经得起他人重复，尤对老年低血压疗效甚佳。

用法：每日1剂，代茶频饮，血压升起后，再饮1周以巩固疗效。对于阳虚较重的老人可以长期饮用。但若血压超过正常，须停止饮用，防止由低血压转为高血压。

（2）鹿茸蛋

材料：鹿茸2克，鸡蛋1枚。

做法：将鹿茸锉成极细末，将鸡蛋敲一小孔，放入鹿茸末，封严蛋孔，蒸熟即成。

解析：鹿茸为温补肾阳的血肉有情之品，与鸡蛋相配，滋补力强而持久。现代研究表明，鹿茸含性激素、胶质、钙、蛋白质等成分，可提供生命活动所需的能量，消除疲劳，促进红细胞、血红蛋白、网织红细胞新生；能增强心脏收缩，对已疲劳的心脏作用更明显；对低血压慢性循环障碍，可使脉搏充盈，血压上升。

用法：每日晨起吃1枚鹿茸蛋，有效后1周吃2次。血压升至正常，疗效巩固之后不宜常吃，否则可转为高血压。

3. 气阴两虚

临床表现：头昏，目眩，气短，神疲，咽干舌红，五心烦热，脉沉细。

治法：气阴双补，气血双补。

【药膳举例】

参麦五味饮

材料：红参 6 克，麦冬 20 克，北五味子 10 克，冰糖 15 克。

做法：将前 3 味共入砂锅，加水适量，连煎 3 次，去渣，取滤液，加入冰糖，加热溶化即成。

解析：人参（红参）补气，麦冬养阴，五味子补气生津，三药合用，气阴双补，加冰糖调味且增药力。现代研究表明，人参、麦冬、五味子合用，有强心升压作用，对血压低至休克者，还有抗休克的功效。

用法：每日 1 剂，当饮料饮用。

4. 肝肾失调

临床表现：卧、坐、蹲体位突然起立即眩晕、耳鸣、心慌，甚至昏倒，但平卧片刻后诸症即可减轻或消失。有的还出现尿时眩晕，苔或白或黄，舌质或红或淡，脉沉细弦或沉弱。

治法：调补肝肾。

【药膳举例】

（1）枸杞子栗葛鸡

材料：枸杞子 30 克，板栗 200 克，葛根 100 克，乌骨鸡 1 只（约 1000 克），盐、料酒各适量。

做法：将枸杞子洗净，板栗去外壳用肉，葛根切成片，鸡宰后去毛和内脏并洗净，一起放入砂锅，加水足量，煮沸后打去浮沫，加盐、料酒，小火炖至鸡肉烂熟即成。

解析：枸杞子为补肝肾之要药，尤具养肝明目之功。板栗为补肾之果，有强筋壮骨之力。葛根有升举作用，将枸杞子、板栗、乌骨鸡肉所补肝肾之精升至头脑以养脑窍，则耳鸣、眩晕可休矣。现代研究表明，枸杞子含甜菜碱、多糖、单糖、脂肪酸、蛋白质和多肽、维生素 B_1、维生素 B_2、维生素 C、氨基酸等，有抑制脂肪在肝内沉积，促进肝细胞新生的作用，还含亚油酸，可防治动脉粥样硬化，与葛根相配，尤其能防治脑动脉硬化和脑血栓形成。板栗被称为“干果之王”，所含维生素、矿物质与枸杞子不同，而蛋白质、糖分尤为丰富，与乌骨鸡同煮，动、植物蛋白齐全，更能发挥补阳精、养脑窍的作用。所以本药膳适宜于肝肾阴精不足之低血压。

用法：肉、药、汤分多次吃完，每周吃 1 次，连吃 3 次以上。

（2）菟葛仙灵羊肉汤

材料：菟丝子 5 克，葛根 10 克，仙灵脾（淫羊藿）3 克，羊肉 100 克，食盐 6 克。

做法：先将羊肉在开水锅中焯一下，捞出切成小片。将菟丝子、葛根、仙灵脾水煎 2 次，去滓，合并两次滤液约 300 毫升，与羊肉片同煮，沸后加食盐，两沸即起锅，吃时可在汤中加入胡椒粉 1～2 克。

解析：仙灵脾即淫羊藿，为温肾壮阳之品，菟丝子补肝肾之阳精，两者与羊肉同烹，合力滋补阳精，由葛根升举至脑以养脑。现代研究表明，菟丝子含树脂苷、糖类、维生素 A 类物质，有增强心脏收缩的功效；淫羊藿含淫羊藿苷、维生素 E 等，有雄激素样作用。羊肉性热，与温肾药同煮食，有温肾壮阳、补养肾精的功效。因而本药膳对肝肾阳虚之低血压眩晕有效。

用法：每日或间日 1 次，吃肉喝汤。连用 1 个月以上。

第三节　动脉粥样硬化

动脉粥样硬化是动脉硬化中最重要的类型，归属于中医“瘀证”“痰证”“脉痹”等范畴。

一、食疗调理要点

（1）限制热量。

（2）应限制动物脂肪、动物内脏、蛋黄、鱼卵、虾、蟹、巧克力、奶油以及甜点心、蜜饯、糖果等甜食。

（3）宜清淡饮食。

二、辨证施膳

1. 痰浊内阻

临床表现：体型肥胖，少动，嗜睡，晨起口中黏腻乏味，舌质淡胖或淡黯，边有齿痕，舌苔白腻，脉沉缓或滑。

治法：化痰，降浊，燥湿。

【药膳举例】

（1）昆布玉米粥

材料：昆布 30 克，玉米粉 30 克，粳米 30 克。

做法：昆布水浸半日，洗净，切丝，与粳米加水先煮；玉米粉加水适量调成糊状，待煮至粳米开花后，将玉米糊搅入粥中，再煮片刻即可，可酌加少许食盐调味。

解析：昆布消痰软坚，含有藻胶酸、昆布素、甘露醇、海带聚糖、海带氨酸、谷氨酸、碘及多种微量元素，能降压、预防癌症。玉米粉性味甘平，调中开胃，除湿利尿降浊，玉米中的膳食纤维含量很高，能刺激胃蠕动、促进排便，玉米胚芽中所含的营养物质能增强人体新陈代谢、降血脂、预防高血压和冠心病。粳米健脾和胃。三者共用可祛痰降浊、健脾养胃。

用法：每日 2 次，每次 1 碗，早、晚餐食用。

（2）海藻昆布山楂汤

材料：海藻 15 克，昆布 15 克，山楂 15 克。

做法：前两者浸泡半日，漂洗干净，切碎，山楂片洗净，共入砂锅加水煎煮，去渣取汁，必要时稍加糖调味。

解析：海藻、昆布消痰软坚利水；山楂消食化积、活血化瘀，有促进消化、强心、降压、抗心律失常、增加冠脉血流量、降血脂、抗动脉粥样硬化、利尿及镇静等作用。三味共用有消痰软坚、消积化瘀之效。

用法：1 日分数次饮服。

2. 气滞血瘀

临床表现：平素易怒心烦，时或头晕，时感胸胁胀闷不适，舌质黯或有瘀斑，舌下静脉迂曲，脉弦或涩。

治法：疏肝理气，活血通脉。

【药膳举例】

（1）山楂香橙露

材料：山楂 30 克，香橙 2 枚，荸荠 20 克，淀粉 10 克，白糖少量。

做法：将山楂加水两碗，在砂锅内煮后用纱布隔渣留汁待用，香橙捣烂用纱布滤取橙汁；荸荠取汁。三汁调匀，煮沸，加入白糖，待熔化后，用淀粉打芡成糊状即成。

解析：山楂酸甘、微温，功效消食健胃、行气散瘀，有促进消化、强心、降压、抗心律失常、增加冠脉血流量、降血脂、抗动脉粥样硬化、利尿及镇静等作用。荸荠甘寒，有清热生津、开胃消食、化痰利水的功效。香橙理气消积化痰。诸药合用，共奏理气化痰祛瘀之功。

用法：饭后适量饮用。

（2）消脂软脉茶

材料：山楂 15 克，红花 10 克，决明子 10 克，荷叶 6 克。

做法：诸药净选，为粗末，水煎或用沸水沏，即可代茶饮用。

解析：山楂消食化积，活血化瘀；红花活血祛瘀通经，含二氢黄酮衍生物（红花醌苷、新红花苷、红花苷）、红花黄色素、红花油等，有保护和改善心肌缺血、抗心律失常、降低血压、抑制血小板聚集、降血脂作用。决明子清肝明目、润肠通便，含大黄酸、芦荟大黄素、决明子素等蒽醌类物质，有降低血压、降低血浆总胆固醇和甘油三酯等作用。荷叶利湿降浊。诸药合用有活血化瘀、清肝降浊之效。

用法：代茶频饮，每日 1 剂。

3. 肾精亏虚

临床表现：眩晕头痛，记忆力减退，失眠健忘，腰膝酸软，发脱齿摇，耳鸣耳聋，动作笨拙，行动迟缓，精神呆钝，舌质淡黯，舌苔薄白，脉象沉弱，尺部为甚。

治法：补益肾精，充填脑髓。

【药膳举例】

（1）首乌芹菜粥

材料：制何首乌 5 克，芹菜（切成末）100 克，瘦猪肉末 50 克，粳米 50 克，盐、味精各适量。

做法：制何首乌浓煎取汁，粳米同制何首乌汁同煮，粥将好时，下瘦猪肉末、芹菜末，煮至米烂，加盐、味精调味。

解析：制何首乌补肝肾之阴，益精养血，含有卵磷脂、淀粉、粗脂肪、羟基蒽醌类衍生物等，有增强免疫、抗衰老、降血脂、增加冠状动脉血流量、抗心肌缺血、抗动脉粥样硬化的作用。芹菜清肝明目，利尿降压。瘦猪肉滋阴润燥补虚。粳米补中益气，健脾和胃。诸药合用可补肝肾，益精血，降脂降压。

用法：早晚分 2 次服食。

（2）淡菜皮蛋粥

材料：淡菜 30 克，皮蛋 1 个，粳米适量。

做法：粳米洗净，与切成块的皮蛋、淡菜一同放入锅内，倒入清水，置武火上煮，水沸后，改用文火煮至米开花即成。

解析：淡菜补益气填，精阴养血；皮蛋、粳米有补虚损、降虚火、除烦热、益肾填精的作用。此粥有滋阴补肾填精之效。

用法：早晚服食。

（3）香笋炒枸杞叶

材料：枸杞叶500克，熟笋50克，姜末1克，绍酒20克，精盐、味精、花生油各适量。

做法：选枸杞叶嫩者用清水洗净，沥干水分；熟笋洗净切细丝。炒锅烧热加花生油，烧到八成热，放姜末，再投入枸杞叶、笋丝一起煸炒，加绍酒、味精、精盐至卤汁起滚，迅速起锅装盘。

解析：枸杞叶滋补肝肾、明目润肺，含甜菜碱、多糖、单糖、脂肪酸、蛋白质和多肽、维生素B_1、维生素B_2、维生素C、氨基酸、矿物质等，有延缓衰老、抗疲劳、抗肿瘤、降血糖、增强免疫、降压、抗缺氧、抗氧化、抗辐射等作用。配伍熟笋共起滋肾润肺、补肝明目、化痰消食之功。

用法：当菜吃。

第四节 冠状动脉粥样硬化性心脏病

冠状动脉粥样硬化性心脏病，简称冠心病。属于中医“心痛”“胸痹”的范畴。

一、食疗调理要点

（1）“三低”“三高”饮食原则 “三低”即低盐、低糖、低脂肪；“三高”即高维生素、高钙、高蛋白质。

（2）宜平衡、合理膳食 每日可饮一杯牛奶或酸奶，鱼肉100～150克或瘦肉100克，大豆制品100克，绿色蔬菜300克，水果100克，粮食（细粗搭配）250～300克，植物油10～15克，鸡蛋每周2～3个。

（3）多吃含叶酸的食物，如叶类蔬菜、豆类、橙汁等。

（4）宜饮淡茶，不宜饮浓茶。

（5）宜少量饮酒，严禁吸烟。

二、辨证施膳

1. 痰浊阻脉

临床表现：胸闷痛胀满，口黏乏味，恶心呕吐，纳呆脘胀，痰多且稠，头重身困，苔腻滑或白或黄，脉滑。

治法：化痰通脉。

【药膳举例】

（1）瓜蒌薤白酒

材料：瓜蒌30克，薤白20克，糯米酒150克。

做法：将瓜蒌捣碎与薤白同入砂锅，加入糯米酒和水适量，煎煮取汁去渣。

解析：瓜蒌宽胸化痰，配薤白涤浊下气、温阳通脉，糯米酒养心活血以助药力。三味合用共起化痰涤浊、开痹通脉之功效。现代研究证实，瓜蒌有降血脂、增强冠状动脉血流量的作用，可改善心肌缺血缺氧，因而是治疗冠心病心绞痛的主药。

用法：发作时即服，平时每日1剂，每日分3次饭前服，连服1周以上。

（2）陈枳生姜汤

材料：陈皮 15 克，枳实 30 克，生姜 10 克。

做法：将陈皮、枳实洗净，切丝；生姜洗净，切片。同放入锅中，加水适量，连煮 2 次，去渣，合并 2 次煎液。

解析：陈皮辛苦、温，有行气化痰的功效，配枳实、生姜以增强化痰、行气通脉的作用。现代研究表明，陈皮、枳实含挥发油，有祛痰、增强心脏收缩力、扩张冠状动脉、增加冠脉血流量的作用。生姜含姜黄素，有降低胆固醇、溶解动脉粥样硬化斑块、抗凝血的多种功效。三者配合，适宜于痰瘀阻滞心脉的冠心病心绞痛。三味皆辛温，又能温经散寒，对受寒冷刺激诱发的心绞痛也适宜。

用法：发作时即饮，平时每日 1 剂。

2. 瘀滞心脉

临床表现：心胸疼痛如刺如绞，面或口舌青紫，舌质紫黯或见瘀斑、瘀点，脉涩或结。

治法：化瘀通脉。

【药膳举例】

（1）丹参蜜酒

材料：丹参 100 克，蜂蜜 50 克，低度白酒 500 克。

做法：丹参、蜂蜜泡入低度白酒中。平时多摇动，以促进有效成分溶解。1 周后即可饮用。

解析：丹参活血化瘀，入心经通心脉，通则不痛。配蜂蜜其味香甜，配酒增强活血化瘀之力。现代研究表明，丹参含丹参酮 II_A 活性因子，能增强心肌收缩力，清除血管内壁脂类，降低胆固醇，降低血黏度，促进血栓溶解，扩张冠状动脉，增强冠脉血流量；蜂蜜调补脾胃、润肺、缓急止痛，含乙酰胆碱样物质，能营养心肌，改善心肌缺血。

用法：发作时即饮。平时早、晚空腹各饮 1 次，每次 20 克，分小口咽下。

（2）桃红柠檬饮

材料：柠檬 5 个，桃仁 100 克，红花 100 克，蜂蜜 100 克，白酒 300 克。

做法：将鲜柠檬压取果汁；桃仁、红花另煎，取药液；将果汁、药液、蜂蜜、白酒同入瓶中摇匀，置冰箱备用。

解析：桃仁、红花活血化瘀，药食两用。桃仁含苦杏仁苷、挥发油、脂肪油等，有改善血行障碍、增加脑血流量、抗炎、抗过敏等作用。红花主含红花苷、新红花苷等，有抗心肌缺血、抑制血小板聚集、增强纤维蛋白溶解酶活性、镇痛等作用。柠檬芳香通窍，助桃仁、红花化瘀通脉，辅以蜂蜜、白酒更增药力、强药势。制成饮料，急时应急，平时便于饮用。

用法：发作时饮。平时早、晚各服 1 次，每次 30 克，可预防心绞痛发作。

3. 心气虚

临床表现：心胸隐痛，气短胸闷，心悸心慌，动则喘息，倦怠乏力，懒言自汗，面色苍白，舌淡苔白润，脉缓无力。

治法：补养心气。

【药膳举例】

（1）清蒸人参鸡

材料：人参 10 克，子母鸡 1 只（约 1000 克），香菇 15 克，玉兰片 10 克，火腿 10 克，调料适量。

做法：将鸡宰杀、去内脏去毛、洗净，将火腿、香菇、玉兰片、葱、姜均切成片；将红参切碎用温水泡，单上笼蒸30分钟；将所有材料一起放入盆中，加水适量，蒸后的人参连汤倒入，上笼，蒸至鸡肉烂熟即成。

解析：人参大补元气，与鸡肉、香菇等相配，更增养心益气之力。心主血脉要靠心气的推动，心气虚，心力不足，推动无力，血瘀滞脉中，形成“不通则痛”之病理。故补养心气，增强心力，是治疗冠心病心绞痛之本。现代研究表明，人参含人参皂苷，有强心作用，对血压还有双向调节作用。

用法：可用以佐餐，1剂分多次吃完，每周可吃1～2剂。

（2）芪参烧活鱼

材料：黄芪（切片）15克，党参（切片）15克，活鲤鱼1尾（约500克），葱、蒜、酱油等调料各适量。

做法：将鲤鱼剖去内脏，去鳞、鳃、鳍，洗净，油炸成金黄色，捞出；将炸鱼放入锅中，加黄芪、党参片，加水适量同煮，沸后改小火煨至汤浓，去党参、黄芪片，加入调料烧开即成。

解析：党参、黄芪补益心气，与鱼肉同煮，药借食力，食助药威，滋补力更强。现代研究证实，党参还有扩张血管的作用；黄芪既强心，又能扩张血管。故两者与鱼肉同煮食，能改善心肌营养，而无增加胆固醇的副作用。相反，因鱼肉含不饱和脂肪酸，还能降低胆固醇，减轻动脉粥样硬化。所以本药膳是治心气虚冠心病的良方。

用法：佐餐分次食之，隔2日1剂，10剂为1个疗程，直至症状消失。

4. 心阴虚

临床表现：心胸灼痛时作，心烦不寐，心悸怔忡，咽干，面色潮红，或盗汗，手足心热，舌红少津，或舌苔花剥，脉细数。

治法：滋补心阴。

【药膳举例】

（1）玉竹焖猪心

材料：玉竹50克，猪心1个（约250克），姜、葱、盐各少许。

做法：将玉竹切成节放入砂锅，加水3000毫升，煎取药液1500毫升。将猪心剖开，洗净血水，放入锅中，加药液、姜、葱、盐等调料同煮至猪心熟软。取出猪心，切片即成。

解析：玉竹甘、微寒，为养阴生津之品，有增强免疫、降血糖、扩张血管、抗急性心肌缺血、降压、抗衰老、抗菌、降血糖等作用，用于煮猪心则入心滋补心之阴血。两者共奏养阴生津、补心宁神之功。

用法：可佐餐吃，或当零食吃，也可饮汤汁。1周2剂，长期食用。因配有姜、葱，故不必害怕胆固醇增高。

（2）木耳鱼片

材料：黑木耳15克，草鱼200克，姜、葱、酱油、料酒、大豆粉、花生油各适量。

做法：将黑木耳用温水泡发；草鱼取净肉切成鱼片，用大豆粉上浆；锅中加适量花生油，烧至六成热时，下上浆鱼片，炒散后加料酒、黑木耳、姜、葱、酱油炒熟即成。

解析：黑木耳既滋养心肾之阴，又活血化瘀，能减少血液凝块，防治动脉粥样硬化、缺铁性贫血，配鱼肉之优质蛋白质，增强养阴之力。本药膳滋阴活血，不碍湿，不增加胆固醇，是心阴虚冠心病患者之美味佳肴。

用法：佐餐，每周吃 2～3 次。

5. 心阳虚

临床表现：遇冷则心痛加剧，四肢欠温，怯冷畏寒，舌质淡嫩，苔白润，脉沉无力。

治法：温补心阳。

【药膳举例】

灵桂羊肉汤

材料：仙灵脾（淫羊藿）30 克，肉桂 10 克，羊肉 100 克，食盐、姜、葱各少许。

做法：将仙灵脾、肉桂入砂锅，水煎 2 次，共取煎液 1000 毫升；将羊肉切成条加药液同煮，沸后加入姜、葱、食盐煮熟即成。

解析：仙灵脾能振奋心肾之阳，与肉桂合用既温阳又活血；与羊肉同煮，血肉有情之品更助温补心阳之力。现代研究证实，仙灵脾能扩张冠状动脉，增加冠脉血流量；肉桂含挥发油能增强血液循环。所以本药膳是治疗阳虚证冠心病的理想之剂。

用法：吃肉喝汤，隔日 1 次，直至症状明显改善。

第五节　高黏血症

高黏血症是近年临床医学中的新概念，应属中医学“瘀证”“痰饮”范畴。

一、食疗调理要点

（1）饮食宜清淡，减少高脂肪、高糖食物，应吃鱼、蔬菜、瓜果等。

（2）适当选用山楂、大蒜、黑木耳、桃仁、红花、茶等食物。

二、辨证施膳

1. 瘀血内停

临床表现：头痛或心前区疼痛，部位较固定，手脚凉或麻，舌质暗紫，舌苔薄，脉细涩。

治法：活血化瘀。

【药膳举例】

（1）川芎红花茶

材料：川芎 6 克，红花 3 克，茶叶 3 克。

做法：将上 3 味水煎取汁。

解析：川芎辛香走窜，为活血行气、祛风止痛之要药；红花活血化瘀，含二氢黄酮衍生物（红花醌苷、新红花苷、红花苷）、红花黄色素、红花油等，有保护和改善心肌缺血、抗心律失常、降低血压、抑制血小板聚集、降血脂等作用。茶叶苦寒，能清利头目。三味同用，寒温调和，有行气活血化瘀之功。

用法：当茶随饮。

（2）红花两川酒

材料：川芎、川牛膝、红花各 15 克，白酒 500 克。

做法：将前2味切片，与红花同装入盛酒瓶中，浸泡7天，每天摇数次，瓶口封严。

解析：川芎活血止痛，含生物碱（川芎嗪）、挥发油、酚类物质（如阿魏酸）、内酯素，以及维生素A、叶酸、蔗糖、甾醇、脂肪油等，有抑制血小板凝集、预防血栓形成、降血压等作用。川牛膝活血通经，含三萜皂苷、牛膝肽多糖、生物碱、香豆素、氨基酸等，有降压、扩张血管、轻度利尿作用。红花活血化瘀。诸药泡酒可活血化瘀、通经止痛。

用法：每天早晚空腹饮用，每次不超过15毫升。

2. 痰浊阻滞

临床表现：头晕目眩，四肢麻木，非痛非痒，或胸脘痞满，恶心，纳呆，身重嗜睡，舌苔黄腻或白腻，脉滑。

治法：化痰通络息风。

【药膳举例】

（1）半夏二山粥

材料：山药30克，山楂10克，清半夏6克。

做法：先煮后2味，去渣取汁一大碗，再将研成细末的山药放入汁内煮成糊状即可。

解析：半夏性味辛温，可降胃止呕、燥湿化痰，可以阻止或延缓高脂血症的形成，对高脂血症亦有一定的治疗作用。山楂化瘀消积，有促进消化、降血脂、抗动脉粥样硬化、利尿及镇静等作用。山药益气健脾润肺。诸药配伍可燥湿化痰、化瘀通络、健脾益胃。

用法：每天早晚温服。

（2）天麻陈皮炖猪脑

材料：天麻10克，陈皮10克，猪脑1个（约50克），调料适量。

做法：将前3味洗净，置容器内，加清水适量，隔水蒸熟，适当调味。

解析：天麻平肝息风而止头晕，含有天麻素、天麻苷元、甾谷醇、胡萝卜苷、柠檬酸及单甲酯、棕榈酸、琥珀酸和蔗糖等，以及天麻多糖、维生素A、多种氨基酸、微量生物碱、矿物质（铬、锰、铁、钴、镍、铜、锌等），具有镇静催眠、降低外周血管阻力、降压、减慢心率等作用。陈皮理气健脾，燥湿化痰。猪脑性寒味甘，有益虚劳、补骨髓、健脑的作用。三者合用能化痰降逆、平肝息风。

用法：喝汤食猪脑。

3. 气虚血瘀

临床表现：神疲乏力，头晕耳鸣，手足颤动，下肢无力，饮食减少，舌质淡黯，或有瘀点、瘀斑，脉细弦，或沉弦，或细涩。

治法：益气活血。

【药膳举例】

（1）灵芝二参茶

材料：灵芝6克，人参3克，丹参9克。

做法：将3味共研粗末，水煎取汁，或用开水沏泡。

解析：人参大补元气，补脾益肺；灵芝补精气、壮筋骨，含多糖、三萜类、生物碱、核苷类、有机酸、氨基酸、蛋白质、酶类等，有调节免疫、抗氧化、抗衰老、祛痰、降血糖、降血脂、降压、抗凝血等作用；丹参活血化瘀，含丹参酮、丹参醇等，有降低血压、调节血脂、抑制动脉粥样硬化斑块形成等作用。诸药合用，有补气活血通络之功。

用法：代茶频饮。

（2）黄芪二参鹅肉汤

材料：鹅1只，黄芪、丹参各30克，党参、川芎、山楂各15克，调料适量。

做法：将鹅宰杀、洗净、切块；将诸药装入纱布袋内，扎口，与鹅肉共煮熟，去药袋，调味即可。

解析：黄芪补中益气，含皂苷、黄酮、多糖、氨基酸等，有增强免疫、促进机体代谢、抗缺氧、增强心肌收缩力、抗心律失常、扩张血管等作用；党参益气生津养血，丹参、川芎、山楂活血化瘀。鹅肉性平、味甘，归脾、肺经，具有益气补虚、和胃止渴、止咳化痰，解铅毒等作用。诸药合用，功能活血化瘀、益气补虚。

用法：适量饮汤食肉。

练习题

1. 以下不属于肝阳上亢型高血压的临床表现的是（　　）。

A. 眩晕、头痛、头胀　　B. 易怒、耳鸣

C. 口干、口渴、心烦不寐　　D. 舌红少苔

2. 可为气虚型低血压患者推荐的食疗药膳是（　　）。

A. 参莲牛肉汤　　B. 山楂香橙露

C. 昆布玉米粥　　D. 枸杞子栗葛鸡

3. 辨证施膳：患者李某，女，56岁。最近头晕头痛，胸胁胀痛，且伴随心悸失眠的症状，舌苔薄白、有瘀斑。请根据患者情况，给出合理的食疗调理方案。

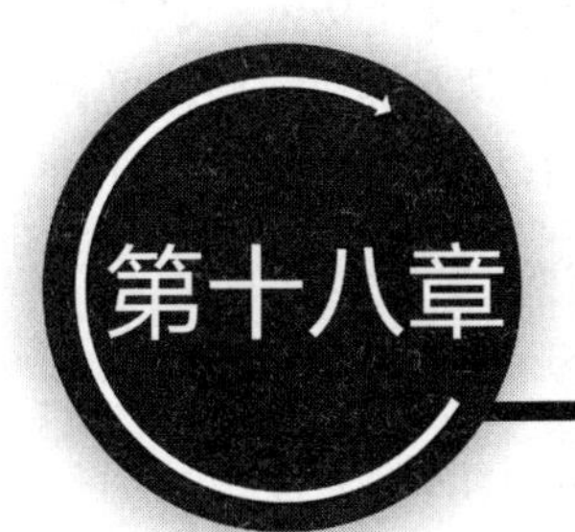

第十八章 呼吸系统疾病食疗药膳

第一节 感冒

感冒食疗药膳

感冒是感受风邪或时行病毒，引起肺卫功能失调，出现鼻塞、流涕、喷嚏、头痛、恶寒、发热、全身不适等主要临床表现的一种外感疾病。感冒又有伤风、冒风、伤寒、冒寒、重伤风等名称。一年四季均可发病，以冬春季为多。轻型感冒可不药而愈，重症感冒却能影响工作和生活，甚至可危及小儿、老年体弱者的生命，尤其是时行感冒爆发时，迅速流行，感染者众多，症状严重，甚至导致死亡，造成严重后果。

一、食疗调理要点

（1）反复感冒患者宜吃富含锌的食物，如牛奶、豆类、鱼、肉等，水果中苹果含锌较多，国外有以其浓汁治感冒获良好疗效。服用葡萄糖锌片也可缩短感冒病程，缓解患者症状。

（2）由于感冒多伴有发热，必须多次补液，日进液量应不少于 3 升，有助于退热、发汗及排毒。可饮用白开水、菜汤、鲜果汁、稀粥、蛋汤、牛奶、豆浆等，根据个人饮食嗜好和具体条件而异。

（3）以流质、清淡饮食为宜，慎食油腻难消化之物。

二、辨证施膳

1. 风寒感冒

临床表现：恶寒重，发热轻，无汗头痛，肢节酸痛，鼻塞声重，鼻流清涕，咽痒咳嗽，痰稀薄色白，口不渴或渴喜热饮，舌苔薄白而润，脉浮或浮紧。

治法：辛温解表。

【药膳举例】

（1）姜丝萝卜汤

材料：生姜 25 克，萝卜 50 克，红糖适量。

做法：生姜切丝，萝卜切片，两者共放锅中，加水适量，煎煮 10～15 分钟，再加入红糖，稍煮1～2分钟即可。

解析：生姜所含姜辣素可刺激心脏、血管及皮肤，使全身毛孔舒张而发汗祛风、散寒解表。萝卜富含维生素C和膳食纤维，能健脾，防治痰多、口干口渴。红糖具有补血散瘀、暖脾祛寒的功效，有促进血液循环、活血舒筋、化瘀生新的作用。三味合用有祛风散寒解表之功。

用法：每日1次，热服。

（2）葱豉汤

材料：葱白5根，淡豆豉10克。

做法：用水500毫升，入淡豆豉煮沸2～3分钟，之后加入葱白出锅。

解析：葱白所含挥发油有抗病原体、抗癌的作用。大葱中的黏液质对皮肤和黏膜有保护作用，其挥发性成分能刺激分泌，有祛痰、发汗和利尿作用。淡豆豉有微弱的发汗作用，外感表证，风热、风寒皆可用，与葱白合用有辛温解表之功。

用法：趁热服用，服后盖被取汗。

（3）胡荽葱白汤

材料：胡荽（芫荽）15克，葱白5根，生姜9克。

做法：将胡荽、葱白、生姜分别洗净，切碎，共放锅中，加清水适量煎煮10～15分钟，去渣取汁，饮服即可。

解析：胡荽味辛性温，能健胃消食、发汗透疹、利尿通便、祛风解毒，主治风寒感冒，麻疹、痘疹透发不畅，食积，脘腹胀痛。葱白、生姜有发汗解表作用。三味同用发汗解表效力宏。

用法：每日2次，连服2～3日。

2. 风热感冒

临床表现：身热较重，微恶风寒，汗出不畅，头痛，咳嗽，痰黏或黄，咽喉干痛，鼻塞，流黄浊涕，口渴欲饮，舌苔薄白或微黄，脉浮数。

治法：辛凉解表。

【药膳举例】

（1）白菜根葱白汤

材料：大白菜根3个，葱白连须5根，芦根10克。

做法：上三物加水煎煮10～15分钟即可。

解析：大白菜根味甘性微寒，具有清热利水、解表散寒、养胃止渴的功效，可治疗感冒初期恶寒发热、胃热阴伤。芦根清热生津、除烦止呕，有解热、镇静、镇痛、镇吐、降血压、降血糖等作用。葱白发汗解表。三味共奏辛散解毒、清热祛湿之功。

用法：每日1剂，趁热分2次服用。

（2）银花饮

材料：金银花30克，山楂10克，蜂蜜250克。

做法：将金银花、山楂放入锅内，加水适量，置武火上烧沸，3分钟后取药液1次，再加水煎熬1次，将两次药液合并，放入蜂蜜，搅拌均匀即成。

解析：金银花具有疏散风热、清热解毒、消痈散肿的功效，含有绿原酸、异绿原酸、木犀草素、黄酮类等成分，具有广谱抗菌、抗炎、解热作用。山楂消食健胃，行气消滞。蜂蜜具有多方面的药理作用，主要有抗菌、解毒作用。三味共用有辛凉解表、清热解毒的功效。

用法：随量饮用。

（3）薄荷粥

材料：鲜薄荷 30 克（干者 10 克），粳米 60 克，冰糖少许。

做法：水煎薄荷 5 分钟，去渣取汁。取粳米熬粥将熟时，加入薄荷汁，稍煮，加入冰糖调化。

解析：薄荷辛凉，能散风热、清头目、利咽喉、透疹，所含挥发油（主要成分为薄荷醇、薄荷酮、薄荷烯酮、异薄荷酮等）有发汗解热、止咳祛痰、抗炎、抗菌、镇痛、止痒等作用。此粥有疏风解表、清利头目之效。

用法：早晚温热服食。

3. 体虚感冒

临床表现：发热，恶寒，头痛，自汗，咳嗽痰白，气短心悸，疲倦乏力，舌淡苔白，脉浮无力。

治法：补虚解表。

【药膳举例】

（1）姜丝鸭蛋汤

材料：生姜 50 克（去皮），鸭蛋 2 个，白酒 20 毫升。

做法：生姜洗净去皮，切成丝，加水 200 毫升煮沸，鸭蛋去壳打散，倒入生姜汤中，稍搅，再加入白酒，煮沸即可。

解析：生姜含姜辣素，可刺激心脏、血管及皮肤，使全身毛孔舒张而发汗；鸭蛋含有蛋白质、磷脂、维生素 A、维生素 B_1、维生素 B_2、维生素 D、钙、钾、铁、磷等营养物质；加入白酒共奏补虚解表散寒之功。

用法：每日 1 次，吃蛋饮汤，顿服，可连服 3 日。

（2）神仙粥

材料：糯米 30 克，生姜片 10 克，葱白 6 克，米醋 20 毫升。

做法：用砂锅加水煮糯米、生姜片，粥成入葱白，煮至米烂，再加米醋，和匀即可。

解析：糯米富含 B 族维生素，有补中益气、养胃健脾之功，可助生姜、葱白发汗，共用益气补虚、散寒解表。

用法：趁热喝粥，以汗出为佳。

（3）黄芪姜枣汤

材料：黄芪 15 克，大枣 15 克，生姜 3 片。

做法：以上三物加水适量，用武火煮沸，再用文火煮约 1 小时即可。

解析：生姜散寒解表，黄芪益气补虚，大枣补虚健脾，共奏益气解表散寒之功。

用法：吃枣饮汤。

第二节　慢性支气管炎

慢性支气管炎是老年人最常见的疾病，应归于中医“咳嗽”“痰饮”“喘证”范畴。

一、食疗调理要点

（1）宜食富营养食物，忌大油、肥肉等难消化的食物　在三餐中加瘦肉、鸡蛋、鱼类、乳类、大豆制品，每日食入蛋白质不得少于120克，以增强人体免疫功能。

（2）宜吃富含多种维生素的食物，忌生冷主食，宜粗细搭配。适当吃动物肝脏、菠菜等富含维生素A的食物。

（3）宜低盐，禁吸烟。

（4）饮食清淡，多吃青菜。

二、辨证施膳

（一）急性发作期

1. 风寒袭肺

临床表现：咳嗽，痰多稀薄色白，气喘胸闷，恶寒无汗，头身疼痛，舌苔薄白而滑润，脉浮紧。

治法：解表宣肺，疏散风寒。

【药膳举例】

（1）姜豉苏糖饮

材料：生姜10克，淡豆豉15克，紫苏6克，杏仁10克，饴糖30克。

做法：先将前4味药物水煎2次，去渣，取2次滤液合并约300毫升，加饴糖溶化即成。

解析：生姜、淡豆豉、紫苏合用，疏风散寒，解表宣肺。紫苏辛温，能发汗解表、宣肺平喘；杏仁苦温，止咳平喘；紫苏、杏仁相配止咳平喘力更强。诸药配饴糖，健脾和中以助药力。现代研究证实，淡豆豉含蛋白质和酶等成分，有提高免疫功能的作用。

用法：1日分3次热饮，每次100毫升，表解即停服。

（2）葱豉三子饮

材料：葱白12克，淡豆豉15克，葶苈子10克，紫苏子10克，莱菔子15克，红糖30克。

做法：先煎三子，沸后下葱白、淡豆豉煮5～10分钟，去渣，取滤液，加红糖溶化即成。

解析：葱白、淡豆豉疏风散寒，三子降气肃肺、止咳平喘，对内有痰饮、外感风寒之慢性咳喘相宜。现代研究证实，葱白挥发油内含有大蒜辣素，能促进汗腺分泌而具发汗作用；能刺激支气管分泌而具祛痰功效。葶苈子含强心成分，可强心、利尿、平喘。紫苏子含脂肪油、维生素B_1，能降气平喘。莱菔子所含芥子油能祛痰，且对链球菌、葡萄球菌、肺炎球菌等有抑制作用。诸药合用，共奏降气化痰、止咳平喘之功。

用法：每日1剂，分3次饮用。

2. 风热犯肺

临床表现：咳嗽，气粗而喘，胸闷鼻煽，发热恶风，咽喉痛，舌红苔薄黄，脉浮数。

治法：疏风清热，宣肺化痰。

【药膳举例】

（1）双花三汁饮

材料：菊花12克，金银花12克，白萝卜汁30克，梨汁30克，生姜汁10克，蜂蜜50克。

做法：先水煎两花2次，去渣，合并2次滤液，加入三汁调匀，调入蜂蜜，煮沸后冷却即成。

解析：金银花、菊花能清热解毒，疏风清热；梨汁能清心润肺；白萝卜汁能宽中消食，降气化痰；生姜汁能温中止呕，发汗解表，温肺止咳；调蜂蜜以助宣肺化痰之力。现代研究表明，本方有抗病毒、抗菌消炎、化痰止咳作用。

用法：每日1剂，当饮料频频饮用。

(2) 西瓜苏杏饮

材料：紫苏子6克，杏仁10克，甘草6克，浙贝母10克，西瓜汁200克，蜂蜜20克。

做法：将前4味药水煎2次，去渣，合并两次滤液约300毫升，加入西瓜汁，调入蜂蜜即成。

解析：西瓜汁清热生津，有“一味西瓜当白虎汤”之说，配紫苏子、杏仁宣肺平喘，佐浙贝母、甘草化痰清热止咳，调蜂蜜扶正养肺以祛邪。本方有宣肺清热、化痰止咳、润肺平喘之功效，既宜于风热犯肺之咳喘，又宜于痰热闭肺之喘咳。根据病情可酌加鱼腥草、丝瓜花等清热解毒之品。

用法：每日1～2剂，频频当饮料饮用。

(二) 慢性迁延期

1. 肺虚邪恋

临床表现：咳嗽气短，神疲食少，自汗恶风或低热不退，痰多清稀，舌淡苔白，脉弱。

治法：补肺祛邪。

【药膳举例】

(1) 黄芪陈蜜饮

材料：黄芪20克，陈皮12克，防风10克，紫菀12克，半夏10克，生姜9克，蜂蜜30克。

做法：将前6味水煎2次，去渣，取滤液合并，调入蜂蜜即成。

解析：黄芪补益肺气，防风、生姜祛风寒余邪，陈皮、半夏、紫菀祛瘀止咳、降气平喘，配蜂蜜助诸药达补肺祛邪之目的。现代研究证实，黄芪含胆碱、叶酸和多种氨基酸，能兴奋中枢神经，提高免疫功能，对葡萄球菌、溶血性链球菌和肺炎球菌等有抑制作用；陈皮含挥发油，有刺激性祛痰作用，能舒张支气管平滑肌而平喘；紫菀含皂苷等成分，有较好的祛痰作用，对金黄色葡萄球菌等有抑制作用，对流感病毒有明显的抑制效果；防风含挥发油和酚类物质，对细菌和病毒引起的发热有解热作用，对流感病毒还有抑制作用。

用法：每日1剂，分3次饮用。视余邪和痰的多少，配药可以加减。

(2) 五味姜糖饮

材料：五味子10克，干姜15克，细辛3克，饴糖30克。

做法：将前3味水煎2次，去渣，合并2次滤液，加饴糖熬化即成。

解析：五味子益气生津，配干姜、细辛逐肺之寒痰宿饮。本方有补肺气、逐痰、祛寒邪之功效，宜于肺虚寒兼宿饮之咳喘。现代研究表明，五味子含五味子素、柠檬酸、维生素等成分，能调节中枢神经、抗疲劳，对呼吸有兴奋作用，还有祛痰止咳作用，对金黄色葡萄球菌等有抑制作用；干姜含挥发油和姜辣素，有祛痰作用；细辛含挥发油，有解热镇痛、兴奋呼吸中枢等作用，但大剂量则起麻痹作用，对金黄色葡萄球菌和伤寒杆菌有抑制作用。

用法：每日1剂，分3次饮用。痰少咳止喘平则停用。

2. 脾虚痰滞

临床表现：咳嗽痰多，痰白而稀，气短神疲，四肢困倦，食少腹胀，或有便溏，舌淡苔白滑，脉缓乏力。

治法：健脾化痰。

【药膳举例】

（1）蜜饯柚肉

材料：柚子1个，蜂蜜适量。

做法：将柚子洗净，开水烫后，刀划7瓣，不切开，浸入蜂蜜中，瓶装密封待用。

解析：柚子有健脾化痰、止咳润肺的功效。现代研究表明，柚子富含蛋白质、淀粉、维生素E、柠檬酸、矿物质等，有助消化、润肺止咳、祛痰、通便的作用。

用法：每次吃1瓣，连皮吃下，每日3次或多次。

（2）玉糁羹

材料：白萝卜150克，粳米50克。

做法：将白萝卜捣烂，与粳米煮成稀粥如羹即成。

解析：白萝卜配粳米有健脾益气、利湿化痰的功效。现代研究表明，白萝卜含维生素C、维生素B_1和淀粉酶，有助消化的作用；所含木质素能提高巨噬细胞吞噬病菌和癌细胞的活力，有抗菌消炎、抗癌等作用，维生素E能解油腻，防止油腻食物生痰。

用法：早、晚餐食用。

3. 肾虚喘息

临床表现：喘息气短，动则益甚，咳嗽无力，尿随咳出，背冷，畏寒，舌淡紫，脉沉弱；或腰膝酸软，五心烦热，盗汗，痰中带血，咽干，舌红少苔，脉细数。前者属于肾阳虚证，后者属于肾阴虚证。

治法：补肾定喘。

【药膳举例】

（1）人参胡桃粥

材料：人参6克，胡桃仁（核桃仁）30克，粳米50克。

做法：将人参切片，先用温开水泡2小时左右；胡桃取净肉，与人参连同浸泡的水和粳米同煮成粥。

解析：人参大补元气，元气根于肾，即补肾气。核桃仁补肾纳气，与人参合用，共起补肾纳气、定喘止咳的功效。配粳米健脾益气，使后天养先天，肾气充盛自然纳气不喘矣。现代研究表明，人参能兴奋垂体-肾上腺皮质系统，增强肾上腺皮质功能。核桃肉含亚油酸、蛋白质、胡萝卜素、维生素B_2，有滋补强壮作用。

用法：早、晚各吃1次，可长期食用（适用于肾阳虚者）。

（2）山茱萸粥

材料：山茱萸20克，怀山药30克，粳米50克。

做法：将山茱萸煎取浓汁；怀山药打成粉，与粳米煮粥，待粥将熟时加山茱萸药汁，煮至粥熟即成。

解析：山茱萸补肾阴、纳肾气以定喘止咳。怀山药、粳米相配，健脾补肾，为治肾阴虚喘之良方。现代研究表明，山茱萸富含维生素A、山茱萸苷、皂苷、熊果酸、苹果酸等，能升高白细胞，提高免疫功能，对金黄色葡萄球菌等致病菌有抑制作用；山药含精氨酸、淀粉酶、植物雌激素等，有滋补强壮作用。

用法：早、晚餐食用（适用于肾阴虚者）。

（三）临床缓解期

1. 肺脾气虚

临床表现：轻度咳嗽、气短，神疲肢倦，动则汗出，纳呆食少，舌淡苔白润，脉缓无力。

治法：补肺健脾。

【药膳举例】

（1）八仙白云糕

材料：薏苡仁、山药、莲子、茯苓、芡实各120克，陈皮60克，白术60克，砂仁30克，白米粉200克，糯米粉150克，白砂糖100克。

做法：将前8味共为细末，与两米粉拌和，再加白砂糖拌匀后上笼蒸熟，用模具压成糕即成。

解析：薏苡仁、山药等健脾益气，补土生金，肺脾同补；茯苓、陈皮、白术、砂仁健脾除湿化痰，以杜绝生痰之源，使肺无痰之碍而行清肃之令。如此，脾健肺强，痰咳喘自然康复。现代研究表明，上述药食都有滋补强壮、提高免疫功能的作用。免疫功能正常则可防止慢性支气管炎复发。

用法：代早点食用或作加餐之点心食用，连吃半年以上。

（2）富贵饼

材料：白术500克，石菖蒲500克，山药2000克，小麦粉、白糖各适量。

做法：白术、石菖蒲用米泔水浸，刮去黑皮，切成片，同煮，去苦水，晒干，与山药共为细末，和小麦粉、白糖适量做成饼蒸熟后烘干即成。

解析：本方载于《饮馔服食笺》，称白术为脾家圣药，有健脾益气、除湿化痰之功效，与石菖蒲合用，除湿化痰力更强，与山药配合健脾益肺补气之功更著。现代研究表明，白术含苍术醇、苍术酮、维生素C，有增强肌力、抗疲劳的作用，还能促进胃肠消化液的分泌；石菖蒲含挥发油，能缓解肠平滑肌痉挛，还有一定镇静作用；白术配山药能增强人体免疫功能。

用法：早餐或加餐当早点或点心食用，连吃半年以上。

2. 肺肾阴虚

临床表现：咽喉干痒，偶尔干咳，痰少，手、足心发热，舌红少苔，脉细数。

治法：滋肾润肺。

【药膳举例】

（1）百冬灌藕

材料：生百合60克，山药100克，天冬60克，牛乳100克，蜂蜜200克，白茯苓末60克，鲜藕500克。

做法：将百合、山药、天冬研细，加蜂蜜再研磨极细，入白茯苓末，调入牛乳，令稀稠适中，灌入藕孔中令孔皆满，于甑中蒸熟即成。

解析：百合润肺止咳，山药、天冬、牛乳滋养肺肾之阴，茯苓健脾化痰，藕、蜂蜜滋养肺肾而止咳平喘。诸药食相配，共奏滋肾润肺之功效。现代研究表明，百合含蛋白质、植物油及微量秋水仙碱和多种生物碱，在动物实验中其有止咳平喘作用；天冬含天冬酰胺、β-谷甾醇、皂苷等，有镇咳祛痰作用，对金黄色葡萄球菌、溶血性链球菌、肺炎双球菌等有抑菌作用。

用法：佐餐当菜吃，或当点心加餐食用，连吃半年以上。

（2）猪喉地黄饴

材料：猪喉1具，生地黄600克，稀饴糖300克，葱、姜、盐各少许。

做法：将猪喉切细，生地黄绞取汁；以生地黄汁煮猪喉，加姜、葱、盐各少许，熟后去渣，取汤汁，加稀饴糖搅匀，瓷器盛装备用。

解析：猪喉下连气管及肺，根据以脏补脏的理论其有滋养肺阴的功效。生地黄滋补肺肾之阴，配饴糖以增强润肺滋肾的作用，佐以姜、葱祛痰。现代研究表明，生地黄含地黄素、甘露醇、葡萄糖、铁、维生素A类物质、生物碱、氨基酸及多种糖类，有强心和类似皮质激素的作用，但无激素的副作用。

用法：每次20毫升，每日2～3次，连吃半年以上。

第三节　支气管哮喘

支气管哮喘是一种常见病、多发病，属于中医“哮证”“喘证”范畴。

一、食疗调理要点

（1）饮食宜清淡富营养，忌肥腻难消化饮食，以谷类、新鲜蔬菜及水果为主，肉食为辅。

（2）宜少吃多餐，忌吃得过饱。

（3）多吃通大小便的蔬菜、薯类、瓜类、蜂蜜等，保持二便通利。

二、辨证施膳

（一）发作期

1. 冷哮

临床表现：哮鸣喘息，胸闷气急，痰白清稀，或伴恶寒发热，身痛，舌质淡，苔白滑，脉浮紧。

治法：温肺散寒，豁痰定喘。

【药膳举例】

（1）苏杏地龙粥

材料：紫苏子6克，杏仁10克，甘草6克，食用地龙10克，粳米50克。

做法：将紫苏子、杏仁、甘草水煎2次，去渣，取药液；将地龙与粳米煮粥，待粥将熟时下药液煮至粥熟即成。

解析：紫苏子与杏仁相配，能疏风温肺散寒、豁痰利肺定喘；甘草调和药性。现代研究表明，甘草含甘草次酸和甘草甜酸，有肾上腺皮质激素样作用，能抗炎、抗过敏；地龙含蚯蚓解热碱，有解热作用，对支气管还有显著扩张作用，可使气道通畅而平喘。

用法：早、晚各1剂，代餐食用。中病即止。

（2）苏果粥

材料：紫苏子6克，白果10克，粳米50克，红糖20克。

做法：将紫苏子水煎2次，去渣，取药液；白果与粳米煮粥，熟后加入药液、红糖调匀即成。

解析：紫苏子配白果宣肺散寒平喘，配红糖粥以增强药力。现代研究表明，紫苏子含挥发油，其中主要为紫苏醛、左旋柠檬烯及少量 α-蒎烯等，有解热、缓解支气管平滑肌痉挛而起平喘作用；白果敛肺定喘，但含氢氰酸，易致中毒，用量宜小，需煮熟食。

用法：每日1剂，早、晚分而食之，宜趁热吃。中病即止，连吃2剂，无效易方。

2. 热哮

临床表现：喉中哮鸣如吼，气粗息涌，胸闷，痰黄黏稠，伴发热恶寒，舌质红，苔黄腻，脉滑数。

治法：清热化痰，降逆平喘。

【药膳举例】

（1）苏杏苦蜜饮

材料：紫苏子6克，杏仁10克，甘草6克，苦参15克，蜂蜜30克。

做法：将前4味中药水煎2次，去渣，取药液，加入蜂蜜调匀即成。

解析：苦参清热化痰，紫苏子、杏仁、甘草降逆宣肺平喘，调蜂蜜增药力且调味。现代研究表明，苦参含苦参碱、氧化苦参碱、苦参总碱，有明显的平喘作用，对中枢神经系统有抑制、安定作用，对金黄色葡萄球菌、霉菌等有抑制作用。

用法：每日1剂，分3次饮用，连饮3天，哮喘缓解后，改为单用苦参9克泡开水代茶饮，连饮1周。特别对晚上咳喘盛、影响睡眠者，有佳效。

（2）青果绿茶

材料：青果2枚，绿茶2克，冰糖10克。

做法：将青果打碎，与绿茶、冰糖一起放入杯中，冲入白开水，加盖，5分钟后即可饮用。

解析：青果清热化痰、养阴生津，配绿茶、冰糖以增强其清热生津功效。痰热除，气道通，肺复清肃之职，咳喘自平矣。现代研究表明，青果含生物碱、维生素C等，对金黄色葡萄球菌、溶血性链球菌有抑制作用。绿茶含茶素、酚类、芳香油等，既能抑菌，又能利尿祛痰。

用法：每日1剂，病重则上、下午各1剂，频频代茶饮用。痰多，或难以咳出，兼有便秘者，可冲入生白萝卜汁30毫升；哮喘甚者，可加葶苈子6克于青果绿茶中。

（二）缓解期

1. 肺脾气虚

临床表现：咳嗽气短，自汗怕风，倦怠乏力，纳呆便溏，舌淡，苔白滑，脉弱。

治法：健脾益肺，补气定喘。

【药膳举例】

（1）人参红糖汤

材料：生晒参（人参）6克，陈皮10克，紫苏子10克，红糖50克。

做法：先水煎前3味中药3次，去渣，取药液，再加红糖熬化即成。

解析：人参配陈皮健脾益肺、补气化痰；加紫苏子降气定喘；配红糖增健脾益气之力。现代研究表明，人参有适应原样作用，可以抵御各种不良因素的刺激，还能增强免疫功能，抑制变态反应，逐步改变过敏体质。

用法：每日1剂，晨起代早餐食用。连吃2个月以上，至气虚症状消失为止。

(2) 珠玉二宝粥

材料：山药60克，薏苡仁60克，柿霜饼24克。

做法：先将山药打碎，与薏苡仁煮成粥，再加入柿霜饼煮15分钟即成。

解析：山药、薏苡仁健脾补气，配柿霜饼益肺敛气平喘。现代研究表明，山药含皂苷和多种消化酶以及糖类化合物，故有祛痰、助消化、补气作用；薏苡仁能增强人体免疫功能，又能利尿，防止水蓄化痰；柿霜饼含甘露醇、葡萄糖等，有祛痰、润肺、止咳平喘及缓泻等作用。

用法：每日1次，代餐食用。

2. 肾气亏虚

临床表现：平素气短，动则喘促，头昏耳鸣，腰膝酸软，舌淡苔白滑或舌红少苔少津液，脉沉弱或沉细数。

治法：补肾纳气，平喘。

【药膳举例】

(1) 水晶桃

材料：核桃仁500克，柿霜饼500克。

做法：先将核桃仁用饭甑蒸熟，再与柿霜饼一同装入瓷器内共蒸熟，放凉后即成。

解析：核桃仁补肾纳气平喘，配柿霜饼化痰敛肺以平喘。现代研究表明，核桃仁含亚油酸、蛋白质、钙、磷、铁及多种维生素，是滋补强壮的佳品。

用法：每天早、晚各吃50克，连吃半年以上。

(2) 五味蛋

材料：五味子125克，鲜鸡蛋10个。

做法：将五味子煮汁成可淹浸10个鸡蛋的量，冷却后泡入鸡蛋，7天后即成。

解析：五味子补肾纳气，配鸡蛋增强补肾育阴之功效。对肾阴虚，肾不纳气之哮喘尤宜。现代研究表明，五味子含五味子素，有兴奋呼吸、祛痰止咳平喘的作用，还有强心作用。

用法：每晨煮五味蛋食之，小孩1个，成人1～2个。连吃3剂以上。

练习题

1. 以下不属于风热感冒症状的是（　　）。

A. 发热重，恶寒轻　　B. 咽喉干痛

C. 鼻流清涕　　D. 舌苔薄、微黄

2. 患者属风寒袭肺型慢性支气管炎急性发作期，其可食用的食疗药膳是（　　）。

A. 双花三汁饮　　B. 葱豉三子饮

C. 五味姜糖饮　　D. 人参胡桃粥

3. 辨证施膳：患者张某，男，46岁，有常年嗜烟的习惯。近一个月咳嗽厉害，就医检查，症见咳嗽气短，神疲食少，自汗，痰多清稀，诊断为慢性支气管炎。请根据患者情况，给出合理的食疗调理方案。

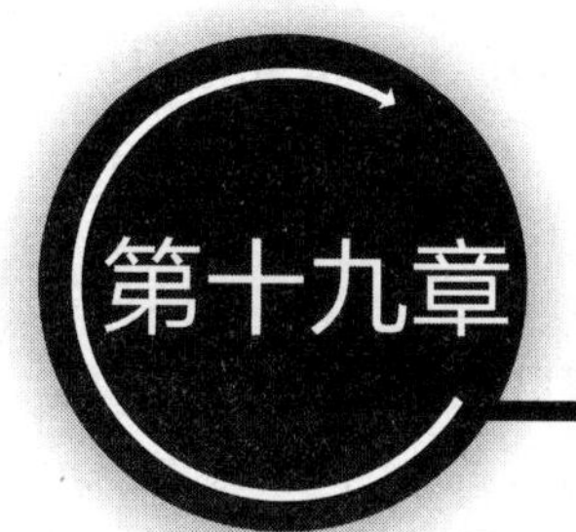

第十九章 消化系统疾病食疗药膳

第一节 慢性胃炎

慢性胃炎食疗药膳

慢性胃炎是由多种病因引起的胃黏膜慢性炎症。分属于中医“痞”“痞胀”“胃脘痛”等多种病证范畴。

一、食疗调理要点

（1）切忌暴饮暴食，饥饱无度，应定时定量，少量多餐。

（2）忌偏食、挑食，应注意饮食的主副搭配、荤素搭配、粗细搭配、生熟搭配。

（3）宜选用易消化及生物价高的蛋白质，如动物肝脏、鸡蛋、鱼类、乳类等。

（4）胃酸过多者宜选用牛奶、豆浆、菜泥、果汁、面条等碱性食品。

（5）忌烟、酒。

二、辨证施膳

1. 脾胃虚寒

临床表现：胃脘胀满疼痛，食后加重，或呕吐清涎，面色无华，神疲乏力，舌淡苔白，脉沉细无力。

治法：健脾益气，温中和胃。

【药膳举例】

（1）砂仁肚条

材料：砂仁末10克，猪肚1000克，胡椒粉3克，葱白、生姜、花椒、绍酒、味精、猪油、淀粉各适量。

做法：猪肚下沸水锅内焯透捞出，刮去内膜。另将锅内置清汤，放入猪肚、葱白、生姜、花椒煮熟，捞出猪肚，冷后切条。将原汤500克烧开，下入猪肚条、砂仁末、胡椒粉及适量绍酒、猪油，加味精调味，用湿淀粉勾芡炒匀起锅装盘即成。

解析：方中猪肚为补脾胃之要品，砂仁行气和中、温中化湿，加入温中散寒之葱白、胡椒、生姜，共奏理气醒脾、补中益胃之功。用于脾胃虚寒、胃痛不舒、食少腹胀患者。

用法：佐餐服食。

（2）草蔻羊肉汤面

材料：羊肉100克，草豆蔻5枚，高良姜10克，生姜汁1小杯，白胡椒粉2克，面粉、食盐各适量。

做法：用草豆蔻、高良姜煎汤，再加生姜汁，和面适量，做细面条。用羊肉切片煮汤下面，待熟后撒入白胡椒粉、食盐适量调味即可。

解析：方中草豆蔻性味辛温，具有温中燥湿、开郁消食、除痰截疟的功效；高良姜具有温胃化饮、温中回阳的功效；白胡椒亦为辛温理气之品，能开豁胸中寒痰冷气；加入辛温补虚之羊肉汤，共奏健脾散寒、温胃止痛之功。适用于脘腹胀满冷痛、反胃呕吐等症。

用法：作为主食服用。

用法：空腹食之。

2. 阴虚胃热

临床表现：胃痛隐隐，饥不欲食，口干咽燥，大便干结，形体消瘦，舌红少津，脉细数。

治法：养阴益胃。

【药膳举例】

（1）健胃茶

材料：徐长卿、麦冬、丹参各3克，黄芪4.5克，乌梅、生甘草、绿茶各1.5克。

做法：将上药共研为粗末，沸水冲泡。

解析：徐长卿性味辛温，功效镇痛、止咳、活血解毒、利水消肿，治疗胃痛、牙痛、风湿疼痛等；丹参性味苦微寒，具有活血祛瘀、凉血消肿、养血安神的功效；麦冬味甘、微苦性微寒，具有养阴润肺、清心除烦、益胃生津的功效；乌梅性味酸温，具有收敛生津、安蛔驱虫的功效；黄芪性味甘微温，具有益卫固表、利水消肿、托毒生肌的功效；生甘草性味甘平，具有和中缓急、解毒、调和诸药的功效；绿茶清热解毒。诸药共奏养阴清热、益气活血解毒的功效。

用法：每日1剂，代茶饮。3个月为1个疗程。

（2）麦冬沙参瘦肉汤

材料：麦冬15克，沙参15克，瘦猪肉200克。

做法：3味同入砂锅煲熟。

解析：麦冬甘微苦微寒，养阴润肺，益胃生津，清心除烦，有降血糖、镇静及抑菌等作用；沙参甘微寒，滋阴清肺，生津养胃，有增强机体免疫力、解热镇痛等作用；瘦猪肉补脾和胃。诸品共奏益阴和胃之功，适用于阴虚胃热型胃炎。

用法：食肉喝汤。

（3）石斛玉竹粥

材料：石斛12克，玉竹9克，大枣5枚，粳米60克。

做法：石斛、玉竹水煎后去渣取汁，入大枣、粳米同煮成粥。

解析：石斛性味甘淡，具有益胃生津、益精明目、养阴清热的功效；大枣性味甘温，具有补脾和胃、益气生津、调和营卫、解药毒的功效；玉竹性味甘平，具有养阴润燥、生津止渴的功效；粳米养阴和胃生津。诸品共奏益胃生津、养阴清热之功。

用法：每日1剂，连服7～8剂为1个疗程。

3. 肝胃气滞

临床表现：胃脘胀痛，嗳气频作，口苦吐酸，恶心呕吐，苔薄白或薄黄，脉弦。

治法：疏肝和胃。

【药膳举例】

(1) 佛手粥

材料：佛手15克，粳米50克。

做法：先煎佛手，去渣取汁，入粳米煮粥。

解析：粳米养阴和胃生津；佛手味甘酸性温，具有疏肝解郁、理气和中、燥湿化痰的功效。现代研究表明，佛手主要含柠檬油素等香豆精类，对十二指肠痉挛有显著的解痉作用，还有平喘、抗炎、中枢抑制作用。诸品共奏理气化痰、和胃止痛之功。

用法：空腹食用，每日1～2次。

(2) 香附煮猴头菇

材料：香附9克，猴头菇30克，食盐少许。

做法：将香附煎汤，去渣后加入猴头菇煮熟，以食盐调味服食。

解析：香附性味辛温，具有疏肝解郁、理气调中的功效；猴头菇性味甘凉，具有益气健脾和胃、解毒、理气化痰的功效，能提高机体免疫力，对胃溃疡、十二指肠溃疡、胃炎等消化道疾病有很好疗效。诸品共奏疏肝和胃解毒之功。

用法：每日1剂，吃菇喝汤。

(3) 胡萝卜炒陈皮瘦肉丝

材料：胡萝卜200克，陈皮10克，瘦猪肉100克，植物油、盐、黄酒、香葱各适量。

做法：胡萝卜切细丝，瘦猪肉切丝后加盐、黄酒拌匀，陈皮浸泡至软切丝。先炒胡萝卜至八成熟后出锅，再用油炒肉丝、陈皮丝3分钟，加入胡萝卜丝、少许盐、黄酒同炒至香，添水焖烧7～8分钟，撒入香葱即成。

解析：方中胡萝卜、香葱、陈皮皆性温味甘、辛，畅脾胃，利胸膈，疏肝调气；瘦猪肉补脾和胃。诸品共奏宽胸理气和胃之功。本品红绿相间，色鲜味美，富有营养，适于肝气犯胃所致胃痛患者。

用法：佐餐食之。

(4) 金橘饮

材料：金橘100克，白蔻仁10克，白糖适量。

做法：金橘加水适量，用中火烧5分钟，加入白蔻仁、白糖，用小火略煮片刻即可。

解析：金橘味甘、辛性温，能疏肝理气、生津消食、化痰利咽；白蔻仁下气止呕、温中化滞。两者相配，具有疏肝解郁、调和脾胃的功效。适用于脘胀而痛，胸闷不舒，食纳不馨，善叹息，或兼见口苦呕恶、苔白、脉弦等症患者。

用法：随意温服。

第二节　消化性溃疡

消化性溃疡是一种常见的慢性消化系统疾病。属中医“胃脘痛”范畴，有时表现为吞酸、嘈杂。

一、食疗调理要点

(1) 溃疡病急性发作期限制进食生硬食物和辛辣刺激性食物、烈酒、酸性饮食、浓茶、咖啡以及易致溃疡的化学药物，以保护胃黏膜。

(2) 好转愈合期逐渐过渡到日餐5～6次。主食可用烤馒头片、面包干、大米粥、细面条、面片等，蛋白质、糖、脂肪量和盐可适当增加。

(3) 恢复期日进餐4～5次，仍以清淡饮食和易消化饮食为主，忌煎炸厚味及辛辣刺激性食物，避免采用强烈促进胃液分泌的食物如酒、咖啡、汽水及芹菜、青葱、辣椒等。

二、辩证施膳

1. 脾胃虚寒

临床表现：胃脘隐痛，喜暖喜按，倦怠腹胀，舌淡苔薄白，脉沉细。

治法：温中健脾。

【药膳举例】

(1) 荜茇粥

材料：荜茇5克，肉桂3克，糯米适量。

做法：以糯米煮粥。荜茇、肉桂为末，煎汤去滓，兑入糯米粥中。

解析：本方中荜茇性味辛热，具有温中止痛、散寒、下气的功效；肉桂能散寒止痛、温中补肾阳、引火归原以治本；加入糯米健脾和胃、调和诸药。共奏温中散寒、理气止痛之效。凡一切风寒内积，停于脘腹，而见胃痛中满、痞闷冷痛者，皆可用此药膳。

(2) 猪肚小茴香汤

材料：猪肚1个，炒小茴香30克。

做法：将猪肚洗净，小茴香用纱布包好扎口，一同放入砂锅内，加水适量同煮，以猪肚熟烂为度。取出药料，猪肚连汤分9份。

解析：方中猪肚性味甘微温，能健脾胃、补虚损，可治疗虚劳羸弱、泄泻、下痢、消渴、小便频数、小儿疳积；小茴香味辛性大温，具有调中下气、理气止痛的功效。诸品共奏补益肝肾、健脾理气和中的功效。

用法：每日3次，1次服1份。12个猪肚为1个疗程。

2. 肝气犯胃

临床表现：胃脘胀痛，攻窜两胁，气怒加重，嗳气则舒，苔薄白，脉沉弦。

治法：疏肝理气，和胃止痛。

【药膳举例】

(1) 橘花茶

材料：橘花、红茶各3克。

做法：4月底收集橘花，晒干备用，用时与红茶同入茶杯，沸水冲泡。

解析：橘花味甘、微苦性温，入肝、脾两经，功效和血散瘀、理气解郁；红茶健脾和胃消食。两药相配，理气和胃，消食悦脾。

用法：每日1剂，温热代茶饮。

（2）白扁豆佛手粥

材料：白扁豆 60 克（鲜者加倍），佛手 15 克，粳米 60 克。

做法：先将佛手加水煎汤，去渣后再加入白扁豆、粳米煮成稀粥。

解析：方中白扁豆性味甘平，具有健脾和胃、除湿止泻的功效；粳米性味甘平，入脾、胃经，功效补中益气、除烦渴、健脾和胃、止泻痢；佛手味辛、苦、酸性温，功效疏肝理气化痰。诸品共奏疏肝健脾、清利湿热之功。

用法：每日 1 剂，连服 10～15 剂。

3. 肝郁胃热

临床表现：胃脘灼痛，痛势急迫，泛酸嘈杂，口干口苦，便秘尿赤，舌红苔黄，脉弦数。

治法：疏肝泄热，和胃止痛。

【药膳举例】

（1）溃疡茶

材料：茶叶、白砂糖各 250 克。

做法：上 2 味加水适量，煮数沸，候冷沉淀去渣，贮于洁净的容器中加盖，于干燥处贮藏。经 6～12 日后，若色如陈酒，结面如罗皮（表面结层凝固状的薄皮），即可服用；若未结面，则再经 7～14 日后，就可饮用。

解析：茶叶健脾化湿敛疮，和胃消食；白砂糖补中益气，健脾和胃。两物相配，和中化湿，消炎敛疡。

用法：每日 2 次，早、晚各取 1 调羹蒸热后服下。

（2）甘蓝饴糖液

材料：鲜甘蓝 500 克，饴糖、盐各适量。

做法：将甘蓝切碎，加盐少许搅拌使软，绞取汁液后，入饴糖令溶。

解析：方中鲜甘蓝性味甘平，具有益脾和胃、缓急止痛作用，含有丰富的维生素 A，并含有少量维生素 K_1、维生素 U 等抗溃疡因子，常食用对轻微溃疡有缓解作用；饴糖性味甘温，具有补虚缓痛、调味、润肺生津的功效。两药相配，共奏清热缓急止痛、促进溃疡愈合之效。

用法：每服 200 毫升，每日 2 次，饭前加温饮服，10 天为 1 个疗程。

4. 气滞血瘀

临床表现：胃脘疼痛，痛处固定拒按，如刺如割，甚则呕血、黑便，舌紫黯，脉涩。

治法：活血化瘀，兼以止血。

【药膳举例】

（1）枳壳白及粥

材料：枳壳、白及各 15 克，糯米 100 克，大枣 5 枚，蜂蜜 25 克。

做法：先煎枳壳、白及，取汁去渣，再加入糯米、大枣、蜂蜜同煮至粥熟。

解析：方中枳壳味苦、辛性温，功效行气健脾、燥湿化痰、降逆止呕；糯米性味甘平，功效补中益气、健脾和胃、除烦渴、止泻痢；白及味苦、甘性凉，功效补肺、止血、消肿生肌、敛疮；蜂蜜味甘性平，具有补中润燥、解毒、止痛的功效；大枣味甘性温，功效补脾和胃、调营卫、益气生津、解药毒。诸品共奏理气活血、益胃生肌、止血止痛之功，适用于溃疡、上消化道出血、肺结核、支气管扩张咯血等。

用法：每日 3 次，温热空腹食，30 日为 1 个疗程。

（2）白及牛奶

材料：牛奶 250 克，蜂蜜 50 克，白及粉 6 克。

做法：将牛奶煮沸后，调入蜂蜜、白及粉。

解析：白及味苦、甘性凉，功效补肺、消肿、止血、生肌、敛疮；蜂蜜味甘性平，具有补中润燥、解毒、止痛的功效；牛奶味甘性平，具有补肺胃养、生津润肠、镇静安神、增强免疫功能的作用。诸品共奏补虚益胃、收敛止血之功。

用法：每日 1 次，顿服。

（3）三七蛋羹

材料：鲜藕汁 1 小杯，三七粉 3 克，生鸡蛋 1 个，油、盐各适量。

做法：前 3 味充分搅匀，加油、盐各适量，制成汤羹。

解析：鲜藕汁味甘性寒，具有健脾胃、止泻、养血生肌的功效；三七性温味微苦，具有止血、消肿、散瘀、定痛的功效；鸡蛋味甘性平，具有润燥、养血的功效。诸品共奏活血化瘀、和胃止痛之功。

用法：每天 2 次，佐餐。

5. 胃阴不足

临床表现：胃脘隐痛，口燥咽干，大便干结，舌红少津，脉细数。

治法：养阴益胃。

【药膳举例】

（1）旱莲草大枣汤

材料：鲜旱莲草 50 克，大枣 8～10 枚。

做法：上 2 味加水 2 碗煎至 1 碗。

解析：旱莲草味甘、酸性凉，具有凉血止血、养阴补肝肾的功效；大枣味甘性温，功效补脾和胃、益气生津。

用法：每日 2 次，去渣饮汤食枣。

（2）石斛粥

材料：石斛 5 克，粳米 50 克，冰糖适量。

做法：石斛水煮取汁（石斛久煮方可出效），与粳米、冰糖同入砂锅内煮粥。

解析：石斛味甘性淡，具有益胃生津、益精明目、养阴清热的功效；粳米味甘性平，补中益气，除烦渴；冰糖润肺生津，健脾和胃。诸品共奏益胃生津、养阴清热之功。

用法：每日 2 剂，稍温顿服。

6. 寒邪犯胃

临床表现：胃脘疼痛暴作，遇冷加剧，得热缓解，喜热饮热食，苔薄白，脉弦紧。

治法：散寒止痛。

【药膳举例】

（1）姜陈椒鱼羹

材料：生姜 30 克，陈皮 10 克，胡椒 3 克，鲫鱼 250 克，盐少许。

做法：将生姜、陈皮、胡椒用纱布包扎后，塞入去鳞、腮、内脏之鱼腹内，加水适量，小火煨炖成羹，加少许食盐。

解析：生姜味辛性温，具有发表散寒、健胃进食的功效；胡椒味辛性大温，具有健胃温中、助火散寒的功效；陈皮味苦、辛性温，功效行气健脾、降逆止呕、燥湿化痰；鲫鱼味甘性平，功效健脾利湿、和中开胃、活血通络、温中下气，所含蛋白质质优、齐全，对脾胃虚弱、水肿、溃疡、气管炎、哮喘、糖尿病有很好的滋补食疗作用。诸品共奏温中散寒、补脾开胃之功。

用法：空腹喝汤食鱼。

（2）干姜粥

材料：干姜1块，高良姜3克，粳米60克。

做法：先水煎干姜、高良姜，取汁去渣，再入粳米，同煮成粥。

解析：方中干姜味辛性热，具有回阳温中、温肺化痰的功效；粳米味甘性平，功效补中益气、健脾和胃、除烦渴、止泻痢；高良姜味辛性温，功效温胃、祛风、散寒、行气、止痛，有抗溃疡、利胆、抑制胃肠运动和止泻等作用。诸品共奏温中和胃、祛寒止痛之功。

用法：早晚各1次，温热服。

7. 饮食积滞

临床表现：胃脘胀满疼痛，嗳腐吞酸，恶心吐食，或大便不爽，苔白厚腻，脉弦滑。

治法：消食导滞。

【药膳举例】

（1）内金粥

材料：鸡内金6个，干陈皮3克，砂仁2克，粳米50克，白糖适量。

做法：前3味研末备用；粳米加水适量煮粥，粥成入药粉，加白糖适量调服。

解析：方中鸡内金味甘性平，功效消积滞、健脾胃；砂仁味辛性温，具有消食开胃、行气化湿、温胃止呕、温脾止泻、安胎的功效；陈皮味苦、辛性温，功效行气健脾、燥湿化痰、降逆止呕；粳米味甘性平，功效补中益气、健脾和胃、除烦渴、止泻痢。诸品共奏消食化滞、理气和胃之功。

用法：每日2次，连服5～7天。

（2）健脾消食蛋羹

材料：山药、麦芽、茯苓、莲子各15克，山楂20克，鸡内金30克，鸡蛋数个，白糖或精盐适量。

做法：前6味药共研细末，每次取5克，加鸡蛋1个调匀蒸熟，再以适量白糖或精盐调味。

解析：山药味甘性平，具有健脾、补肺、固肾、益精的功效；茯苓味甘、淡性平，具有渗湿利水、宁心安神、益脾和胃的功效；麦芽味甘性微温，功效消食、和中、下气；莲子味甘、涩性平，具有养心安神、补脾止泻、益肾固精的功效；山楂味辛、苦性温，具有消食化积散瘀、行气的功效；鸡内金味甘性平，功效消积滞、健脾胃；鸡蛋性味甘平，具有润燥养血的功效。诸品共奏补脾益气、消食开胃之功。

用法：每日1～2次。

（3）莱菔子散

材料：莱菔子适量。

做法：莱菔子炒黄研末，每取6克，用水调服。

解析：莱菔子味辛、甘性平，本品含少量挥发油及芥碱、莱菔子素和生物碱，功效下气定喘、理气止痛、化痰消食导滞。

用法：每日2次。

第三节 脂肪肝

脂肪肝是肝内脂肪蓄积过多的病证，归属于中医学“积证”“痞满”“胁痛”“痰痞”等范畴。

一、食疗调理要点

（1）宜适当减少脂肪、糖类及总热量的摄入。

（2）宜多摄入具有辅助治疗作用的食品，以富含亲脂性物质（胆碱、蛋氨酸）的膳食为佳。亲脂性物质在牛肉、牛奶、蛋类中含量较高。

（3）应戒酒，忌辣椒、芥末等。

（4）忌过量摄食或进零食、夜宵等，会加重脂肪肝。

二、辨证施膳

1. 肝郁气滞

临床表现：胁肋胀满不适，隐痛，嗳气，腹胀，或便秘，倦怠乏力，舌苔薄，脉细弦。

治法：疏肝理气。

【药膳举例】

（1）玫瑰糕

材料：玫瑰酱100克（或干玫瑰花25克），粳米粉、糯米粉各250克，白糖适量。

做法：将粳米粉和糯米粉拌匀，用水化开白糖，调入玫瑰酱（或干玫瑰花揉碎拌入），糖水徐徐拌入粉内，迅速搅拌，使粉均匀湿润，并呈半透明色糕粉状，然后放入糕模内成形，用武火蒸12～15分钟。

解析：玫瑰花甘微苦温，可活血止痛、行气解郁，主要含挥发油，有促进胆汁分泌的作用；粳米与白糖能养肝滋阴，合做此糕，可理气活血解郁。

用法：适量食用。

（2）柴胡粥

材料：柴胡9克，郁金15克，佛手9克，山楂15克，海藻15克，粳米60克，红糖适量。

做法：将前5味煎汤，去渣后入粳米、红糖共煮粥。

解析：柴胡性微寒而味甘，疏肝解郁；佛手味温性甘，可理气化痰；山楂化瘀消积；郁金性凉味苦，能行气解郁；海藻味苦性寒，能消痰利水泄热。诸药合用，有疏肝解郁、理气止痛、化痰消积之功。

用法：每日1剂，分2次服食。

（3）疏肝化脂饮

材料：柴胡12克，白芍15克，川芎15克，香附12克，枳壳9克，生麦芽15克，山楂15克，决明子12克，甘草6克，白糖适量。

做法：将前9味药洗净，加水适量，煎煮两遍，去渣取汁，加入白糖稍煮即成。

解析：柴胡性味微寒而甘，疏肝解郁；白芍柔肝敛阴，缓中止痛；香附、川芎活血行气而止痛；枳壳消除胀满，理气宽中；麦芽疏肝健脾，化滞解郁；决明子清肝明目；山楂化瘀消积；甘草补中和胃。诸药合用，疏肝理气，活血祛瘀，消积化滞，适用于肝郁气滞型脂肪肝患者。

用法：每日分2～3次饮服。

2. 脾气虚弱

临床表现：脘腹、胁肋隐痛不适，乏力气短，易出汗，纳差，舌质淡，舌体胖或边有齿痕，脉细。

治法：健脾益气，疏肝化湿。

【药膳举例】

(1) 补中益气糕

材料：党参、黄芪、大枣各20克，炙甘草6克，当归9克，白术9克，升麻5克，柴胡5克，陈皮9克，生姜15克，鸡蛋10个，面粉500克，苏打2克，白糖适量。

做法：将前10味净选，烘干，研成细末；将鸡蛋打入盆内，加入白糖，搅匀，加入面粉、中药粉末、苏打，继续搅匀，合为一体。在蒸笼内垫一层细草纸，将蛋浆倒入擀平，蒸约10分钟，取出翻于案板上，刀切成块。

解析：黄芪与党参、白术、炙甘草、大枣合用补气健脾；陈皮、生姜理气和胃；柴胡、升麻升阳举陷；当归养血和血。诸品合用，可补中益气、健脾养血，是脾虚证患者的适宜药膳。

用法：适量食用。

(2) 兔肉健脾汤

材料：山药30克，枸杞子15克，党参15克，黄芪15克，香橼9克，大枣10克，兔肉200克，调料适量。

做法：将前6味装纱布袋内，扎口，与兔肉共煮熟，去药袋，调味即成。

解析：山药健脾和胃；枸杞子补肝肾；黄芪、党参益气健脾；香橼疏肝理气化痰；大枣补气健脾；兔肉补中益气，并含丰富的蛋白质。诸药合用，重在益气健脾，兼疏肝补肝。

用法：适量食肉喝汤。

3. 痰湿困阻

临床表现：形体肥胖，胸胁隐痛，头昏，胸闷，思睡，疲倦，舌苔白腻，脉弦滑。

治法：祛湿化痰，疏肝健脾。

【药膳举例】

(1) 菖蒲郁金粥

材料：石菖蒲12克，郁金12克，姜制半夏5克，粳米50克，冰糖适量。

做法：前3味水煎，去渣取汁，入粳米煮粥，粥熟时加冰糖调味即成。

解析：石菖蒲性微温味辛，能化湿祛痰开窍；半夏燥湿化痰；郁金性凉味苦，能行气解郁活血。做成粥可化痰祛湿、解郁开窍，适用于痰湿困阻型脂肪肝。

用法：每日分2次服食。

(2) 荷叶竹茹乳

材料：荷叶、竹茹、苍术、郁金各10克，牛乳250毫升。

做法：将前4味加水同煎3次，去渣取汁150毫升，兑入乳汁中和匀。

解析：荷叶化湿祛浊，苍术燥湿健脾，竹茹化痰清热除烦，郁金行气解郁活血。药汁合入乳汁，有祛痰化浊、理气解郁、健脾燥湿之功，适用于脂肪肝证属痰湿困阻或肝郁脾虚有痰者。

用法：每服200毫升，每日2次。

4. 瘀血阻络

临床表现：胁肋胀痛或刺痛，痛有定处拒按，头痛，肢麻，皮肤瘀斑，面色晦暗，舌质紫黯或有瘀斑、瘀点，脉弦细或涩。

治法：活血化瘀，疏肝健脾。

【药膳举例】

（1）丹参山楂蜜饮

材料：丹参15克，山楂15克，檀香9克，炙甘草3克，蜂蜜30克。

做法：将前4味加水煎煮后，去渣取汁400毫升，调入蜂蜜，再煎几沸即成。

解析：丹参活血化瘀，檀香理气止痛，山楂活血消积，炙甘草补气健脾，合于蜜中，可活血祛瘀、补气健脾、理气消积，适用于脂肪肝属气滞血瘀证者。

用法：每日分2次饮服。

（2）加味桃仁粥

材料：桃仁10枚，生地黄30克，郁金10克，粳米50克。

做法：前3味煎煮取汁，加粳米成粥。

解析：桃仁苦甘平，能活血祛瘀、润肠通便；生地黄甘寒，能清热凉血、养阴生津，有抗炎、降血糖、降压、止血、保肝、利尿等作用；郁金疏肝行气、散瘀止痛、活血通经；粳米健脾养胃生津。共奏活血祛瘀、滋阴清热之功。

用法：每日1次，空腹食用。

5. 肝肾阴虚

临床表现：胁肋隐痛，悠悠不休，口干舌燥，心中烦热，头晕目眩，舌质红，少苔，脉细弦。

治法：滋补肝肾。

【药膳举例】

（1）首乌玉竹粥

材料：制何首乌12克，玉竹12克，金樱子12克，枸杞子12克，粳米50克。

做法：先煎前3味，去渣取汁，再加入后2味，共煮做粥。

解析：玉竹味甘性平，能滋阴润肺、养胃生津，有增强免疫、扩张血管、降压、降血脂、降血糖等作用；制何首乌、枸杞子补益肝肾；金樱子酸涩，固精缩尿，涩肠止泻，有降血脂、抗病原微生物的作用。诸药合用能养阴固精、滋补肝肾，适用于脂肪肝证属肝肾阴虚者。

用法：早晚分2次食之。

（2）枸杞子女贞兔肉汤

材料：枸杞子、女贞子各10克，兔肉100克，调料适量。

做法：兔肉洗净切片，与前2味同入砂锅，加水适量，以旺火烧开后改小火煨30分钟，调味即可。

解析：女贞子甘苦平，能补肝肾阴、乌须明目，现代医学研究认为女贞子可以抑制幽门螺杆菌，可治疗胃病；还可抑制嘌呤异常代谢，用于痛风和高尿酸血症的治疗。枸杞子可滋补肝肾之阴。兔肉补中益气、凉血解毒、健脑益智。诸味合用，滋补肝肾，益阴养血，适用于脂肪肝证属肝肾阴虚者。

用法：吃肉饮汤，每日 1 次或分 2 次服食。

第四节　腹泻

腹泻是消化系统疾病中的一种常见症状，系指每日排便次数多于平时，粪便稀薄，含水量增加，有时脂肪增多，带有不消化食物，或含有脓血。慢性腹泻病期长，病程在 2 个月以上，症状轻，多由急性腹泻未及时治愈而造成，且以胃肠性疾病为主。应属中医“泄泻”“痢疾”“便血”“肠风”或“脏毒”等范畴。

一、食疗调理要点

（1）平时宜食清淡、易消化、少渣少油、寒温适中的食物。

（2）虚证患者平时可适当服用健脾、和胃、补肾、补益气血的食品，如山药、白扁豆、茯苓、大枣、百合、薏苡仁、芡实、莲子、枸杞子之类。

（3）实证者宜适当服用利湿、活血、温中或清热食物。

二、辨证施膳

1. 大肠湿热

临床表现：泄泻腹痛，泻下急迫，便味臭秽，血便随下，肛门灼痛，烦躁口渴，食欲不振，小便短黄，舌苔黄腻，脉滑数。

治法：清热利湿。

【药膳举例】

（1）鲜马齿苋粥

材料：鲜马齿苋 50 克，粳米 50 克。

做法：将鲜马齿苋洗净去根、切碎，与粳米同入砂锅，加水适量，煮成菜粥即可。

解析：马齿苋有利湿止泻、清热解毒之功效，含三萜醇类、黄酮类、氨基酸、有机酸及糖类等，有抗菌、抗氧化、利尿、降低胆固醇，以及延缓衰老和润肤美容等作用。与粳米煮粥可顾护脾胃，清热利湿止泻。

用法：早晚餐温热顿服。

（2）鱼腥草饮

材料：鱼腥草 200 克。

做法：将鱼腥草用冷开水洗净捣烂，以温开水（可加白糖调味）送服。

解析：鱼腥草味辛、性寒，归肝、肺经，有清热解毒、利尿通淋、利湿止泻之功效，可治疗湿热腹泻。

用法：每 6 小时服 1 剂，连服 3 剂。

2. 寒湿凝滞

临床表现：泄泻清稀，甚如水样，腹痛肠鸣，里急后重，脘闷食少，头痛身困，或伴有恶寒，发热，小便清长，舌质淡，舌苔白腻，脉濡缓。

治法：温化寒湿，调气和血。

【药膳举例】

（1）炮姜粥

材料：炮姜 6 克，白术 15 克，花椒、大茴香各少许，粳米 30 克。

做法：前 4 味共装在纱布包里，先煎 20 分钟，然后下粳米煮粥。

解析：白术健脾燥湿，含挥发油，主要成分为苍术醇、苍术酮、白术内酯甲、白术内酯乙、芹烷二烯酮、芹油烯、桉树萜等，有调节肠胃运动、强壮、调节免疫、利尿、降血糖、抗肿瘤、护肝、镇静等作用。花椒、炮姜、大茴香温中散寒。粳米甘平益胃。诸味合用，可温中健脾、散寒燥湿。

用法：1 日分 3 次服食。

（2）姜陈椒鱼羹

材料：鲫鱼 250 克，生姜片 30 克，陈皮 10 克，胡椒 3 克，食盐少许。

做法：将鲫鱼去鳞、鳃、内脏，洗净。生姜片、陈皮、胡椒包扎在纱布内并填入鲫鱼肚内，加水适量，小火煨熟，加适量食盐即可。

解析：鲫鱼味甘性温，健脾利湿；陈皮理气健脾燥湿；生姜发汗解表，温中散寒，止呕，解毒；胡椒味辛性热，解毒，温中下气。诸味共用，可温中散寒、健脾利湿。

用法：空腹喝汤吃鱼。

3. 食滞胃肠

临床表现：腹痛即泻，泻下粪便臭如败卵，泻后痛减，腹痛肠鸣，脘腹胀满，嗳气酸臭，厌食或呕吐，舌苔垢浊或厚腻，脉滑。

治法：消食导滞，调和脾胃。

【药膳举例】

（1）神米粥

材料：神曲 15 克，粳米 50 克。

做法：将神曲捣碎，加水煎煮，去渣取汁，入粳米，再加水适量，一同煮成稀粥。

解析：神曲消食和胃，含酵母菌、淀粉酶、B 族维生素、麦角固醇、挥发油等，具有 B 族维生素样作用，能增进食欲，促进消化液分泌。粳米健脾益气止泻。两味相合能健脾消食止泻。

用法：分次服用，每日 3 次。

（2）莱菔鸡金粥

材料：莱菔子 9 克，鸡内金 6 克，山药、白糖各适量。

做法：将山药研成细末，放入前 2 味的煎液中煮沸成粥，调入白糖即成。

解析：鸡内金甘平，健脾消食，涩精止遗，含有角蛋白、促胃酶等，可促进胃液分泌，促进胃排空；莱菔子消食化积；山药健脾益气。诸味合用有消食化积、健脾止泻之效。

用法：适量服食。

（3）荞麦苗拌食

材料：荞麦苗 500 克，食盐、醋、大蒜各适量。

做法：将荞麦苗煮熟，加食盐、醋，再将捣烂的大蒜泥放入即可。

解析：荞麦苗开胃消食，下气利肠；醋健胃消食、解毒；大蒜健脾开胃，解毒。此膳能健脾消食、解毒止泻。

用法：当菜食用。

4. 瘀阻肠络

临床表现：腹部刺痛，痛有定处，按之痛甚，大便时稀时干，夹有黏冻或暗血，面色黯滞，舌边有瘀斑或舌质黯红，脉沉涩或弦。

治法：化瘀通络，止痛止血。

【药膳举例】

（1）黑豆川芎粥

材料：黑豆 25 克，川芎 10 克，粳米 50 克，红糖适量。

做法：川芎水煎去渣，加黑豆、粳米同煮为粥，放入红糖即可。

解析：川芎辛温，活血化瘀，行气止痛，能扩张冠状动脉、增强冠脉血流量、解痉、镇痛等；黑豆甘温，有补肾滋阴、补血明目、润肺燥、除湿利水的功效；红糖活血、调味；粳米和胃止泻。诸味合用能活血祛瘀、解毒止泻、行气止痛。

用法：每日早餐服食。

（2）苏木黄酒红糖蛋汤

材料：苏木 10 克，黄酒 10 克，红糖 25 克，鸡蛋 1 枚。

做法：苏木水煎去渣，打鸡蛋于药液中煮熟，加红糖、黄酒即可。

解析：黄酒通经活血，推行药势；红糖活血、调味；苏木活血行瘀，消肿止痛；鸡蛋补虚。诸味配伍既能活血化瘀，又兼补虚扶正。

用法：趁热吃蛋喝汤。

5. 肝郁脾虚

临床表现：腹泻，或便秘与腹泻交替发作，恼怒时加重，腹痛欲泻，泻后痛减，大便溏薄，黏液较多，时夹脓血，里急后重，胸胁闷胀，舌苔薄白而腻，脉弦。

治法：抑肝扶脾，理气化湿。

【药膳举例】

（1）三花防风茶

材料：茉莉花 12 克，玫瑰花 12 克，扁豆花 24 克，防风 12 克，红糖适量。

做法：前 4 味水煎取汁，加红糖，代茶饮。

解析：茉莉花、玫瑰花疏肝理脾；扁豆花、防风健脾止泻，祛风胜湿；少佐红糖缓急止痛，矫味入脾。诸药合用可抑肝扶脾止泻。

用法：适量代茶频饮。

（2）佛手蛋

材料：佛手 15 克，茉莉花 10 克，鸡蛋 2 枚。

做法：先用清水煮熟鸡蛋，捞出将其打破，再与佛手、茉莉花同煮 15 分钟即可。

解析：佛手疏肝解郁、理气和中，主要成分有佛手柑内酯、柠檬内酯、橙皮苷、布枯叶苷等，具有祛痰平喘、抑制肠道平滑肌收缩、增加冠脉血流量、增强免疫功能等作用。鸡蛋补气养血止痢；茉莉花疏肝理气。诸味合用有疏肝解郁、扶正止痢之效。

用法：吃鸡蛋喝汤，每次 1～2 个。

（3）痛泻粥

材料：山药 120 克，炒白芍 12 克，陈皮 6 克，防风 6 克，红糖适量。

做法：将山药研成粉末，放入后 3 味药的煎液中煮沸成粥，调入红糖服食。

解析：山药味甘性平，有健脾胃、补肺气、益肾精的功效，可扩张血管、改善血液循环、增强免疫功能、延缓细胞衰老。白芍苦酸微寒，能养血调经、平抑肝阳、缓急止痛、敛阴止汗，有解痉、镇痛、抗惊厥、护肝等作用。陈皮甘辛温，能燥湿化痰、理气健脾。防风辛甘微温，能祛风解表、胜湿止痛、解痉、止痒。本方即痛泻要方去白术加山药、红糖，可泻肝补脾、止痛止泻。

用法：分次适量服用。

6. 脾气虚弱

临床表现：大便时溏时泻，完谷不化，食欲不振，脘腹闷胀，稍进油腻食物，则大便次数增多，面色萎黄，舌质淡，苔白，脉细弱。

治法：补中益气，升阳止泻。

【药膳举例】

（1）黄芪山药莲子粥

材料：黄芪20克，山药粉20克，莲子肉粉（去心）20克。

做法：将上3味洗净，取黄芪水煎，去渣取汁，入后2味共煮粥。

解析：黄芪健脾益气，升阳举陷；莲子肉健脾止泻；山药性平不燥，平补脾胃；三药合用，可健脾益胃止泻。

用法：分次服食。

（2）八宝饭

材料：薏苡仁5克，白扁豆5克，莲子肉5克，大枣2个，核桃仁5克，龙眼肉5克，糖青梅2克，糯米50克，白糖10克。

做法：将前3味泡发煮熟，大枣泡发，核桃仁炒熟，糯米蒸熟备用。取大碗1个，内涂猪油，碗底摆好糖青梅、龙眼肉、大枣、核桃仁、莲子肉、白扁豆、薏苡仁，最后放熟糯米饭，再上锅蒸20分钟，把八宝饭扣在大圆盘中，再用白糖加水熬汁，浇在饭上即可。

解析：薏苡仁甘淡微寒，能利水渗湿、健脾止泻、清热排脓、除痹，有促进新陈代谢、减轻胃肠负担、防癌等作用；白扁豆健脾化湿；龙眼肉、糯米、大枣补脾胃之气；莲子、核桃健脾补肾。诸药合用可健脾益胃、补肾化湿。

用法：当饭服食。

（3）健脾糕

材料：党参150克，山药150克，莲子肉60克，茯苓80克，芡实60克，薏苡仁60克，炼蜜500克，白糖1250克，糯米（炒）1500克，粳米（炒）3500克。

做法：将各药与米磨成细粉，混合均匀；入炼蜜、白糖，加水和匀，蒸熟，切成条。

解析：党参甘平，补中益气，健脾益肺；山药、芡实、茯苓、薏苡仁、莲子肉皆为健脾渗湿止泻之品；炼蜜、糯米、白糖、粳米补中益气，滋养润燥。诸药合而为糕，不仅有益气补中、健脾养胃、渗湿止泻之功效，而且性质和平，做法简单，老少皆宜。

用法：每日清晨空腹酌食数条。

7. 脾肾阳虚

临床表现：泄泻日久不止，黎明之前腹部作痛，肠鸣即泻，泻后则安，形寒肢冷，腰膝酸软，舌质淡，舌苔白，脉沉细。

治法：健脾温肾止泻。

【药膳举例】

(1) 荔核山药莲子粥

材料：干荔枝核 15 枚，山药 15 克，莲子肉 15 克，粳米 50 克。

做法：先煎前 3 味，去渣取汁，后下粳米煮粥服食。

解析：山药、莲子肉补肾健脾，固涩止泻；粳米助脾益胃；荔枝核行气散寒止痛。诸药合用可补肾健脾、散寒止泻。

用法：每日服食 2～3 次。

(2) 芡莲点心

材料：芡实、莲子、山药、白扁豆各等量，白糖适量。

做法：将前 4 味共磨成细粉，加白糖蒸熟作点心吃。

解析：芡实甘涩平，能益肾固精、补脾止泻、祛湿止带，能增加小肠吸收功能。山药、莲子均有补益脾肾、固涩止泻之效；白扁豆健脾化湿止泻。诸药配伍可益肾健脾、涩肠止泻。

用法：每次食 50～100 克，连食数日。

(3) 四神腰花

材料：猪腰（羊腰亦可）1 对，补骨脂 10 克，肉豆蔻 10 克，花椒 10 克，大茴香 10 克，食盐少许。

做法：将猪腰的筋膜臊腺去掉，切块划细花，与其余 4 味加水适量，煎煮半小时，再放食盐少许，煮 10 分钟即可。

解析：猪腰咸平，能补肾益阴、利水，含丰富的蛋白质、脂肪、钙、磷、铁等；补骨脂苦辛温，能温肾壮阳、固精缩尿、温脾止泻，有扩张冠状动脉、增加心肌收缩力、增强免疫和提高内分泌功能等作用；花椒温中暖脾止泻；肉豆蔻温中行气，涩肠止泻；大茴香温肾祛寒。诸味合用有温肾壮阳、补脾止泻之功。

用法：吃腰花，不喝汤。

第五节　胆囊炎

胆囊炎有急性与慢性之分。慢性胆囊炎是胆囊的慢性炎症性病变，属中医“胁痛”“腹痛”等范畴。急性胆囊炎属中医“结胸”“黄疸”“胁痛”等范畴。

一、食疗调理要点

(1) 饮食应以低脂肪、高糖类化合物为主，如米汤、藕粉、豆浆、杏仁茶等。

(2) 平日应少食或不食肥肉、鸡、鸭、蛋黄、奶油、黄油、油炸食物和多油糕点等，发作期间更要绝对禁食。

(3) 忌烟酒及辛辣刺激性食物。

(4) 提倡少食多餐，避免暴饮暴食。

(5) 饮食宜清淡，宜吃豆类、新鲜蔬菜、瓜果等，可常吃些清热化湿的食物或中药，如萝卜、大枣、绿豆、赤小豆、薏苡仁、山楂、乌梅、玉米须、鸡内金、金钱草等。

二、辨证施膳

(一) 急性胆囊炎

1. 气郁胆火

临床表现：右上腹间歇性绞痛或闷痛，有时向右肩背放射，右上腹有局限性压痛，但腹壁尚软。体温正常或有低热，口苦，食欲减退，或有轻度恶心呕吐，无黄疸，舌淡红，苔微黄，脉弦细或弦紧。

治法：清热解郁，利胆止痛。

【药膳举例】

(1) 双花连翘粥

材料：金银花 15 克，玫瑰花 10 克，连翘 15 克，薏苡仁 30 克。

做法：金银花（双花）、玫瑰花、连翘水煎去渣取汁，与薏苡仁共煮成粥。

解析：方中金银花性味甘寒，入肺、胃经，功用清热解毒；薏苡仁性味甘淡凉，入脾、肺、肾经，功用健脾补肺、清热利湿；连翘性味苦凉，入心、肝、胆经，功用清热解毒、散结消肿；玫瑰花疏肝利胆止痛。诸品共奏清热利湿、消肿解毒之功。

用法：调入白糖适量食用。

(2) 金钱草饮

材料：金钱草 15～60 克（鲜品 150～300 克）。

做法：金钱草水煎代茶饮。

解析：金钱草性味苦辛凉，有清热解毒、散瘀消肿、利湿退黄之功效，主要含酚类和甾醇、黄酮类、氨基酸、鞣质、挥发油、胆碱、钾盐等，具有排石、抑菌、抗炎作用。

用法：鲜用则捣汁服。

(3) 陈皮山楂饮

材料：陈皮、山楂、鸡内金各 10 克，乌梅肉 6 克，蜂蜜少许。

做法：陈皮、鸡内金研细粉；山楂、乌梅肉捣烂如泥；4 味与蜂蜜共调均匀。

解析：方中陈皮性味苦辛温，具有行气止痛的功效；鸡内金性味甘平，功用消积滞、健脾胃；山楂性味酸甘微温，具有消食化积散瘀、化痰行气的功效；乌梅肉性味酸温，具有收敛生津、安蛔驱虫的功效；蜂蜜性味甘平，具有补中润燥、止痛、解毒的功效。诸品共奏健脾消积、行气止痛的功效。

用法：白开水冲服。

2. 湿热蕴结

临床表现：右上腹持续性胀痛，多向右肩背放射，右上腹肌紧张，压痛明显，有时可触及肿大的胆囊，并伴有寒战发热、恶心呕吐、口渴尿赤、大便秘结，部分患者出现黄疸，舌红苔黄腻，脉弦滑而数。

治法：疏肝利胆，清热利湿。

【药膳举例】

(1) 桃仁薏苡仁粥

材料：桃仁 10 克，薏苡仁 50 克，冬瓜子 15 克，鱼腥草 15 克。

做法：桃仁、冬瓜子、鱼腥草共煎去渣取汁，加水与薏苡仁煮成稀粥。

解析：方中桃仁性味苦甘平，功用破血行瘀、润燥滑肠；冬瓜子性味甘凉，功用润肺化痰、消痈利水；薏苡仁性味甘淡凉，功用健脾补肺、清热利湿；鱼腥草性味辛寒，功用清热解毒、利水消肿。诸品共奏健脾利湿、清热解毒之功。

用法：加白糖适量服用。

（2）茵陈赤豆粥

材料：茵陈 20 克，赤小豆 30 克，薏苡仁 10 克。

做法：茵陈水煎去渣取药液备用。赤小豆、薏苡仁加水煮烂，加入茵陈药液即成。

解析：方中茵陈性味苦微寒，苦能燥湿，寒能清热，可去湿热利黄疸。薏苡仁性味甘淡凉，功用健脾补肺、清热利湿。赤小豆性味甘酸平，功用利水除湿、和血排脓、消肿解毒。诸品共奏健脾利水除湿、消肿解毒之功。

用法：食用时可加白糖少许。

（3）金钱败酱陈皮茶

材料：金钱草 30 克，败酱草 30 克，陈皮 15 克。

做法：上 3 味水煎至 500 毫升去渣。

解析：方中金钱草苦辛凉，功用清热利尿、镇咳、消肿、解毒。败酱草苦平，功用清热解毒、排脓破瘀。陈皮性味苦辛温，具有行气健脾、燥湿化痰、降逆止呕的功效。诸品共奏清热化痰、行气利胆之功。

用法：可加白糖适量代茶饮用。

（二）慢性胆囊炎

1. 胆胃不和

临床表现：恶心呕逆，口苦纳呆，嗳气频作，大便不调，右上腹时有隐痛，常在进食油腻后或情志不遂时诸症加重，舌淡红，苔薄白，脉弦细。

治法：利胆和胃。

【药膳举例】

（1）利胆和胃粥

材料：竹茹 12 克，陈皮 6 克，枳实 6 克，生姜 4 片，大枣 10 枚，大米 50 克。

做法：前 4 味水煎 20 分钟，去除药渣，加入大枣、大米煮粥。

解析：竹茹性味甘凉，功用清热凉血、化痰止呕；枳实性味苦寒，功用破气散结、泻痰消积；陈皮性味苦辛温，具有行气健脾、燥湿化痰、降逆止呕的功效；生姜性味辛温，具有发表散寒、温胃止呕的功效；大枣性味甘平，功用健脾和胃；大米性味甘平，功用健脾和胃。诸品共奏解毒凉血、清热化痰之功。

用法：食用时，可调入白糖少许，可经常服用。

（2）豆蔻粥

材料：肉豆蔻 10 克，生姜 3 片，粳米 50 克。

做法：先将肉豆蔻、生姜加水适量煮取药汁，去渣，再加入粳米煮粥。

解析：方中生姜性味辛温，具有发表散寒、温胃止呕的功效；肉豆蔻性味辛温，具有燥湿健脾、温中止呕的功效；粳米性味甘平，具有健脾养胃、止渴除烦、固肠止泻的功效。诸品共奏健脾温中、养胃之功。本法适合于偏虚寒型的患者，伴有喜热饮、纳呆、便溏、苔白等。

用法：3 日为 1 个疗程。

2. 肝胆气滞

临床表现：胸胁胀满，食欲不佳，或食后腹胀恶心，嗳气频繁，右上腹及胃脘不适或隐痛，每因情志不遂时诸症加重，舌淡边尖红，苔薄白或薄黄，脉弦。

治法：疏肝利胆。

【药膳举例】

（1）梅花竹沥粥

材料：白梅花3～5克，粳米50～100克，竹沥5毫升，白糖少许。

做法：先用粳米加水适量煮粥，粥将成时，放入白梅花，同煮片刻，关火，调入竹沥及白糖少许。

解析：方中白梅花味辛性微温，功用行气解郁；粳米性味甘平，具有健脾养胃、固肠止泻、止渴除烦的功效。竹沥行气化痰。诸品共奏行气解郁化痰之功。

用法：可常食用。

（2）佛手内金山药粥

材料：佛手15克，鸡内金12克，山药30克，粳米150克。

做法：将佛手、鸡内金加水500毫升，先煎20分钟，去渣取汁，再加入粳米、山药共煮成粥，粥成即可。

解析：佛手有疏肝解郁、燥湿化痰、理气和中的功效，鸡内金消积滞、化痰、理气、利湿，山药、粳米健脾益气，合用共奏健脾疏肝利胆之功。

用法：随意食之。

3. 湿热内蕴

临床表现：右上腹或胃脘胀闷，甚则疼痛，四肢倦怠，小便热赤，大便不调，舌质红，苔黄腻，脉滑数。

治法：清热利湿。

【药膳举例】

（1）清炎利胆茶

材料：玉米须、蒲公英、茵陈各30克，白糖适量。

做法：前3味共加水1000毫升，煎煮30分钟后去渣，加白糖。

解析：方中玉米须性味甘平，具有调中和胃、降血脂的功效；茵陈性味苦平微寒，功用清湿热、退黄疸；蒲公英性味苦甘寒，功用清热解毒、消痈散结。诸品共奏清热解毒、利湿退黄之功。

用法：每日3次温服，每次250毫升，疾病发作期间可大量饮用。

（2）茵陈粥

材料：绵茵陈30克，粳米50克，白糖适量。

做法：先水煎茵陈取药液，再与粳米共煮为粥，加入白糖适量。

解析：方中绵茵陈性味苦平微寒，功用退黄疸、清湿热，用于湿热性黄疸及热病小便黄少；粳米性味甘平，具有止渴除烦、健脾养胃、固肠止泻的功效。诸品共奏健脾利湿退黄之功。

用法：可常服。

4. 气滞血瘀

临床表现：右上腹或胃脘痛有定处，痛如针刺或刀割，并向肩背放射，面色无华，唇舌紫黯，脉弦细。

治法：行气散瘀。

【药膳举例】

（1）鳖甲枣粥

材料：鳖甲 30 克，丹参 12 克，生姜 6 片，大枣、赤小豆、粳米各适量。

做法：前 3 味水煎 30 分钟后去渣，加入大枣、赤小豆、粳米煮粥。

解析：方中鳖甲性味咸寒，功用滋阴潜阳、软坚散结；生姜性味辛温，功用发汗解表、温胃止呕；丹参性味苦微寒，功用活血祛瘀、凉血除烦；大枣性味甘平，功用补脾和胃、缓和药性；赤小豆性味甘酸平，功用利水消肿、解毒排脓；粳米性味甘平，具有健脾养胃、止渴除烦、固肠止泻的功效。诸品共奏滋阴清热、凉血活血、解毒利湿之功。

用法：粥成后可调入白糖少许食用。可连续服用数周。

（2）山楂粥

材料：山楂 30 克（鲜山楂可用 60 克），陈皮 5 克，粳米 50 克，白糖 8 克。

做法：先用山楂、陈皮煎药液，去渣，再纳入粳米、白糖，并加水共煮为粥。

解析：方中山楂性味酸甘温，功用消食散瘀，用于瘀血作痛；陈皮性味苦辛温，功用理气和胃、燥湿化痰；粳米性味甘平，具有健脾养胃、固肠止泻、止渴除烦的功效。诸品共奏健脾行气散瘀之功。

用法：此膳不宜空腹服用，最好先进主食，而后服之。

（3）甘松粥

材料：甘松（又名香松）15 克，粳米 50 克。

做法：先煎甘松取汁，去渣。另用粳米加水煮粥，将熟时，放入甘松药汁，片刻即成。

解析：方中甘松性味辛温，功用理气止痛、开郁醒脾；粳米性味甘平，具有健脾养胃、固肠止泻、止渴除烦的功效。

用法：佐餐服用。

第六节 便秘

便秘是指粪便干燥坚硬，排便艰难，丧失正常频率。包括西医所称的单纯性便秘及病后便秘、产后便秘、老年便秘或习惯性便秘等。

一、食疗调理要点

（1）高纤维膳食 如蔬菜、水果、谷薯类、粗杂粮、杂豆。

（2）保持足量饮水 推荐用量：每天至少 1200 毫升，分开饮用，每次 100～200 毫升。早上空腹可以一次饮用 300 毫升，有促排便的作用。

（3）减少肉类摄入 肉类、鸡蛋、奶酪、精制的面食都会加重便秘程度，不宜过多食用；全谷类的粗杂粮、豆类、薯类、新鲜的蔬菜水果却相反，可以促进粪便的排出，缓解便秘。推荐用量：肉每天不超过 150 克，鸡蛋 1 个，奶酪能不吃就不吃（喝 200 毫升酸奶没什么不好），面食中最好掺些粗杂粮。

（4）多吃富含维生素的食物 维生素 C 有很多作用，在缓解便秘这一点上它可以使肠道放松，在粪便排出的过程中更顺利些。如猕猴桃、酸枣、沙棘、刺梨、西蓝花、番茄、大白菜等新鲜的蔬菜、水果。

（5）益生菌可促进身体健康　益生菌能促进大肠有益菌增殖，抑制有害菌的生长，如酸奶、乳酸菌饮料（含量很重要），或者直接服用益生菌。

（6）每天吃点种子类食物有利于缓解、预防便秘　种子类食物可提供人体部分脂类物质，有润肠作用；紫苏子、芝麻等还可以提供一定量的膳食纤维；大多数种子同时富含维生素 E；这些营养素都可让排便变得通畅。推荐用量：每天一汤匙。

二、辨证施膳

1. 实热便秘

临床表现：大便干结，小便短赤，面赤身热，或兼有腹胀、腹痛、口干、口臭，舌红，苔黄或黄燥，脉滑数。

治法：泻热通便。

【药膳举例】

（1）番泻鸡蛋汤

材料：番泻叶 5 克，鸡蛋 1 个，菠菜少许，食盐、味精各适量。

做法：鸡蛋磕入碗中搅散备用。番泻叶水煎，去渣留汁，倒入鸡蛋，加菠菜、食盐、味精，煮沸即成。

解析：方中番泻叶甘苦寒，清导实热，泻下导滞，主要含蒽醌类衍生物，具有泻下、抗菌、止血等作用；鸡蛋甘平，益气养血；菠菜甘凉，润燥通便。共奏泻热通便之功。

用法：煎汤，每日 2 次。

（2）决明烧茄子

材料：决明子 10 克，茄子 2 个，食盐、酱油、豆油、味精、植物油各适量。

做法：决明子加水适量，煎煮取汁备用。茄子油炒，放入药汁及适量作料炖熟食之。

解析：方中茄子甘凉，清热活血、宽肠通便、消肿解毒，有抗氧化、抗癌、降低胆固醇、软化血管等作用；决明子甘苦微寒，清肝明目、润肠通便，主含蒽醌类衍生物、脂肪酸类、氨基酸等物质，有抗菌、保肝、泻下、促进胃液分泌等作用。两者合用则清热通便。

用法：佐餐服用。

（3）鲜笋拌芹菜

材料：鲜嫩竹笋、芹菜各 100 克，熟食油、食盐、味精各适量。

做法：竹笋煮熟切片。芹菜洗净切段，用开水略焯，控尽水，与竹笋片和调味品拌匀。

解析：竹笋甘寒，清热消痰、通利二便、滋阴凉血、养肝明目，所含的粗纤维有促进胃肠蠕动的作用；芹菜甘苦微寒，能平肝清热、健脾利湿，有助于中和血液中过多的尿酸，抵消烟草中有害物质对肺的损害，并能降血压，所含丰富维生素及粗纤维有促进排便的作用。两者相合，以收清热通便之功效。适用于燥热不甚之便秘轻症。

用法：佐餐服食。

2. 气滞便秘

临床表现：大便秘结，嗳气频作，胸胁胀满，脘腹痞闷，食少纳呆，或腹痛、烦热、口干，舌淡红或红，苔薄腻，脉弦。

治法：顺气行滞。

【药膳举例】

（1）香槟粥

材料：木香、槟榔各 5 克，粳米 50 克，冰糖适量。

做法：水煎木香、槟榔，去渣留汁，入粳米煮粥，将熟时加冰糖适量，稍煎待溶即成。

解析：方中木香行气调中；槟榔行气导滞，缓泻通便；佐以冰糖、粳米，既能健脾调中，又可缓其香燥兼以调味。诸味合用，适用于气滞便秘者服食。

用法：分 2 次食用。

（2）香参炖大肠

材料：木香 10 克，降香 5 克，海参 10 克，猪大肠 1 具，盐、酱油、葱、姜、味精各适量。

做法：将海参泡发，洗净切片；猪大肠洗净，切细；降香、木香装入布袋中。锅内加水适量，入猪大肠，煮沸去沫，加葱、姜，煮至猪大肠将熟时，放海参、药袋，煮至猪大肠极软，再加适量盐、酱油、味精，稍煮即成。

解析：沉香辛苦温，能行气止痛、降逆止呕、温肾纳气；木香辛苦温，能行气止痛、温中和胃；海参、猪大肠养血润燥通便。合而为膳，行气养血通便。气滞兼津亏便秘者，服之尤宜。

用法：适量佐餐服用。

（3）油焖枳实萝卜

材料：枳实 10 克，白萝卜、虾米、猪油、葱、姜丝、盐各适量。

做法：水煎枳实，取汁备用。将白萝卜切块，用猪油煸炸，加虾米，浇药汁适量，煨至极烂，加葱、姜丝、盐即可。

解析：方中白萝卜下气宽中，含膳食纤维多，有利于增强胃肠蠕动，还可降血脂、软化血管、稳定血压；枳实苦辛酸温，破气消积，化痰散痞，有双向调节胃肠平滑肌、抗过敏等作用；猪油润肠通便。合用则顺气行滞，适用于气滞便秘者。

用法：佐餐服用。

3. 气虚便秘

临床表现：虽有便意，临厕努挣乏力，难于排出，挣则汗出气短，便后疲乏尤甚，面色㿠白，神疲气怯，舌淡嫩，苔白，脉弱。

治法：益气润肠。

【药膳举例】

（1）黄芪苏麻粥

材料：黄芪 10 克，紫苏子 50 克，火麻仁 50 克，粳米 250 克。

做法：将黄芪、紫苏子、火麻仁洗净，烘干，打成细末，倒入 300 毫升温水，用力搅匀，待粗粒下沉时，取上层药汁备用。洗净粳米，以药汁煮粥。

解析：方中紫苏子下气宽肠；黄芪补中益气；火麻仁润肠通便；更以粳米补脾和胃。诸味合用，适用于便秘属气虚证者服食。

用法：此粥可适量食之。

（2）芪香蜜膏

材料：黄芪 300 克，木香 45 克，蜂蜜适量。

做法：将黄芪、木香洗净，加水适量煎煮。每 30 分钟取煎液 1 次，加水再煎，共取煎液

2次，合并煎液，再以小火煎熬浓缩，至较稠黏时，加蜂蜜1倍，至沸停火，待冷装瓶备用。

解析：黄芪补肺脾之气；蜂蜜润肠通便；木香行气消滞，又可除滞、腻之弊。三者合用润肠通便、补气行气，适用于气虚便秘或兼有气滞津亏者。

用法：每次1汤匙，以沸水冲化，每日3次。

4. 血虚便秘

临床表现：大便干结，面色无华，头晕目眩，心悸健忘，或颧红耳鸣，舌淡，脉细，或舌红少苔，脉细数。

治法：养血，滋阴，润燥。

【药膳举例】

（1）柏子仁炖猪心

材料：柏子仁15克，猪心1个，酱油适量。

做法：将柏子仁放入猪心内，隔水炖熟，切片，加酱油少许即可食之。

解析：方中柏子仁甘平，润肠通便，养心安神，含脂肪油、挥发油、皂苷、植物甾醇、蛋白质、维生素A等；猪心咸平，补气养血。此药膳适用于便秘属血虚证者服食。

用法：适量服用。

（2）当归柏仁粥

材料：当归10克，柏子仁10克，粳米50克，冰糖适量。

做法：将当归、柏子仁洗净，锅内放水1碗，微火煎至半碗，去渣留汁，备用。粳米淘洗干净，加水适量和药汁同入锅内煮粥，先用大火煮沸，再改用微火熬至粥熟时，加冰糖适量继续熬至汁黏稠为度。

解析：方中当归甘辛温，能补血活血、调经止痛、润肠通便，有扩张冠状动脉、抗心肌缺血、抗心律失常、扩张血管、抗血栓、促进血红蛋白及红细胞生成等作用；柏子仁甘平，润肠通便，养心安神；粳米、冰糖和中调味。诸药共养血润燥通便之功。

用法：适量服用。

（3）桑椹地黄蜜膏

材料：桑椹500克，生地黄200克，蜂蜜适量。

做法：将桑椹、生地黄洗净，加水适量煎煮。每30分钟取煎液一次，加水再煎，共取煎液2次，合并煎液，再以小火煎熬浓缩，至较黏稠时，加蜂蜜1倍，至沸停火，待冷装瓶备用。

解析：方中生地黄甘苦寒，清热凉血，养阴生津；桑椹甘寒，补血滋阴，生津润肠，有调节免疫、促进造血细胞生长、抗诱变、降血糖、降血脂、护肝等作用；蜂蜜甘平，润肠通便。三者共奏养阴清热、润肠通便之功，适用于阴虚肠燥便秘者。

用法：每次1汤匙，以沸水冲化，日服3次。

5. 阳虚便秘

临床表现：大便艰涩，排出困难，小便清长，面色青白，四肢不温，喜热畏寒，腹中冷痛，或腰脊冷重，舌淡，苔白润，脉沉迟。

治法：温阳通便。

【药膳举例】

（1）苁蓉羊肾羹

材料：肉苁蓉30克，羊肾1对，葱、姜、酱油、味精、香油、盐各少许，淀粉适量。

做法：羊肾切开，剔去筋膜，洗净细切，用酱油，淀粉拌匀备用。锅内加水适量，下肉苁蓉，约熬20分钟，去渣留汁，再将羊肾入锅同煮至熟，放葱、姜、盐、味精、香油，搅匀即成。

解析：肉苁蓉甘咸温，能补肾壮阳、润肠通便，有抗衰老、强壮身体、提高机体免疫功能、降压的作用；羊肾补肾气，益精髓。合用成膳，能温阳通便，阳虚便秘者服之尤宜。

用法：适量服用。

（2）锁阳红糖饮

材料：锁阳15克，红糖适量。

做法：水煎锁阳，去渣留汁，加红糖适量。

解析：锁阳甘温，补肾助阳，润肠通便，有降血压、保护肝脏、调节激素的作用；红糖甘温，温中养血。两味相伍而成温阳通便之膳食，适用于阳虚便秘者。

用法：1日分3次饮之。

（3）锁蓉羊肉面

材料：锁阳、肉苁蓉各5克，羊肉50克，面粉200克，姜、葱、盐各适量。

做法：水煎锁阳、肉苁蓉，去渣留汁适量，待凉，以药汁和面做面丝；另煮羊肉做汤煮面，放入姜、葱、盐，至熟即成。

解析：肉苁蓉、锁阳补肾助阳，润肠通便；羊肉补气养血，温中暖下。合而为膳，温阳通便，适用于阳虚便秘。

用法：1日内分食之。

练习题

1. 患者胃脘疼痛暴作，遇冷加剧，得热缓解，喜热饮热食，苔薄白，脉弦紧。此属于下列哪种证型？（　　）

A. 饮食积滞　　B. 胃阴不足

C. 寒邪犯胃　　D. 肝郁胃热

2. 患者大便干结，嗳气频作，胸胁胀痛，脘腹痞闷，舌红苔薄腻，脉弦。此属于下列哪类便秘？（　　）

A. 气滞便秘　　B. 实热便秘

C. 气虚便秘　　D. 阴虚便秘

3. 辨证施膳：患者女，49岁，最近胃痛频发。早年易生气，易怒，时而反酸，经查为慢性胃炎。临床表现：胃脘胀痛，嗳气频作，口苦吐酸，恶心呕吐，苔薄白或薄黄，脉弦。请根据患者情况，给出合适的食疗调理方案。

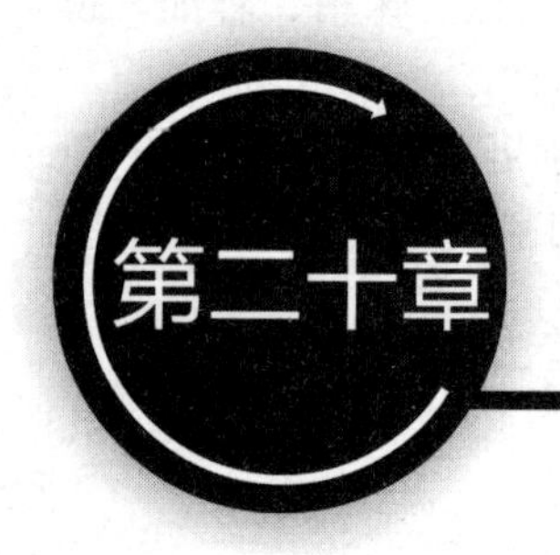

第二十章 泌尿系统疾病食疗药膳

第一节 慢性前列腺炎

慢性前列腺炎是泌尿生殖系统常见疾病，发病率高，一般占泌尿科男性患者的35%～40%。主要临床表现为尿频、尿急、尿刺痛、尿混浊、血尿、小便发黄、夜尿多、血精。属中医“精浊”“劳淋”范畴。

一、食疗调理要点

（1）宜食清淡素菜，如荠菜、芹菜、鲜藕、芡实、莲子等。

（2）宜常饮淡绿茶，戒烟、酒。

（3）湿热及阴虚火旺者禁食高蛋白质、高脂肪等助湿生热的饮食，同时禁食刺激性食物，如辣椒、胡椒、蒜等。

二、辨证施膳

1. 气血瘀滞

临床表现：少腹、腹股沟、睾丸、会阴部坠胀疼痛或不适感，腰酸乏力，小便赤涩疼痛，尿血或有血精，舌质黯红或有瘀斑，苔薄白，脉弦紧或沉涩。直肠指诊前列腺质地较硬或有结节。

治法：疏肝行气，活血化瘀。

【药膳举例】

（1）月季花汤

材料：月季花10克，红糖20克。

做法：将月季花洗净加水300毫升，小火煮至150毫升，加入红糖，温服。

解析：月季花味甘性温，有活血化瘀、通络行气止痛之功；红糖缓急止痛调味。两者共奏通络行气、活血化瘀之功。

用法：当茶饮。

（2）当归牛肉汤

材料：当归5克，川芎5克，山楂5克，鲜牛肉50克，葱、姜、盐各少许。

做法：先将当归、川芎入砂锅文火煮20分钟，取药汁，加水至600毫升，再将牛肉、山楂用文火煮至肉熟烂后入姜、葱、盐即成。

解析：川芎辛温，能活血理气、祛风止痛，具有降血压、增加血液流量、抗血栓形成、抗肿瘤、增强机体免疫功能的作用；当归甘辛温，活血化瘀、调经止痛、润肠通便；鲜牛肉补中益气，强筋健骨，滋养脾胃生；山楂酸甘微温，消食化积，行气散瘀。共奏活血行气、强筋健骨之功。

用法：趁热食肉喝汤，10天为1个疗程。

2. 湿热下注

临床表现：小便频数，或涩滞不爽，刺痒不适，尿色黄浊，或尿末及大便干结努挣时有白色混浊分泌物从尿道口中滴出，少腹、会阴及腰骶部胀满不适，下蹲时尤甚，舌质红，苔黄腻，脉弦滑数。

治法：清热解毒，利湿通淋。

【药膳举例】

（1）荠菜茅根饮

材料：荠菜100克，鲜白茅根100克。

做法：水煎取汁。

解析：荠菜甘平，健脾利水、止血明目，有清洁肠道、降低胆固醇、降血糖作用；白茅根甘寒，凉血止血，清热利尿。两味合用，可清热利尿、凉血止血。

用法：代茶频服，连服2～3周。

（2）绿豆葵穰汤

材料：绿豆30克，向日葵穰（茎髓）10克，食盐少许。

做法：锅内加水500毫升，武火烧沸，先下绿豆煮沸约20分钟，淋入少许凉水，再沸，即下向日葵穰，加盖用文火煮沸至绿豆开花，再加食盐以调味。

解析：绿豆甘凉，清热解毒、清暑利尿，有降血脂、防治癌症及解药食中毒的作用；向日葵穰甘淡平，除湿浊，利小便。共奏清热利尿、除湿止浊之功。

用法：酌量分次饮用，连服3～4周。

3. 阴虚火动

临床表现：腰膝腿软，头晕眼花，耳鸣，失眠多梦，遗精，阳事易兴，尿末或大便时精浊滴出，甚则欲念萌动时精浊自溢，久病不愈，疲乏无力，劳则病情加重，舌红苔少，脉细数。

治法：滋阴降火，养肾固精。

【药膳举例】

（1）鸽蛋百莲汤

材料：鸽蛋2个，百合20克，莲子肉30克，糖适量。

做法：鸽蛋去壳，与百合、莲子肉加水煮熟，加糖食用。

解析：鸽蛋性味甘咸平，含有大量优质蛋白质，具有补肝肾、益精气、丰肌肤、助阳提神、解疮毒的作用；莲子肉甘涩平，安神宁心、固精涩肠、健脾补肾，有降血压、强心的作用；百合甘微苦微温，养阴润肺，清心安神。三者共奏滋阴降火、益精固肾之功。

用法：吃蛋饮汤，每日1次，连服10～15天。

（2）知母龙骨汤

材料：知母10克，龙骨20克，雏鸡250克。

做法：将鸡拔毛去内脏并洗净，知母、龙骨放入鸡腹腔内，文火炖至熟烂即可食用。

解析：龙骨甘涩平，有镇惊安神、平肝潜阳、收敛固涩功效；知母苦甘寒，清热泻火，滋阴润燥；鸡肉甘温，有温中益气、补精填髓功效。共奏滋阴降火、敛阴涩精之功。

用法：吃肉饮汤，每日1次，连服10～15天。

4. 肾阳不足

临床表现：畏寒肢冷，腰膝酸软，阳痿、遗精、早泄，眩晕耳鸣，精神萎靡，面色少华，小便淋沥，稍劳则病情加重，精浊溢出，舌淡胖，苔薄白，脉沉弱。

治法：阴中求阳，温阳补肾。

【药膳举例】

(1) 双鞭壮阳汤

材料：牛鞭100克，狗肾100克，枸杞子15克，子母鸡1只（约1000克），绍酒15克，生姜、葱白、食盐各适量。

做法：牛鞭、狗肾收拾备用；将子母鸡宰杀后，除净毛桩，剖腹去内脏，砍去爪，冲洗净；枸杞子洗净，生姜切成大片，葱白剖开，切成寸节。上述诸品共放入砂锅中，加入清水适量和绍酒，大火煮开后小火炖熟，临熟时放食盐调味。

解析：牛鞭补肾壮阳，益精补髓；狗肾补肾益精；枸杞子味甘性平，滋肾润肺，平肝明目；子母鸡温中益气，益精补髓。共奏滋补肝肾、填精补髓之功。

用法：食肉喝汤，可作佐餐食用。

(2) 猪腰核桃粥

材料：猪腰1个，人参1.5克，防风1.5克，葱白2根，核桃仁2枚，粳米50克。

做法：将猪腰去白膜洗净，切细片，再同人参、防风、葱白、核桃仁、粳米同煮粥食。

解析：人参性味甘微苦平，大补元气，固脱生津，安神；猪腰性味咸平，补肾壮阳；葱白、防风性味辛温，发表通阳，解毒调味；核桃仁补肾壮阳；粳米性味甘平，健脾养胃，止渴除烦，固肠止泻。共奏补肾壮阳之功。

用法：煮粥食之，每日1次，连服10天。

第二节 慢性肾炎

慢性肾炎是一种原发性肾小球肾病，其发病机制目前认为与体内免疫反应异常有关。属中医“水肿”“腰痛”“血尿”“虚劳”等范畴。

一、食疗调理要点

(1) 对水肿、肾功能低下病人，则应限制饮水量。

(2) 多食清淡之瓜果、蔬菜，如西瓜、冬瓜、梨、芹菜、鲜藕等。

(3) 禁食生葱、韭菜、生蒜、辣椒、生姜等辛辣刺激食物。

(4) 忌烟、酒刺激。

二、辨证施膳

1. 肾气虚损

临床表现：腰膝酸软，头晕乏力，气短，神疲倦怠，排尿不适，尿少浮肿，舌淡苔薄白，脉沉细。

治法：补益肾气，理气化湿。

【药膳举例】

（1）菟丝子粥

材料：菟丝子 15 克，粳米 50 克，白糖适量。

做法：水煮菟丝子，取汁去渣，入粳米煮粥，加入白糖。

解析：菟丝子辛甘平，滋补肝肾、固精缩尿、安胎、明目，有增强心脏收缩力、减轻心肌缺血等作用；粳米性味甘平，健脾养胃，止渴除烦。共奏补肾益精、健脾和胃之功。

用法：可分作 1～2 次服食。

（2）生地核桃粥

材料：生地黄 15 克，核桃仁 30 克，玉米须 30 克，粳米 50 克。

做法：将生地黄、核桃仁、玉米须煎煮取汁 250 毫升，与粳米同煮成粥即成。

解析：核桃仁性味甘温，补肾固精，温肾定喘，能减少肠道对胆固醇的吸收，具有润肌肤、乌须发等作用；生地黄性味甘苦凉，凉血清热，滋阴养血；玉米须性味甘平，利水渗湿，平肝利胆；粳米性味甘平，健脾养胃，止渴除烦，固肠止泻。共奏补益肾气、理气化湿之功。

用法：可分 1～2 次服食。

2. 气阴两虚

临床表现：倦怠乏力，腰膝酸软，手足心热，口干思饮，纳少，下肢肿胀，小便短少，大便溏薄，舌质略红，舌边有齿痕，舌苔红，脉沉弱或沉细数。

治法：益气养阴。

【药膳举例】

（1）桑椹山药粥

材料：桑椹 30 克，山药 30 克，薏苡仁 30 克，大枣 10 枚，粟米 60 克。

做法：以上 5 味用常法煮粥。

解析：山药甘平，补气健脾，补肺养阴，补肾固精，生津止渴；桑椹甘寒，有补肝益肾、滋阴养血、明目润肠的功效；粟米甘咸凉，有益肾补脾、除热止渴、养胃安眠的功效；薏苡仁健脾渗湿；佐入大枣养脾和胃、益气生津。五者相合，滋肾健脾，渗湿和胃。

用法：每日分 2～3 次服食。

（2）地黄茯苓鸡

材料：生地黄 10 克，茯苓 5 克，龙眼肉 10 克，母鸡 1 只，饴糖 50 克，大枣 5 枚，白糖适量。

做法：将母鸡宰杀后去净毛及内脏，洗净；将生地黄、茯苓、龙眼肉、大枣去核切碎，再掺入饴糖，塞入鸡腹内；然后将鸡上笼蒸 1～2 小时，待熟烂后，加白糖调味即成。

解析：茯苓性味甘淡平，利水渗湿，健脾和胃，宁心安神；生地黄性味甘苦凉，凉血清热，滋阴养血；母鸡性味甘温，有温中益气、补精填髓之功；龙眼肉甘温，益智安神，健脾宁心；饴糖性味甘温，调味，缓中止痛，补虚润燥；大枣性味甘温，健脾益气，和胃生津。共奏滋阴养血、清热利湿之功。

用法：可佐餐食用。

（3）黄芪炖甲鱼

材料：甲鱼1只（约500克），生黄芪30克。

做法：先放甲鱼（俗称鳖、水鱼）在热水中游动，使其排尿后再杀，洗净。将甲鱼、黄芪加水适量同煮，至甲鱼烂熟即可。

解析：甲鱼性平味咸甘，含有丰富的优质蛋白质，具有滋阴养血、软坚散结的作用，可缓解身体虚弱、肝脾肿大、肺结核等，最适合于阴虚内热的人食用；黄芪补气升阳、利水消肿，有增强免疫、促进机体代谢、抗菌、抗病毒、抗肿瘤、促进造血等作用。两者合用，共奏益气养阴、利水消肿之功。

用法：佐餐食用，可分2～3日服完。

3. 脾肾亏损

临床表现：面色皖白，神疲倦怠，形寒肢冷，全身高度水肿，可伴有胸水、腹水、尿少、腹胀纳减、呕恶，甚则咳逆上气不能平卧，苔薄白或薄腻，脉沉细。

治法：益肾健脾，利水化浊。

【药膳举例】

（1）白羊肾羹

材料：肉苁蓉5克，羊肾2枚，茯苓5克，荜茇5克，草果2克，陈皮5克。

做法：将肉苁蓉、羊肾洗净，放入砂锅内，余下各药用纱布包扎，加水适量，文火炖至羊肾熟羹汤浓稠时，调味即成。

解析：肉苁蓉性味甘温，益精血、补肾阳，与羊肾同用，则温补下元之力更强；茯苓渗湿利水；荜茇、草果、陈皮等温运脾阳，芳香避膻气。共奏温肾健脾、利水化浊之功。

用法：可佐餐食用。

（2）山药茯苓包

材料：山药粉、茯苓粉各100克，面粉200克，白糖300克，食用碱、猪油、果料各适量。

做法：将山药、茯苓粉调成糊状，蒸半小时，加白糖、猪油、果料调成馅；将面粉发酵，加入适量的食用碱，将馅包入面皮中，做成包子，蒸熟即成。

解析：山药甘平，补肺固肾益精，健脾益气；茯苓甘淡平，利水渗湿，健脾和胃，宁心安神。共奏健脾益肾、利水化湿之功。

用法：可佐餐食用。

第三节　泌尿系结石

泌尿系结石是指一些晶体物质（如钙、草酸、尿酸、胱氨酸等）和有机基质在泌尿系统中的异常聚集。属于中医“石淋”“血淋”“砂淋”“腰痛”“癃闭”等范畴。

一、食疗调理要点

（1）宜多饮水。

（2）宜清淡饮食，保持尿路的清洁、通畅。可食用清淡蔬菜，多吃西瓜、冬瓜、生梨、鲜藕、芦根、荸荠等食物。

（3）减少蛋白和动物脂肪的摄入，多食用高纤维素食物，如芹菜、荠菜等。

（4）草酸钙结石者，应少吃高草酸及高钙食物，如菠菜、苹果、番茄、土豆、甜菜、龙须菜、红茶、可可、巧克力、芦笋、油菜、雪里蕻、榨菜、海带、虾皮、牛奶、奶酪等。

（5）尿酸结石者，应少吃肉类、动物内脏、海产品、咖啡、豆角、菠菜等；可食用低嘌呤食物，如玉米粉、芋头、麦片、藕粉、蛋类；多食水果和蔬菜有助于尿液碱化，还宜常饮茶水。

（6）磷酸盐结石者，可吃酸性食品，如乌梅、山楂等。

二、辨证施膳

1. 下焦湿热

临床表现：腰部胀痛，牵引少腹，涉及外阴，尿中时夹砂石，小便短数，灼热赤痛，色黄赤或血尿，或有寒热、口苦、呕恶、汗出，舌质红，舌苔黄腻，脉弦数。

治法：清热利湿，通淋排石。

【药膳举例】

（1）金石赤豆粥

材料：金钱草 30 克，石韦 15 克，赤小豆 30 克，粳米 50 克。

做法：先将前 2 味水煎取液，后入赤小豆、粳米煮粥。

解析：石韦、金钱草为清热利尿、通淋排石要药；赤小豆利尿化湿；粳米和中养胃。诸药合用，共奏清热化湿、利尿排石之效。

用法：早餐食用，连服 10～15 天。

（2）海金沙茶

材料：海金沙 15 克，绿茶 2 克。

做法：沸水冲泡代茶饮。

解析：海金沙味甘咸性寒，寒可清热，甘淡利尿，其性下降，能除小肠、膀胱两经血分湿热，尤善止尿道疼痛；绿茶清热利尿。两味共奏清热利尿通淋之效。

用法：代茶饮，每日 1 剂。

2. 湿热夹瘀

临床表现：腰酸胀痛或刺痛，小腹胀满隐痛，痛处固定，小便淋漓不畅，尿色深红，时夹砂石或夹有瘀块，舌质紫黯或有瘀点，舌苔黄，脉弦涩。

治法：清热利湿，活血通淋。

【药膳举例】

（1）二金藕节饮

材料：金钱草 30 克，海金沙 15 克，生藕节 15 克。

做法：水煎或沸水冲泡代茶饮。

解析：金钱草、海金沙清热利水通淋；藕节生用凉血止血化瘀。三味共用有清热利水、通淋化瘀之效。

用法：代茶频饮，每日 1 剂。

（2）酸甜藕片

材料：山楂糕 50 克，鲜莲藕 150 克。

做法：鲜莲藕去皮切成薄片烫熟，在两片藕片中夹1片山楂糕。

解析：鲜莲藕甘寒，清热凉血，止血散瘀，有收缩血管以止血、刺激胃肠道以改善便秘的作用；山楂甘酸微温，有开胃消食、活血化瘀的功效。共奏清热凉血、止血祛瘀之功。

用法：佐餐，1日服完。

3. 气虚湿热

临床表现：腰脊酸痛，神疲乏力，小便艰涩，时有中断或夹砂石，脘腹胀闷，纳呆或便溏，舌质淡红，舌苔白腻，脉细弱。

治法：健脾补肾，利湿通淋。

【药膳举例】

（1）茯苓核桃饼

材料：茯苓60克，鸡内金15克，核桃仁60克，蜂蜜、香油各适量。

做法：将茯苓、鸡内金（焙）研成细粉，调糊做薄层煎饼，核桃仁用香油炸酥，加蜂蜜调味，共研成膏做茯苓饼馅。

解析：鸡内金甘平，含角蛋白、促胃液素、淀粉酶等，能健脾消食、涩精止遗，有促进胃液分泌、增强消化功能、促进胃排空等作用；茯苓健脾利湿；核桃仁补肾温阳。合用有健脾补肾、利湿通淋化石之效。

用法：1日服完。

（2）花生莲肉汤

材料：连衣花生仁30克，连衣莲子肉30克，白糖适量。

做法：莲子用温水浸半小时，剥开，去莲心，加花生仁共炖至酥软，加白糖。

解析：莲子肉甘涩平，有益肾涩精、补脾止泻、养心安神的功效；花生仁甘平，能健脾和胃、润肺化痰，有增强记忆、抗衰老的作用，花生衣有止血生血作用。两者合用，有益肾健脾止血之功。

用法：当点心服食。

4. 阴虚内热

临床表现：腰酸耳鸣，头晕目眩，面色潮红，五心烦热，口干，小便艰涩，尿中时夹砂石，舌红少苔，脉细数。

治法：滋阴降火，通淋排石。

【药膳举例】

（1）旱莲二金茶

材料：旱莲草15克，金钱草30克，海金沙15克，绿茶2克。

做法：水煎或沸水冲泡代茶饮。

解析：旱莲草甘酸寒，滋补肝肾，凉血止血，有增强非特异性免疫功能和细胞免疫功能、保肝、抗菌等作用；金钱草、海金沙清热利水通淋；绿茶清热利尿。诸药合用有滋阴清热、利水通淋之效。

用法：代茶频饮，每日1剂。

（2）二石知金粥

材料：石斛10克，知母10克，金钱草30克，石韦10克，粳米50克，白糖少量。

做法：前4味洗净，水煎2次，去渣取汁，药汁中放入粳米煮粥，粥成后可入少量白糖调味。

解析：知母清热泻火滋阴，石斛滋阴清热生津，金钱草、石韦利水通淋，粳米和中益胃。诸药合用有滋阴清热、利水通淋之效。

用法：早晚分2次服食。

第四节 泌尿系感染

泌尿系感染食疗药膳

泌尿系感染是由非特异性致病菌侵入尿路所引起的感染性疾病，包括尿道炎、膀胱炎和肾盂肾炎。属中医“淋证”“腰痛”等范畴。

一、食疗调理要点

（1）尿路感染病人应该多饮水，勤排尿。饮水每天至少2升，每2～3小时排一次尿，这是最实用且最有效的方法。通过大量尿液的冲洗作用，可以清除部分细菌。

（2）忌湿热食物　糖、酒和高脂肪食物都可助长湿热，应忌食。

（3）忌发物　食用羊肉、韭菜、香菜、南瓜和公鸡肉等发物，会使病情加重。

（4）辛辣食物也不宜食用　刺激性较强的食物如芥末、蒜、葱、花椒等一些调味品也不宜食用。

二、辨证施膳

1. 湿热证

临床表现：小便频数，尿色黄赤，灼热刺痛，少腹弦急，或有寒热，口苦恶心，腰痛。苔黄腻，舌质红，脉濡数。

治法：清热利湿，通淋解毒。

【药膳举例】

（1）车前鱼腥草汤

材料：车前草60克，鲜鱼腥草60克。

做法：上两物以水煎汤，亦可调味饮服。

解析：车前草清热利湿，具有解热镇痛、利尿、降低血清胆固醇、祛痰止咳、抑菌等作用。鱼腥草含挥发油、鱼腥草素、鱼腥草碱、槲皮苷、绿原酸等，有抗菌、抗炎、镇痛、利尿、镇咳、平喘等作用。共用通淋解毒。

用法：每日分2次饮服。

（2）利尿黄瓜汤

材料：黄瓜300克，萹蓄15克，瞿麦10克。

做法：萹蓄、瞿麦水煎，去渣留汁，将药汁重新煮沸，加入黄瓜片，置冷后即可食用。

解析：黄瓜清热止渴、利水消渴，治疗热病口渴、小便短赤、水肿尿少、水火烫伤、汗斑、痱疮。萹蓄、瞿麦苦寒，利尿通淋。共奏清热利湿、通淋解毒的功效。

用法：每日1剂，佐餐食用。

2. 血热证

临床表现：小便频急，热涩刺痛，尿色红赤混浊，或夹有血丝、血块，少腹疼痛满急，苔黄，舌红，脉数。

治法：凉血清热，利尿通淋。

【药膳举例】

（1）白茅根煲黄鳝

材料：白茅根30克，黄鳝1条（约150克）。

做法：黄鳝去杂、洗净、切段，与白茅根共煲汤。

解析：白茅根味甘性寒，善清肺、胃之热，因它有利水作用，故能导热下行。黄鳝甘温，益气血，补肝肾，强筋骨，祛风湿。共奏凉血清热、利尿之功。

用法：佐餐食用。

（2）地藕葡萄膏

材料：鲜藕汁250毫升，葡萄汁250毫升，生地黄200克，蜂蜜适量。

做法：将生地黄发透，再加水煎煮，20分钟取煎液1次，共3次，然后合并煎液，以小火煎熬浓缩至较黏稠时，掺入鲜藕汁、葡萄汁，继续熬成膏状，加入1倍量的蜂蜜，至沸停火，待冷装瓶备用。

解析：生地黄甘寒，清热凉血，养阴生津，有降压、止血、抑制皮肤癣菌的作用；鲜藕汁甘寒，有清热凉血、止血散瘀的作用；葡萄汁甘酸平，能补气血、生津液、止咳除烦、通利小便，有保护肝脏、减轻腹水及下肢水肿的作用。三者共奏清热养阴、凉血之功。

用法：每日2次，每次10毫升，开水冲服。

（3）藕节冬瓜汤

材料：藕节100克，带皮冬瓜200克。

做法：冬瓜切块，与藕节共放锅内加水适量，煎煮20分钟，取汁即可。

解析：藕节甘寒，清热通淋，利湿止血；带皮冬瓜甘淡凉，清热祛暑，利尿消肿，解毒减肥。共奏凉血清热、利尿通淋之功。

用法：每日1剂，分3次服完。

3. 气虚证

临床表现：小便淋涩，点滴而出，混浊不黄，少腹坠胀，少气懒言，不思饮食，体虚神疲，动则气喘，舌淡，苔薄白，脉虚细无力。

治法：益气补肾，健脾利尿。

【药膳举例】

（1）黄芪粥

材料：生黄芪30克，粳米50克，陈皮末2克。

做法：生黄芪煎取浓汁，入粳米同煮，粥成时加入陈皮末稍煮片刻即成。

解析：黄芪甘微温，含皂苷、黄酮、多糖、氨基酸、矿物质等，有补气升阳、益卫固表、托毒生肌、利水消肿功效，能增强免疫功能、促进机体代谢、抗缺氧、抗衰老、抗菌、抗病毒、抗肿瘤。与陈皮煮粥有益气化湿之功。

用法：每日1剂。

（2）参芪烧猪腰

材料：猪腰1个，黄芪15克，人参10克，车前子10克（包），调料适量。

做法：先将猪腰剔去筋膜，洗净入锅，加人参、黄芪、车前子及清水适量，炖至猪腰熟透，待冷，切片装盘，浇酱油等调料即成。

解析：猪腰补肾益阴、利水，治疗肾虚耳聋、遗精盗汗、腰痛、产后虚羸、身面浮肿。人参、黄芪、车前子补气利尿，共奏益气补肾、健脾利尿之功。

用法：可随意食之或佐餐食之。

4. 阴虚证

临床表现：小便频数，涩滞不甚，疼痛隐隐，尿色淡红，伴神疲乏力、腰酸膝软、午后低热，舌淡红，脉细数。

治法：养阴清热，利尿通淋。

【药膳举例】

（1）藕蜜饮

材料：鲜藕汁100毫升，白蜜30毫升，鲜生地黄汁60毫升。

做法：将上三汁混合，微火煎煮10～15分钟。

解析：鲜藕汁甘寒，有清热凉血、止血散瘀的作用；生地黄甘寒，清热凉血，养阴生津，有降压、止血、抑制皮肤癣菌的作用；白蜜补中缓急，润肺止咳，润肠通便。共奏养阴清热、凉血止血之功。

用法：每日4次，每次10毫升，徐徐咽之，连服3日。

（2）石斛玉米须茶

材料：石斛10克，芦根15克，玉米须20克。

做法：上药，每日1剂，水煎，代茶饮。

解析：石斛甘微寒，滋阴清热，润肺养胃，有促进胃液分泌、解热镇痛、降血压的作用；芦根甘寒，清热除烦，生津止呕，有退热、镇静、解痉的作用；玉米须泻热通淋，平肝利胆。三者共奏养阴清热利尿之功。

用法：不拘时频饮。

5. 脾肾两虚

临床表现：小便赤涩不甚，淋沥不已，劳累即作，时作时止，面色㿠白，神气怯弱，腰以下冷，腰膝酸痛，浮肿乏力，舌淡，脉细。

治法：益脾补肾，利尿通淋。

【药膳举例】

（1）黄芪茅根饮

材料：生黄芪30克，白茅根30克，肉苁蓉20克，西瓜皮60克。

做法：上药洗净放在砂锅中，加水适量煎煮成浓汁。

解析：黄芪具有调节血糖、降血压、抗衰老、减少尿蛋白、提高人体应激能力等作用；白茅根有止血、利尿、抗菌、降血压、镇痛、抗炎等作用。共奏益脾温肾、利尿通淋之功。

用法：每日1剂，分2次服用。

（2）枸杞茯苓茶

材料：枸杞子50克，茯苓100克，红茶适量。

做法：将枸杞子与茯苓共研为粗末备用。

解析：茯苓甘淡平，利水渗湿，健脾宁心，所含多糖可以增强人体免疫功能，提高机体抗病能力，还有降血糖、镇静及抑菌作用。枸杞子甘平，滋阴养肝、润肺补肾，有增强机体免疫功能、防癌、降血脂、降血糖的作用。两者共奏健脾益肾、利尿通淋之功。

用法：每日1次，每次取粗末10克，加红茶适量，用开水冲泡代茶饮。

练习题

1. 湿热下注证型慢性前列腺炎的治法是（　　）。

A. 清热解毒，利湿通淋　　B. 疏肝行气，活血化瘀

C. 滋阴降火，养肾固精　　D. 阴中求阳，温阳补肾

2. 以下哪道药膳适合气虚证的泌尿系感染？（　　）

A. 车前鱼腥草汤　　B. 利尿黄瓜汤

C. 白茅根煲黄鳝　　D. 黄芪粥

3. 辨证施膳：陈某，男，44岁，确诊为慢性肾炎。临床表现：面色晄白，神疲倦怠，形寒肢冷，全身高度浮肿，可伴有胸水、腹水，尿少，腹胀纳减，呕恶，甚则咳逆上气不能平卧，苔薄白或薄腻，脉沉细。请根据患者情况，给出合适的食疗调理方案。

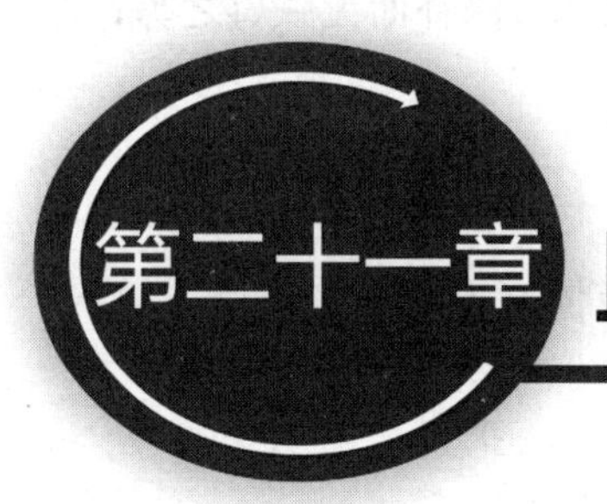

第二十一章 血液系统疾病食疗药膳

第一节 慢性系统性疾病的贫血

慢性系统性疾病的贫血包括慢性炎症性贫血、骨髓病性贫血、慢性萎缩性胃炎所致贫血、胃切除后贫血、小肠盲端综合征所致贫血、肝脏病所致贫血、慢性肾功能衰竭所致贫血、继发于内分泌功能低下的贫血等。属于中医“虚劳”“萎黄”“血证”等范畴。

一、食疗调理要点

（1）饮食应注意调理脾胃，故食补时勿忘运脾以助消化吸收，增强机体自身的造血能力。

（2）饮食应多样化，尽量多摄取肉类，尤其是动物内脏、血等血肉有情之品，多食用深绿色叶菜和黑色食物。

（3）贫血患者大部分吸收不良，宜多用蒸、煮、久炖、煲汤、熬等，少用煎炸、熏烤类食物。

二、辨证施膳

1. 脾胃虚弱

临床表现：面色萎黄或无华，唇甲色淡，食少纳呆，饮食无味，心悸失眠，疲倦乏力，头晕目眩，手足麻木，女子经少，或月经衍期，甚至经闭，舌质淡，脉沉细无力。

治法：健脾益气，养血生血。

【药膳举例】

（1）珠玉粥

材料：鲜生山药100克，生薏苡仁50克，龙眼肉15克，粳米50克。

做法：先将生薏苡仁和粳米煮熟，再将去皮切碎之鲜生山药和龙眼肉入内，同煮为粥。

解析：山药合生薏苡仁，能健脾益气，既制山药之黏腻，又制生薏苡仁之淡渗，加用龙眼肉，共奏开胃悦脾、补血益气、养心安神之功效。

用法：每日做饭食服用。

（2）莲子猪肚

材料：猪肚1具，莲子50克，调料适量。

做法：将莲子放入猪肚内，缝好，加调料和汤，文火炖熟。

解析：猪肚性味甘温，功专补虚损、健脾胃，为血肉有情之品，滋补而无腻胃之弊；莲子亦为健脾佳品。两药合用共奏健脾益气养血之效。

用法：吃肚喝汤，可长期服用。

2. 肝肾不足，精血亏虚

临床表现：面色无华，眩晕耳鸣，健忘多梦，爪甲不荣，肢体麻木或有虫行感，口渴，或见腰膝酸软，五心烦热，妇女经少或经闭，舌质淡，脉细。

治法：生津化阴，滋补肝肾。

【药膳举例】

（1）鸡血藤煲鸡

材料：鸡血藤膏 50 克，童子鸡 1 只，作料适量。

做法：取鸡血藤膏涂于净膛而保留心、肝的童子鸡膛内壁及表面，腌渍 2 小时，加作料将鸡煲熟即可。

解析：鸡血藤膏内含鸡血藤、黑豆、红花等浸出物，补血活血之力强，配以精满未泄的童子鸡，填精补血，健脾益气，共奏健脾补血、活血通脉之效。

用法：餐时作菜肴服用。

（2）二冬甲鱼汤

材料：甲鱼 1 只，天冬 15 克，麦冬 15 克，枸杞子 5 克，百合 10 克，火腿 50 克，绍酒、葱、姜各适量。

做法：甲鱼去头及内脏、爪、尾，洗净入锅，加水适量，煮沸后文火煮 20 分钟，取出剔去上壳和腹甲，切成小块，与上述原料一起放入锅中，加清汤适量，炖至甲鱼烂熟。

解析：甲鱼滋阴凉血；二冬（天冬、麦冬）滋肾润肺，养胃生津；枸杞子滋阴补肾；百合润肺止咳，清心安神；加入葱、姜、绍酒芳香醒脾调味，以防滋腻。诸品合用滋补肝肾、生津化阴。

用法：饮汤食肉。

3. 脾肾阳虚

临床表现：神疲体倦，面色苍白，肢冷畏寒，腰膝酸软，心悸，少气懒言，纳差或腹胀，自汗，便溏，常兼有便血或经血不止，苔白水滑，舌质淡胖，脉沉细无力。

治法：温补脾肾。

【药膳举例】

（1）参归烩黄鳝

材料：黄鳝 200 克，人参 3 克，当归 3 克，调料适量。

做法：人参隔水炖，当归煎汁，两汁合用烩鳝鱼段，加调料适量。

解析：黄鳝甘温，补阳、补虚强身，对身体虚弱、骨质疏松、贫血、病后以及产后之人大有裨益，配以大补气血的人参，再加补血活血要药当归，共奏温补脾肾、补益气血之效。

用法：作菜肴服。

（2）羊骨汤面

材料：羊脊骨 1 具，生姜、花椒、大茴香、小茴香、桂皮、面条各适量。

做法：将羊脊骨加生姜、花椒、大茴香、小茴香、桂皮等同煮，先用武火，后改用文火，熬至汤成浓白，每次取适量作汤面。亦可以此汤加糯米、小枣同煮粥。

解析：羊骨性味甘热，温脾阳，益肾阳，并可生髓养血，一味单用力大功专；加入生姜、花椒、桂皮、大茴香、小茴香温阳行气调味之品，共奏温补脾肾之效。

用法：可长期服用。

第二节　缺铁性贫血

缺铁性贫血食疗药膳

缺铁性贫血是最常见的营养素缺乏症，属于中医“虚劳”“萎黄”“黄胖”等范畴。

一、食疗调理要点

（1）尽量多食含铁量高的食物，如鱼、肉、禽等中的铁易于吸收。

（2）每一餐皆需食用含维生素 C 的食物。维生素 C 不仅为氧化剂，也能与铁结合成为易于被机体吸收的化合物，有助于增加铁的吸收率。

（3）避免于用餐时间大量喝茶和咖啡。

（4）避免摄取含有食品防腐剂的食物。

（5）儿童每天饮用牛奶不宜超过 300 毫升，牛奶中含有高钙、高磷，易与铁结合成不溶性的含铁化合物，阻碍铁的吸收。

二、辨证施膳

1. 脾胃虚弱

临床表现：面色萎黄，口唇色淡，四肢乏力，爪甲无泽，食少纳呆，大便溏泄，呃逆，舌质淡，苔白腻，脉细弱。

治法：健脾补虚。

【药膳举例】

（1）大枣木耳粥

材料：大枣 30 克，黑木耳 10 克，粳米 50 克。

做法：黑木耳水发后切成小块，与大枣、粳米加水煮粥。

解析：黑木耳甘平，有益气养胃、补血止血、润肠和清肠的作用；大枣甘温，补中益气，养血安神，有保护肝功能、降低胆固醇、防止胆结石形成、提高机体免疫功能、抗癌和防治骨质疏松等作用；粳米健脾益气养胃。诸药合用健脾益气补虚。

用法：每日 1 次，连服 15 次。

（2）扶中糕

材料：面粉 1000 克，白术 20 克，茯苓 20 克，党参 10 克，陈皮 5 克，龙眼肉 20 克，山药 20 克，白糖适量。

做法：上述除面粉、白糖外均研成细粉，与面粉混匀，加适量白糖和水和成发面，上笼屉蒸成糕。也可将蒸好的糕放入烤箱，文火烤干。

解析：茯苓甘淡平，利水渗湿，健脾安神；白术苦甘温，补气健脾，燥湿利水，固表止汗，安胎；党参甘平，补中益气，生津，养血；龙眼肉甘温，补益心脾，养血安神；陈皮辛苦温，理气健脾，燥湿化痰。诸药合用补中益气养血。

用法：可作点心食用。

2. 气血两虚

临床表现：面色苍白，倦怠无力，心悸失眠，头晕目眩，少气懒言，食少纳差，舌质淡，苔薄白，脉濡细。

治法：补气养血。

【药膳举例】

（1）薏苡仁大枣粥

材料：薏苡仁30克，大枣30克，粳米50克，红糖适量。

做法：将薏苡仁、大枣、粳米加水煮粥，放入红糖适量调味。

解析：薏苡仁甘淡微寒，健脾利湿，有抗癌、降血糖、防治脚气病等作用；大枣甘温，益气养血安神；粳米健脾养胃，加入红糖温中养血。诸药共奏补气养血之效。

用法：每日1次，连服15次。

（2）菠菜粥

材料：菠菜50克，大枣30克，粳米50克。

做法：将粳米、大枣加水煮粥，熟后再加入菠菜煮沸即可。

解析：菠菜甘凉，有通肠胃、开胸膈、解酒毒、保护视力等作用；大枣甘温，益气养血安神；粳米健脾养胃。合用可奏健脾益气养血之效。

用法：每日1次，连服15次。

3. 肝阴不足

临床表现：头晕耳鸣，两目干涩，面部烘热，五心烦热，胁肋灼痛，潮热盗汗，口干咽燥，或见手足蠕动，舌红少津，脉弦细数。

治法：滋阴养血。

【药膳举例】

（1）枸杞子鸡蛋汤

材料：枸杞子10克，鸡蛋2个。

做法：将枸杞子和鸡蛋加水煮至蛋熟，去蛋壳再煮即可。

解析：枸杞子甘平，有补肝肾、明目、润肺的作用；鸡蛋滋阴润燥，养血安胎，健脑。两药合用滋阴养血。

用法：吃蛋喝汤，每天1次，可长期服食。

（2）枸杞叶爆炒腰花

材料：猪腰1个，枸杞叶150克，何首乌淀粉15克，调料适量。

做法：将猪腰切腰花，挂何首乌淀粉，与枸杞叶一起爆炒，加调料。口味要求以咸鲜为主。

解析：何首乌补肝肾，益精血，不凉不燥，又不滋腻；枸杞叶养血明目；猪腰咸温，补肾益精。三者合用，共奏滋补肝肾阴血之效。

用法：作菜肴服用。

4. 钩虫寄生

临床表现：面色萎黄无华，善食易饥，腹胀，恶心呕吐，或有便溏，异食生米、泥土，肢软无力，头晕，气短，舌淡苔白，脉虚弱。

治法：杀虫消积。

【药膳举例】

（1）楝皮槟榔糖浆

材料：苦楝皮5克，槟榔5克，白糖适量。

做法：将苦楝皮、槟榔加水浓煎，放入适量白糖，制成60毫升糖浆。

解析：苦楝皮甘寒，杀虫疗癣，为杀钩虫要药；槟榔甘辛温，善杀多种寄生虫，兼能消积行气；白糖缓和药性。三药合用杀虫消积。

用法：睡前空腹服完，连服2天。

注：苦楝皮有毒，中病即止，不宜久服。

（2）当归榧子羊肉羹

材料：羊肉500克，黄芪、当归、党参、榧子、生姜片各10克，食盐5克。

做法：羊肉洗净，切成小块，将榧子、黄芪、当归、党参用纱布包，共放砂锅中，加水适量，以小火煨煮至羊肉将烂时，放入生姜片、食盐，待羊肉烂熟，捞出纱布包即可。

解析：榧子甘平，杀虫消积，通便，润肺，能抑制和杀灭钩虫；当归和血养血，黄芪、党参补脾益气，三药相合益气生血；羊肉甘温，益气补虚温中；生姜不仅调味，且能温中和胃助消化。诸品合用能杀虫消积、益气养血补脾。

用法：喝汤食肉，作菜肴服用。

5. 脾肾阳虚

临床表现：面色萎黄或苍白无华，形寒肢冷，唇甲淡白，周身浮肿甚则有腹水，耳鸣眩晕，心悸气短，神疲肢软，男子阳痿，女子经闭，大便溏薄或有五更泻，小便清长，舌质淡或有齿痕，脉沉细。

治法：温补脾肾。

【药膳举例】

（1）核桃小米粥

材料：核桃仁25克，小米50克，黑芝麻5克。

做法：将核桃仁捣碎，和小米一起煮烂，加入炒香的黑芝麻。

解析：核桃仁甘温，功能补肾益精、温肺定喘、润肠通便；黑芝麻甘平，滋补肝肾、生津润肠、润肤护发，有提高免疫力、预防癌症、保护肝功能等作用；小米养肾气，益脾胃。诸品合用能温补脾肾。

用法：早餐服食，可长期适量服用。

（2）大枣羊胫糯米粥

材料：羊胫骨1～2根，大枣30枚，糯米50克。

做法：将羊胫骨敲碎，与糯米、大枣共煮成粥。

解析：羊胫骨补肝肾强筋骨，补血；大枣健脾益气养血；糯米健脾止泻，补中益气。诸品合用，共奏温补脾肾、健脾益气养血之功。

用法：调味服食。

第三节　白细胞减少症

白细胞减少症是指周围血象白细胞计数长期低于4×10^9/L，临床以易疲劳、易感染为主要特征的一种病证。其原因一般是由化学和物理因素（放疗、化疗等）、药物过敏、细菌病毒感染以及其他疾病所引起。白细胞减少症属中医“虚劳”“血虚”“血证”等病证范畴。

一、食疗调理要点

（1）饮食宜清淡而富于营养，忌肥甘厚腻之物，以防湿生困脾。

（2）急性粒细胞缺乏的感染期，要慎食温补食物，如辛辣之物、羊肉、虾、蟹等。

（3）慢性白细胞减少期应进食补益脾、肾、气、血、阴之品，不宜偏食，偏食可引起某些营养成分的不足。

（4）应忌烟、酒及辛辣、刺激性食物。因其能使胃肠燥热而致运化失调，并能引起神经兴奋而导致失眠，使消化、吸收功能发生障碍，妨碍白细胞的回升。

（5）可作饮食治疗的药物与食物有大枣、黄精、虎杖、龟甲、鹿角胶、鸡血藤、太子参、黄芪、砂仁、陈皮、佛手、麦冬、女贞子、菟丝子、黑木耳、瘦猪肉、熟牛肉等。

二、辨证施膳

1. 气血两虚

临床表现：面色不华，心悸气短，倦怠乏力，头目眩晕，纳呆食少，失眠多梦，自汗或齿衄、肌衄，舌淡或有齿印，苔薄白，脉细弱。

治法：气血双补。

【药膳举例】

（1）香炸山药圆

材料：鲜山药700克，黑芝麻50克，糯米粉250克，鸡蛋2个，干豆粉30克，白糖300克，菜油1000克。

做法：将鸡蛋打散，加干豆粉，调成稀蛋糊；黑芝麻洗净待用。山药上笼用武火蒸熟后剥去皮，晾凉，捣成泥状，放在碗内，加白糖、糯米粉拌匀，做成直径约3cm的圆子，粘上蛋糊，滚上黑芝麻。将锅置火上，倾入菜油，待油温烧至八成热时下山药圆，炸至浮起，沥去油，装盘。

解析：山药甘平，有健脾胃、补肺气、益肾精的功效；黑芝麻甘平，滋补肝肾、生津润肠、润肤护发，有提高免疫功能、预防癌症、保护肝功能等作用。共用有补益肝肾之功。

用法：佐餐食用。

（2）地黄甜鸡

材料：生地黄50克，母鸡1只，饴糖150克，龙眼肉30克，大枣5枚，米汤、白糖各适量。

做法：将母鸡由背部颈骨至尾部剖开，去内脏、爪、翅尖，洗净，入沸水锅内略焯片刻，捞出待用。将生地黄切成约0.5厘米见方的颗粒，龙眼肉撕碎，与生地黄混合均匀，再用饴糖调拌后塞入鸡腹内，将鸡腹部向下置于钵子中，大枣去核放在钵子内，灌入米汤，封口后上笼旺火蒸2～3小时，待其熟烂取出，加白糖调味即成。

解析：生地黄清热凉血、养阴生津、滑肠润燥、调经补血；龙眼肉补血安神、健脑益智、补养心脾，对失眠、心悸、神经衰弱、记忆力减退、贫血有较好的辅助治疗作用。共用有益气养血、养阴益肾之效。

用法：佐餐食用。

（3）猪蹄汤

材料：猪蹄筋100克，灵芝、黄精、黄芪、鸡血丁各5克。

做法：将猪蹄筋与灵芝、黄精、黄芪、鸡血丁一同放入锅内，加水适量，炖煮1～2小时即可。

解析：灵芝甘平，安神补虚，祛痰止咳，有护肝、提高免疫功能、抗菌等作用；黄精甘平，滋肾润肺，补脾益气；黄芪甘微温，补气升阳，益卫固表，利水消肿，托疮生肌；鸡血咸平，祛风、活血、通络。猪蹄筋养血补肝、强筋壮骨。共用有益气养血之功。

用法：每日1次，吃蹄筋喝汤。

2. 脾肾阳虚

临床表现：面色㿠白，神疲体倦，畏寒肢冷，头晕耳鸣，纳呆便溏，小便不利或清长，舌淡胖，苔薄白，脉细弱。

治法：温补脾肾。

【药膳举例】

龙马童子鸡

材料：海马1只（约25克），仔公鸡1只，虾仁50克，豆粉、葱段、姜块、料酒、盐、味精、清汤各适量。

做法：将仔公鸡洗净用沸水焯去血水，剁成小块分装在7个碗内（每碗约125克）；海马、虾仁温水洗净，浸泡10分钟，分7份放在鸡肉上。加少量葱段、姜块、料酒、盐及清汤适量，上笼蒸熟。鸡出笼后，拣去葱段、姜块，把鸡扣入碗中，原汤倒在勺内，烧开去浮沫，用味精、盐调味，豆粉芡收汁，浇在鸡面上即成。

解析：海马甘温，补肾壮阳，消癥瘕，有雄激素样作用，以及抗衰老、抗癌等作用；虾仁甘温，有补肾助阳、通乳、镇静、防癌、增强免疫功能等作用；鸡肉甘温，能温中益气、补精填髓。共用有补肾壮阳之功。

用法：佐餐食用。

3. 肝肾阴虚

临床表现：头目眩晕，腰膝酸软，疲乏无力，咽干口燥，两颊潮红，低热盗汗，五心烦热，易感染，舌红少津，脉细数。

治法：滋补肝肾。

【药膳举例】

（1）首乌酒

材料：制何首乌150克，生地黄150克，白酒1000毫升。

做法：制何首乌洗净闷软，切成1厘米见方的块，生地黄切成薄片，待晾干水汽同放入酒坛中，将白酒缓缓注入坛内，搅匀后封闭浸泡。每隔3日搅1次，10～15日之后即可开坛滤去药渣饮用。

解析：制何首乌甘苦涩微温，能补益肝肾、乌须发，有延缓衰老、增强机体免疫功能、降血脂、强心、保肝等作用；生地黄甘苦寒，滋阴生津，清热凉血，有提高机体免疫功能、止血、镇静、消炎、利尿、降血糖等作用。共用有补肝肾、益精血之功。

用法：每日早晚各饮1次，每次10～20毫升。不宜多饮。

(2) 红杞海参鸽蛋

材料：枸杞子 15 克，海参 2 只，鸽蛋 12 个，食盐、绍酒、酱油、猪油、鸡汤、普通汤、姜、葱、淀粉、花生油各适量。

做法：海参用凉水泡发后，将内壁膜去除干净，放入普通汤焯两遍，洗净，用刀尖在腹壁切成菱形花刀，注意不要切透。鸽蛋加冷水文火煮熟，取出去壳备用。在烧热的炒锅内注入花生油，将鸽蛋滚满干淀粉，放入油锅中炸成金黄色，待用。炒锅烧热注入猪油，待油温八成热时下葱、姜煸炒，随后倒入鸡汤，煮 2～3 分钟去葱、姜，再加入酱油、食盐、绍酒和海参，烧沸后去浮沫，移文火上煨 40 分钟，加入鸽蛋、枸杞子，再煨 10 分钟。

解析：海参咸温，有补肾益精、除湿壮阳、养血润燥、通便利尿的功效，可促进人体生长发育、增强人体免疫功能、抗癌、调节血压等作用；鸽子蛋甘咸平，有补肝肾、益精气、丰肌肤、助阳提神、解疮毒等作用；枸杞子甘平，有滋阴养肝、润肺补肾的作用。共用有补肾益精之功。

用法：佐餐食用。

练习题

1. 红枣羊胫糯米粥有温补脾肾的功效，适用于缺铁性贫血的哪个证型？(　　)

A. 气血两虚　　B. 肾阳不足

C. 肝阴不足　　D. 脾肾阳虚

2. 红杞海参鸽蛋的功效是滋补肝肾，适用于白细胞减少症的哪个证型？(　　)

A. 气血两虚　　B. 肝肾阴虚

C. 肝阴不足　　D. 脾肾阳虚

3. 辨证施膳：患者李某，女，37 岁，临床表现：面色晄白，神疲体倦，畏寒肢冷，头晕耳鸣，纳呆便溏，小便不利或清长。舌淡胖，苔薄白，脉细弱。请根据患者情况给出合理的食疗调理方案。

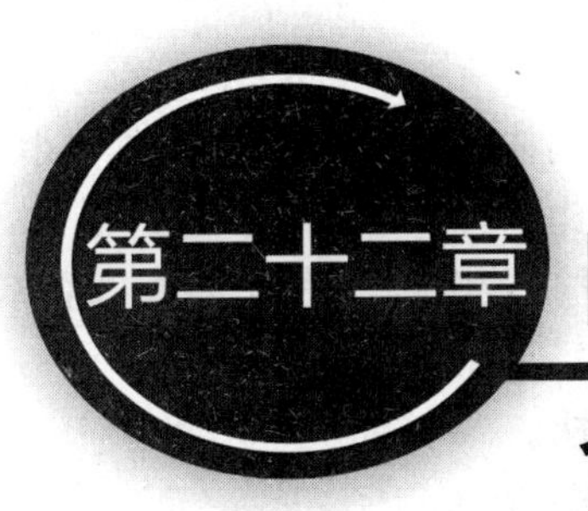

内分泌代谢系统疾病食疗药膳

第一节 糖尿病

糖尿病是在环境因素和遗传因素的作用下，导致胰岛素相对或绝对不足引起的糖、脂肪、蛋白质代谢紊乱的慢性代谢性终生性疾病。中医将糖尿病归属于“消渴病”的范畴。

一、食疗调理要点

(1) 饮食控制必须长期坚持，严格执行。

(2) 禁食甘甜之品，如糖类、蜜饯、蜂蜜、果酱、藕粉、百合、杏仁茶、马铃薯、山芋、荸荠、甜点心等。

(3) 忌食肥甘、厚味，以防助湿生热，宜选用清淡易消化之食物，而炙煿、辛辣之品，可助热伤阴，加重病情，故亦属忌食之列。

(4) 对于2型糖尿病患者，饮食控制可稍放宽，但须监测血糖，如有升高，即应服用降糖药，转入严格的饮食控制。

二、辨证施膳

1. 肺热津伤

临床表现：烦渴多饮，口干舌燥，尿频量多，舌边尖红，苔薄黄，脉洪数。

治法：清热润肺，生津止渴。

【药膳举例】

(1) 玉竹乌梅茶

材料：玉竹25克，北沙参25克，石斛25克，麦冬25克，乌梅5枚。

做法：将上述各药材加水煮沸即可。

解析：糖尿病患者常常会口渴，其中的玉竹滋阴润肺、生津，有增强免疫功能、降血糖作用；北沙参滋阴润肺、益胃生津，常用于肺胃阴伤的口干口渴；石斛益胃生津、滋阴清热，对提高人体免疫功能、抗衰老、降“三高”、防治糖尿病等方面都有显著的功效；乌梅生津止渴。共用有生津止渴之效。

用法：每日1剂，不拘时当茶饮。

（2）止消渴速溶饮

材料：鲜冬瓜皮1000克，西瓜皮1000克，天花粉250克。

做法：将天花粉捣碎，先用冷水泡透后，与二皮一同放入锅内，加水适量，煎煮1小时，捞出渣，再用小火煎煮浓缩，至较稠将要干锅时停火，把煎液晒干，压碎装入瓶中。

解析：冬瓜皮清热利水；西瓜皮清热生津、解暑；天花粉甘微苦微寒，清热生津、消肿排脓。共奏清热生津止渴之功。

用法：每次10克，用沸水冲化当茶喝，每日数次，随渴随饮。

2. 胃热炽盛

临床表现：多食易饥，形体消瘦，大便干燥，苔黄，脉滑实有力。

治法：清胃泻火，养阴生津。

【药膳举例】

（1）葛根粥

材料：葛根粉15克，粳米50克。

做法：葛根粉通过洗净、切片、加水磨成浆后沉淀，取其淀粉晒干而得。粳米淘净，加水适量，武火煮沸，改文火煮至半小时加葛根粉，煮至米烂成粥即成。

解析：葛根甘凉，功效清热生津、解肌退热、透疹、升阳止泻，有降血压、降血糖、降血脂、解酒、解热等作用；粳米甘平，入胃经，清热止渴。共用有清胃泻火、养阴生津之效。

用法：早晚食用，连用4周。

（2）玉竹粥

材料：玉竹10克（鲜品用30克），粳米50克。

做法：先将新鲜玉竹洗净，去掉根须，剪碎，煎取浓汁后去渣，或用干玉竹煎汤去渣，入粳米，加水适量煮为稀粥。

解析：玉竹益胃，养阴生津止消渴，粳米养胃生津。本粥滋阴效果明显，胃有痰湿、口腻多痰、胃脘饱胀、消化不良者，不宜服用。

用法：早晚食，5～7天为一疗程。

3. 气阴两虚

临床表现：口渴多饮，倦怠懒言，五心烦热，多梦少寐，小便频数，尿如脂膏，舌质红少苔，脉细数。

治法：健脾益气，滋阴益肾。

【药膳举例】

（1）一品山药

材料：生山药500克，面粉150克，核桃仁、什锦果料、木糖醇、猪油、豆粉各适量。

做法：将山药洗净，去皮，煮熟，放在大碗内，加面粉揉成团，放在盘中按成圆饼状，上面摆上什锦果料、核桃仁，将圆饼盘放入蒸锅内，置于武火上蒸20分钟；将木糖醇、豆粉、猪油少许放入另一锅中，熬成糖汁，浇在圆饼上即成。

解析：山药甘平，功效健脾润肺、固肾填精，有增强免疫功能及降血糖等作用；核桃仁甘温，有补肾固精、健脑等作用。共用有益心肾、健脾胃之效。

用法：饭前服50～100克，每日1次。

（2）山药猪胰汤

材料：猪胰1具，山药200克，食盐少量。

做法：猪胰洗净，山药洗净切片，将两物放入锅内，加水300～500毫升，先武火煮沸，再用文火炖熟，加入少量食盐即成。

解析：猪胰补脾胃，养阴血；山药健脾润肺，固肾填精。共奏健脾固肾、养阴生津之功。

用法：每日2～3次，当日服完。

4. 肾阴亏虚

临床表现：糖尿病日久消瘦，身体疲乏，小便频数量多，混浊如脂膏，或尿甜，口干舌燥，五心烦热，腰膝酸软，头晕耳鸣，舌红少苔少津，脉沉细。

治法：益气养阴补肾。

【药膳举例】

（1）软炸白花鸽

材料：淮山药粉50克，鸽肉250克，鸡蛋5个，豆粉50克，花椒10克，酱油、料酒、味精、菜油、食盐各适量。

做法：将鸽肉洗净去皮，剞皮十字花刀，切成方小块，装入碗中，用酱油、料酒、味精腌好；用鸡蛋清调豆粉、淮山药粉成糊状待用；将腌好的鸽肉用蛋清糊拌匀，另烧热油锅至六成热时，离火后逐个下入挂浆的鸽肉块，用漏勺翻着炸，待糊凝后捞起，掰去角叉，整形后，将锅置火上，待油温升高后，将鸽肉复炸一次，待成金黄色时，捞出沥去油，装入盘中，撒上花椒、食盐即成。

解析：山药滋阴补肾，益气健脾；鸽肉有补肝肾、益气血、祛风解毒的功效。共用有补脾肾、益阴气之效。

用法：每日2次，当日服完。

（2）枸杞鸡蛋糕

材料：枸杞子10克，鸡蛋2个。

做法：把鸡蛋去壳放入碗内，放入洗净的枸杞子和适当的水，用力摇匀，隔水蒸熟食之。

解析：方中枸杞子性味甘平，为补养肝肾的要药，佐以鸡蛋食之，则滋阴补肾益精之功更著。

用法：每日1次，连用10～15天。

5. 阴阳两虚

临床表现：病久阴损及阳，症见消瘦，面色苍白或黧黑，耳轮焦干，浮肿，腰膝酸软，形寒畏冷，阳痿不举，舌淡苔白，脉沉细无力。

治法：阴阳双补。

【药膳举例】

高粱枸杞粥

材料：高粱米100克，枸杞子30克，桑螵蛸20克。

做法：将桑螵蛸洗净，加清水煮沸后，倒出汁液，加水再煮，反复3次。将汁液合起来过滤收药液约500毫升。将高粱米、枸杞子分别洗净，共放于锅内，加入药液及适量清水，用武火煮沸后改文火煮至米烂，可食。

解析：桑螵蛸性味甘咸平，固精缩尿，补肾助阳；枸杞子益阴扶阳，补肾益精；高粱米益脾强胃、补益后天。共用有滋阴益阳之效。

用法：每日1次，连用3～4周。

第二节　甲状腺功能亢进症

甲状腺功能亢进症（简称甲亢）是指甲状腺功能增强，甲状腺素分泌增多或因血循环中甲状腺素水平增高，作用于全身组织器官，造成机体神经系统、循环系统、消化系统兴奋性增高和代谢亢进为主要表现的一组内分泌疾病。属于中医“瘿证”范畴。

一、食疗调理要点

（1）补充植物蛋白质　不宜过多地选用动物蛋白质，因为动物蛋白质有刺激新陈代谢的作用，所以要尽量选用植物蛋白质。

（2）用含淀粉多的食物作为主食，如玉米、甘薯、米、面等，除补充糖分外，还有充饥的作用。

（3）补充钾盐　要适当吃些富含钾盐的瘦肉汤、橘子水、香蕉及新鲜蔬菜等。

（4）补充含维生素丰富的食物。

（5）补充钙盐　应注意补充钙质，以骨粉、蛋壳粉、脆骨为好。

二、辨证施膳

1. 气郁痰结

临床表现：胸闷不舒，喉有堵塞，颈部觉胀，甲状腺肿大，喜叹息或胸胁窜痛，病情的波动常与情志因素有关，舌红苔白，舌尖颤动，脉弦滑或弦细。

治法：疏肝化痰，散瘿破气。

【药膳举例】

（1）菊蚌怀珠

材料：净蚌肉10个，猪肉馅100克，鸡蛋清1个，黄酒15克，鲜菊花10克，鲜竹叶数片，浙贝母粉3克，清汤、葱、姜、盐、味精各适量。

做法：将蚌肉捶松，放入锅中，用文火煮至肉烂，取出置凉。把猪肉馅与浙贝母粉、鸡蛋清、葱、姜、盐搅匀，制成20个丸子，入沸水中煮熟，将每个蚌肉一分为二，夹肉丸2个。大汤碗中铺垫数片竹叶，将蚌肉怀珠摆放在竹叶上，洒上少许黄酒，10分钟取下。另取一汤锅，倒入清汤，烧沸，加菊花、味精、盐，再烧沸后，浇在蚌肉上即成。

解析：净蚌肉滋阴清热，解毒明目；猪肉、鸡蛋清滋阴补血；浙贝母粉清热化痰，软坚散结；鲜菊花、鲜竹叶清热祛风。共奏滋阴清热、软坚散结之功。

用法：可供佐餐，每日1次食用。

（2）萝卜海带汤

材料：萝卜250克，海带50克，陈皮10克，生牡蛎30克，海蛤壳10克，鸡汤（或肉汤）、盐、味精各适量。

做法：将海带、陈皮、海蛤壳、生牡蛎同煮，水沸40分钟，将药液滤出。把萝卜切块，拣出海带切丝，同放入煎好的药液中，加入少量鸡汤或肉汤、盐、味精，上火煮至萝卜熟而进味为度。

解析：萝卜甘平，益脾和胃，消食下气，有抗癌防癌、促进消化、增进食欲、防治便秘、防治动脉粥样硬化等作用；陈皮理气化痰；海带、生牡蛎、海蛤壳滋阴潜阳，软坚散结。

用法：吃菜喝汤，宜常吃。

2. 肝火旺盛

临床表现：颈脖粗肿，面红，怕热，目赤，口苦，耳鸣暴聋，易出汗，性情急躁易怒，或见大便干结，小便短赤，舌质红，苔黄，脉弦数。

治法：清肝泻火，散结消瘿。

【药膳举例】

（1）凉拌芹菜海蜇皮

材料：芹菜500克，水发海蜇皮150克，虾仁30克，盐、味精、醋、白糖各适量。

做法：芹菜去叶，除粗筋后切成节，在开水中烫一下，沥干水分；海蜇皮切丝；虾仁泡发。然后把芹菜、海蜇丝、虾仁一起拌匀，加白糖、盐、味精、醋拌匀即成。

解析：芹菜平肝清热，利湿；海蜇皮咸平，有清热解毒、化痰软坚、消肿润肠的功效，能预防肿瘤、扩张血管、调节血压；虾仁甘温，补肾助阳，通乳。共用可清热解毒、软坚散结。

用法：供佐餐食用，宜常吃多吃。

（2）芹菜粥

材料：芹菜（连根）120克，牡蛎粉3克，粳米250克，盐、味精各少许。

做法：将芹菜连根一起洗净，切节，入锅，加入洗净的粳米、牡蛎粉和适量的水。将锅置于武火烧沸，用文火煎熬至米烂成粥，加入盐、味精即成。

解析：芹菜甘苦凉，有平肝清热、健脾利湿、醒脑安神的功效，能中和血液中过多的尿酸、预防癌症、降压；牡蛎粉软坚散结，滋阴潜阳；粳米补虚扶中。本品特点是清肝泻火而不伤中。

用法：每日1次。

3. 气阴两虚

临床表现：面红畏热，汗出，口渴喜饮，神疲乏力，形体消瘦，心烦不宁，大便溏泄，舌红或淡，苔薄少，脉弱或细数。

治法：益气养阴，散结消瘿。

【药膳举例】

（1）加味二冬粥

材料：天冬10克，麦冬10克，沙参10克，荷叶20克，粳米50克，白糖适量。

做法：将天冬、麦冬、沙参、荷叶加水1500毫升，煎汤取汁，入粳米用文火煮粥，将熟时加入白糖调味，稍煮片刻即可。

解析：天冬甘苦寒，滋阴润燥，清肺降火，有抗肿瘤、镇咳祛痰、抗菌等作用；麦冬甘微苦微寒，养阴润肺，益胃生津，清心除烦，有降血糖、镇静及抑菌等作用；沙参甘微寒，滋阴清肺，生津养胃，有增强机体免疫功能、解热镇痛等作用；荷叶苦平，清热解暑，凉血止血，有利尿、通肠毒、清暑解热、降低血清中甘油三酯和胆固醇的作用。诸味共用有气阴双补之功。

用法：每日1剂，分2次服食。

（2）八宝粥

材料：芡实75克，茯苓、莲子肉、扁豆、山药、薏苡仁、党参、白术、大米各150克，白糖适量。

做法：将上述8味中药加水适量，煎煮40分钟，捞出党参、白术药渣。把大米淘净，放入药液中，续煮至米烂粥成，分顿加白糖服用。

解析：党参、白术健脾益气；芡实、薏苡仁、扁豆、莲子肉、山药甘淡滋润，滋养脾阴，渗湿益气。共奏滋养脾胃、气阴双补之效。

用法：每日1次，每次50～100克，宜常吃。

4. 心肝阴虚

临床表现：瘿或大或小，心悸易惊，五心烦热，情绪激动，失眠健忘，头晕目眩，容易汗出，两目干涩，手指抖动，或兼胸胁隐痛，形体日渐消瘦，舌红少津，脉细数。

治法：养心柔肝，滋阴补肾。

【药膳举例】

（1）干烧冬笋

材料：冬笋300克，枸杞子10克，鲜菊花5克，栀子2克，料酒、油、白糖、味精、清汤各适量。

做法：将冬笋入油锅，低温炸成金黄色，捞出，放入另一锅中，入枸杞子、菊花、栀子、清汤、料酒、味精、白糖，置武火上烧沸，用文火煮至汁干即成。

解析：枸杞子补肾滋阴，冬笋清热化痰，鲜菊花、栀子清肝息风。本品的特点是滋阴清热，化痰，平肝息风。

用法：可佐餐食用，宜多吃。

（2）郁丹糖浆

材料：郁金90克，麦冬、丹参、海藻各150克，红糖适量。

做法：前4味加水1000毫升，煎煮浓缩至300毫升，加红糖适量，置凉处。

解析：郁金辛苦寒，活血止痛，行气解郁，凉血清心，利胆退黄；麦冬甘微苦微寒，养阴润肺，益胃生津，清心除烦；丹参苦微寒，活血调经，凉血消痈，清心安神；海藻咸寒，消痰软坚，利水消肿。诸味共用有活血滋阴、行气解郁之功。

用法：每日2次，每次15毫升。

第三节　高脂血症

高脂血症是指血液中一种或多种脂质成分异常增高。如高胆固醇血症、高甘油三酯血症，是中老年人的常见病、多发病，发病率较高，病程长，并发症多，对人类健康有很大的危害。属于中医“膏浊”范畴。

一、食疗调理要点

（1）忌食高脂肪食物　如羊油、牛油、猪油、鸡油等，均能明显升高血中胆固醇和甘油三酯含量；宜多吃植物油，如豆油、香油、菜籽油、花生油、玉米油、棉籽油、米糠油等。

（2）少食高胆固醇食物，如肉类、蛋类、奶类等动物性食品。

（3）蜂蜜含果糖多，蔗糖（如白糖、冰糖等）可以分解成一半果糖，甘油三酯高的人应少吃。另外，某些水果果糖含量也较高，比如葡萄、香蕉、柿子等，也应适当控制。

（4）慎酒戒烟，饮食宜清淡，日常生活中应以素食为主，多吃五谷杂粮、瓜果蔬菜。

二、辨证施膳

1. 湿浊内阻

临床表现：体态肥胖，头沉身重，嗜睡，胸闷气促，纳呆恶心，大便不畅，舌质淡胖，苔白腻，脉缓。

治法：健脾利湿，升清降浊。

【药膳举例】

（1）冬瓜粥

材料：连皮冬瓜100克，糯米、薏苡仁各30克。

做法：上3味洗净入锅，加水适量，共煮粥食用。

解析：连皮冬瓜味甘、淡性寒，功能清热利水渗湿；薏苡仁健脾利水，渗湿降脂；糯米补脾胃，强身体。共奏健脾利湿之功。

用法：每日1次，宜长期服用。

（2）赤豆鲫鱼汤

材料：赤小豆60克，鲫鱼1条（约200克），紫皮大蒜1枚，葱1段（约10厘米长）。

做法：将鲫鱼去鳞及内脏，同其他材料一起用文火炖熟。

解析：赤小豆味甘、酸性平，性善下行，通利水道，利水消肿；大蒜味辛性温，能行滞气、暖脾胃、降血脂；鲫鱼味甘性平，功能健脾利湿。共奏健脾利湿之功。

用法：本品可作佐餐，食鱼喝汤，可常服。

2. 脾肾两虚

临床表现：神疲乏力，腰背酸痛，形寒肢冷，或体态肥胖，尿少浮肿，性功能减退，舌质淡胖，脉沉细无力。

治法：温补脾肾，利尿消肿。

【药膳举例】

（1）山药面条

原料：山药粉150克，面粉300克，豆粉20克，食盐、豆油、葱、姜、味精各适量。

做法：将山药粉、面粉、豆粉、清水、食盐适量放入盆内，揉成面团，制成面条。锅内放清水适量，武火煮沸后放面条、豆油、葱、姜，煮熟后再放味精适量服食。

解析：山药甘平，益气养阴，补脾肺肾，固精止带，有增强免疫功能、降血糖、扩张血管、祛痰平喘的作用。共用有健脾补肺、固肾益精之功，适用于老年高脂血症脾虚者。

用法：1日量，分3次服食。

（2）柏仁芡实粥

材料：柏子仁12克，芡实20克，糯米30克，白糖少量。

做法：将前3味快速淘洗干净，入锅中加水适量，煮粥，待熟时加白糖稍炖即成。

解析：柏子仁性味甘平，可健脾补肾养血；芡实味甘补益，性涩固敛，既能扶脾气祛湿邪，又能益精以固下元；糯米补脾胃，养五脏。共奏健脾利湿止泻之功。

用法：本品可供佐餐。

3. 痰食阻滞

临床表现：胸闷，咳吐痰涎，腹胀呃逆，嗳气，食量减少，或体态肥胖，大便干燥，舌红苔白腻，脉滑。

治法：消食导滞，祛痰降浊。

【药膳举例】

（1）三鲜饮

材料：鲜山楂60克，鲜白萝卜30克，鲜陈皮6克，冰糖少量。

做法：取水700毫升，同前3味一起放入锅中，用温火煮，煮沸后取汁约500毫升，加入少量冰糖即成。

解析：山楂味酸、甘性微温，功擅健脾开胃、促进消化，又可散瘀降脂；陈皮芳香醒脾，有行气健脾、燥湿化痰之功；白萝卜性味辛甘凉，入脾、胃经，可宽中下气、消食化痰。

用法：不拘时，代茶饮。

（2）化滞饼

材料：炒莱菔子30克，黑、白二丑5克，米粉1000克，白糖少量。

做法：将莱菔子、黑丑、白丑各研成细末，入米粉、白糖，加水调成糊状，以微火在平锅里摊烙成极薄煎饼，每个约50克。

解析：黑、白二丑苦寒降泄，取其通腑逐水化痰之功；莱菔子可下气定喘，理气止痛，化痰消食导滞；米粉性平，补脾胃，安五脏。本品有利水而不伤脾胃的特点。

用法：每天1次，每次2个煎饼。

4. 瘀血阻滞

临床表现：胸闷，时有刺痛，头痛固定，胃纳正常或稍差，肢体麻木，舌质隐紫或有紫斑，脉细涩或结代。

治法：活血化瘀，通络止痛。

【药膳举例】

（1）荷叶山楂饮

材料：荷叶9克，山楂9克。

做法：上2味加入适量水，微煎作饮料服。

解析：山楂味甘、酸性涩、微温，有消食积、散瘀血、降脂的作用；荷叶清暑利湿、升发清阳，降脂是取其升清降浊作用。共用有活血化瘀、利湿降浊之功。

用法：不拘时，代茶饮。

（2）桃仁粥

材料：桃仁10克，粳米50克。

做法：先将桃仁捣烂如泥，加水适量，研汁取渣后，同粳米煮成稀粥。

解析：桃仁苦甘平，活血化瘀，润肠通便，止咳平喘；粳米补中益气，健脾益胃。共奏活血化瘀之功。

用法：每日1次，宜常服。

第四节　肥胖症

肥胖症是指因神经内分泌系统调节失常，进食热量多于人体消耗量而以脂肪形式储存体内。肥胖症属于中医“膏浊”范畴。

一、食疗调理要点

（1）肥胖症患者忌常吃高糖、高脂肪饮食。

（2）宜多吃富含纤维素的食物，多吃醋。

（3）晚餐宜少吃。

二、辨证施膳

1. 胃热

临床表现：多食，消谷善饥，面色红润，脘腹胀满，口干苦，胃脘灼痛嘈杂，得食则缓，小便黄，大便干结，舌红苔黄腻，脉弦滑。

治法：清胃泻火，佐以健脾。

【药膳举例】

（1）竹笋汤

材料：竹笋200克，银耳10克，鸡蛋1个，盐、味精各适量。

做法：银耳浸泡、洗净、去蒂；竹笋入水浸泡、洗净；鸡蛋打碎搅匀。清水煮沸后，倒入鸡蛋糊，再加入竹笋、银耳，用文火烧10分钟，加盐、味精，起锅即成。

解析：竹笋甘寒，能清热化痰、通利二便、滋阴凉血、养阴明目，所含粗纤维有促进胃肠蠕动的作用；银耳滋阴润肺、补脾开胃、益气清肠，可增强机体抗肿瘤能力、提高肝脏解毒能力；鸡蛋滋阴清热。

用法：每日1次，宜常服。

（2）荷叶粥

材料：鲜荷叶1张，粳米50克，冰糖少许。

做法：将荷叶洗净切成方块，入锅加水适量，用武火烧沸，再用文火煎煮10～15分钟，去渣留汁，再将粳米洗净入锅，倒入荷叶汁，加冰糖和适量水熬煮成粥即成。

解析：鲜荷叶味苦涩性平，清暑祛湿，升发清阳；粳米补五脏。本品具有清化湿浊而不伤脾胃的特点。

用法：本品可做主食，每日1次，宜常服。

2. 脾虚不运

临床表现：饮食如常或偏少，既往多有暴饮暴食史，肥胖臃肿，神疲乏力，胸闷脘胀，身体困重，四肢轻度浮肿，晨轻暮重，劳累后明显，小便不利，便溏或便秘，舌淡胖边有齿痕，脉濡细。

治法：健脾益气，渗利水湿。

【药膳举例】

（1）什锦乌龙粥

材料：薏苡仁30克，冬瓜子100克，赤小豆20克，干荷叶、乌龙茶各适量。

做法：干荷叶、乌龙茶用粗纱布包好备用。将薏苡仁、冬瓜子、赤小豆洗净一起放锅内，加水煮熬至熟，再放入用粗纱布包好的干荷叶及乌龙茶，再煎7～8分钟，取出纱布包即可。

解析：薏苡仁健脾利湿、清热排脓，有抗癌、降血糖、防治脚气病等作用；冬瓜子清肺化痰，消痈排脓，利湿；赤小豆甘酸平，有利水除湿、和血排脓、消肿解毒的功效；荷叶清热解暑，升发清阳，凉血止血。共用有健运脾胃、利水渗湿之功。

用法：每日早晚食用。

（2）参苓粥

材料：党参10克，白茯苓15克，生姜3克，大米50克。

做法：先将党参切成薄片，白茯苓捣碎，浸泡半小时，加适量水煎取药汁2次，把2次药汁和并，与生姜、大米同煮成粥。

解析：党参健脾胃，补元气；白茯苓益脾，渗湿，利水；生姜温胃，利水。共用有健脾利湿之功。

用法：每日早晚各1次。

3. 痰浊内盛

临床表现：形盛体胖，身体重着，肢体困倦，头晕目眩，胸膈痞满，痰涎壅盛，呕不能食，口干不欲饮，嗜食肥甘醇酒，神疲嗜卧，苔白腻或白滑，脉滑。

治法：祛痰除湿。

【药膳举例】

（1）陈皮饮

材料：陈皮、杏仁、老丝瓜各10克，白糖少许。

做法：将老丝瓜、陈皮洗净，杏仁去皮，一同入锅，加水适量，置武火上烧沸后，用文火煮20～30分钟，稍凉去渣，加入白糖拌匀即成。

解析：陈皮燥湿化痰，理气健脾；杏仁止咳平喘，润肠通便；老丝瓜化痰祛风。共奏祛痰除湿之功。

用法：每日1剂，当茶服用。

（2）薏苡杏仁粥

材料：薏苡仁30克，杏仁10克，冰糖少许。

做法：薏苡仁淘净，杏仁去皮尖洗净，冰糖打成碎屑。先将薏苡仁入锅，加适量水，置武火上烧沸，再用文火熬煮至半熟，放入杏仁，继用文火熬熟，加入冰糖即成。

解析：薏苡仁健脾利湿，清热排脓；杏仁止咳平喘，润肠通便。共奏化痰之功。

用法：每日1次，宜常服。

4. 脾肾阳虚

临床表现：形体肥胖，颜面虚浮，神疲嗜卧，气短乏力，畏寒肢冷，下肢浮肿，腹胀便溏，自汗气喘，动则更甚，尿昼少夜频，舌淡胖苔薄白，脉沉细。

治法：温补脾肾，利水化饮。

【药膳举例】

（1）鲤鱼汤

材料：鲜鲤鱼1000克，荜茇5克，川椒5克，生姜、香菜、料酒、葱、味精、醋各适量。

做法：将鲤鱼去鳞剖腹去肠杂，切成小块；生姜、葱洗净，拍破待用；把荜茇、鲤鱼、生姜、葱、川椒放入锅内，加水适量武火烧开，文火上炖约40分钟，加入香菜、料酒、味精、醋即可食用。

解析：鲤鱼味甘性平，补虚劳，利水消肿；荜茇、川椒温补脾胃；生姜温胃利水。

用法：吃鱼肉喝汤，可单吃也可佐餐。

（2）虾仁炒黄瓜

材料：青虾仁100克，黄瓜1根，葱1棵，盐少许，鸡汤、麻油、蛋清、藕粉、植物油、调料各适量。

做法：黄瓜切成短块，将藕粉、蛋清加入青虾仁，充分混合，在热油中将虾仁炒至鲜红，黄瓜、葱另炒至变青时，加入鸡汤及调料，并加入藕粉、虾仁勾芡，加入麻油少许即成。

解析：虾仁性温，可补肾温阳；黄瓜甘寒，入肺、胃、大肠经，可清热利水、润肠通便。

用法：趁热服食，可作主食。

第五节　更年期综合征

扫码看微课

更年期综合征食疗药膳

更年期综合征是发生于特定年龄段的中老年人常见病、多发病。男女均可发病。属于中医“绝经前后诸证”。

一、食疗调理要点

（1）忌高糖、高脂、高盐饮食。

（2）忌辛辣刺激之品，阴虚火旺者还应忌食热性之物，如狗肉、羊肉、牛肉、麻雀、荔枝、杏子、李子等。

（3）补充足够的维生素及无机盐　含维生素丰富的食物如粗粮（小米、玉米、标准面粉等）、瘦肉、牛奶、绿叶菜、水果等能维持神经健康和促进消化。

（4）注意饮食多样化和营养平衡　要多吃含钙较丰富的食物（如各种豆类、虾皮、海带、芹菜、白菜等）和含丰富优质蛋白的食物（如瘦肉、鸡、鱼、蛋、乳类等）；另一方面要少吃动物脂肪和含胆固醇较高的食物。

二、辨证施膳

1. 肾阴虚

临床表现：头目晕眩耳鸣，颧红、汗出，五心烦热，腰膝酸痛，骨节酸楚疼痛，或神疲乏力，注意力不集中，感觉迟钝，精神恍惚，悲伤欲哭，或心悸怔忡，健忘失眠，多梦易惊；或紧张头痛，两目干涩，视物模糊，四肢麻木、震颤，两胁隐痛；或月经先期或先后不定，经色鲜红，量或多或少，或皮肤干燥、瘙痒，口干，大便干结，尿少色黄，舌红，少苔，脉细数。

治法：滋养肾阴，佐以潜阳。

【药膳举例】

（1）枸杞肉丝

材料：枸杞子30克，瘦猪肉100克，青笋30克，植物油、食盐、味精各适量。

做法：先将瘦猪肉切成细丝；枸杞子洗净备用。将锅烧热，放植物油加热，投入肉丝和青笋爆炒至熟，再放入其他材料即成。

解析：枸杞子味甘性平，有滋补肝肾、明目、润肺的作用；青笋微苦微寒，可滋阴、通经脉、利二便；瘦猪肉味甘咸性平，含有丰富的动物蛋白，可益阴补虚、润肝养血。三味合用，具有滋补肾阴之效，主治肾阴虚证之更年期综合征。

用法：每日1料。可作为中、晚餐菜肴食用。

(2) 生地黄精粥

材料：生地黄10克，黄精（制）10克，粳米30克。

做法：先将生地黄、黄精水煎去渣取汁，用药汁煮粳米为粥。

解析：黄精味甘性平，可润肺滋阴、补脾益气；生地黄味甘性苦寒，有养阴生津、清热凉血之功；粳米味甘性平，益脾补虚。三味合用可滋补肝肾，益后天之脾，助后天之肾，主治肝肾阴虚之更年期综合征。

用法：食粥，每日1次。可作早、晚餐食用。

2. 肾阳虚

临床表现：精神萎靡，面色晦暗，心悸怔忡，形寒肢冷，腰膝酸冷，倦怠乏力，纳呆腹胀，大便溏薄，苔薄白，脉沉细无力，或经行量多，或崩中暴下，色淡或黯，有块，面浮肢肿，夜尿多或尿频失禁，或带下清稀，或性欲减退、阳痿早泄等，舌淡或胖嫩边有齿印。

治法：温肾扶阳，佐以温中健脾。

【药膳举例】

干姜羊肉汤

材料：干姜30克，羊肉150克。

做法：干姜、羊肉共煮，至羊肉熟烂。

解析：干姜味辛性热，可温中回阳、温经止血；羊肉味甘性温热，有补虚温中、益肾壮阳之效。合用则奏温补脾肾之功，适用于脾肾阳虚证者。

用法：食肉饮汤，可做中、晚餐菜肴食用。

练习题

1. 以下药膳除了（　　）外，可用于肥胖症的食疗调理。

A. 竹笋汤　　B. 陈皮饮

C. 鲤鱼汤　　D. 三鲜饮

2. 葛根粥由葛根粉15克，粳米15克煮制而成，早晚食用，用于（　　）糖尿病。

A. 肺热津伤　　B. 胃热炽盛

C. 气阴两伤　　D. 肾阴亏虚

3. 用于调理湿浊内阻型高脂血症的冬瓜粥，其中冬瓜的功效是（　　）。

A. 利水渗湿　　B. 健脾利水

C. 利尿消肿　　D. 润肠通便

4. 辨证施膳：患者女，50岁，近日精神萎靡，面色晦暗，心悸怔忡，形寒肢冷，腰膝酸冷，倦怠乏力，纳呆腹胀，大便溏薄，苔薄白，脉沉细无力，经行量多，色淡，有块，面浮肢肿，夜尿多或尿频失禁，舌胖嫩边有齿印。请根据患者情况，给出合适的食疗方案。

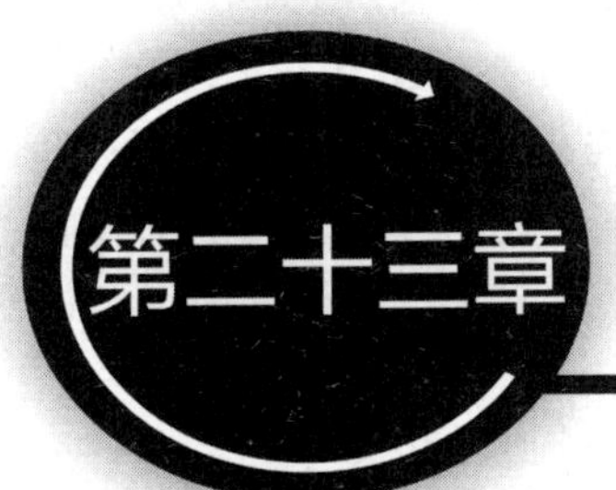

第二十三章 神经系统疾病食疗药膳

第一节 脑动脉硬化症

脑动脉硬化症是指脑内动脉广泛粥样硬化，动脉管腔变窄失去弹性，引起脑供血障碍和脑的弥漫性改变所导致的一系列神经精神障碍症状。本病可分别属于中医“头痛”“眩晕”“不寐”“疲劳”“耳鸣”“耳聋”“中风”等病证范畴。

一、食疗调理要点

(1) 平衡膳食结构，减少动物脂肪的摄入，适当增加动物蛋白质的摄入，特别是鱼类。

(2) 饮食宜清淡，多食蔬菜和水果，如菠菜、油菜。

(3) 限制食盐的摄入，每日摄入量应控制在3～5克以内。

(4) 少食多餐。

(5) 严禁饮用烈性酒、浓茶、咖啡及刺激性饮料。

二、辨证施膳

1. 心脾两虚，中气不足

临床表现：头晕头痛，或胀麻不适，倦怠乏力，心悸，失眠或嗜睡，健忘，情绪不稳，喜怒无常，肢麻，便溏，舌淡胖，苔薄，脉弦或细弱。

治法：益气健脾，养血安神。

【药膳举例】

(1) 养心粥

材料：龙眼肉10枚，大枣5枚，山药15克，牡丹皮10克，山楂10克，粳米50克。

做法：上6味洗净，加水适量，共煮熬粥。

解析：龙眼肉甘温，入心、脾经，有补心脾、益气血之作用；大枣甘温，功用补中益气、养血安神；山药益气养阴，补脾肺肾；牡丹皮凉血活血；山楂消积散瘀，有降压、降脂、抗动脉粥样硬化等作用；粳米健胃和中。共用可益气健脾、养血安神。

用法：常服。

(2) 龙莲二仁汤

材料：龙眼肉15克，莲子10克，酸枣仁10克，桃仁10克。

做法：上4味加水适量，同煮100分钟即成。

解析：龙眼肉性味甘温，功效补益心脾、益气养血，具有增强机体免疫功能的作用；莲子味甘，性涩而平，功用健脾养心安神；酸枣仁甘平，养心安神；桃仁苦平，功能活血祛瘀、润肠通便。同用共奏养心安神、活血化瘀之功。

用法：饮汤食龙眼肉及莲子。每日1剂，连服10～15日。

2. 心肝火旺，痰热上扰

临床表现：面红目赤，口苦干渴，头晕，头胀，心烦易怒，大便干结，小便短黄，甚则可见神昏谵妄，舌质红，苔黄厚腻，脉滑数。此型为神经衰弱症候群之一。

治法：清心化痰安神。

【药膳举例】

(1) 山楂决明荷叶瘦肉汤

材料：猪瘦肉100克，山楂30克，决明子30克，鲜荷叶半张，大枣4枚，调料适量。

做法：将山楂、决明子、大枣（去核）洗净；鲜荷叶洗净，切片；猪瘦肉洗净。将处理好的用料一起放入锅内，加清水适量，武火煮沸后，文火煮1～2小时，调味即可。

解析：决明子性味甘苦微寒，功能清肝明目、润肠通便；荷叶性味苦涩平，能清热祛暑利湿；山楂性味酸甘温，功用消食化积、活血化瘀；猪肉甘咸平，补中气，增加营养；大枣健脾和中。全方相配，共奏清肝泻热、消滞和胃之功。

用法：随量佐餐饮用。

(2) 竹沥粥

材料：竹沥30毫升，粳米50克。

做法：粳米加水如常法煮粥，待粥熟后，加入竹沥，调匀即成。

解析：竹沥性味甘大寒，能清热化痰，清心、肺、胃三经之火，与大米煮粥，其清热化痰之力更强。

用法：少量多次温热食用。

3. 肝肾不足，气虚血瘀

临床表现：眩晕，耳鸣，心悸，失眠，头痛如刺，固定不移，腰膝酸软，时有盗汗，口燥咽干，舌红少苔，舌质黯或有瘀点瘀斑，脉沉细涩。

治法：补气活血，滋补肝肾。

【药膳举例】

(1) 山楂枸杞子兔肉汤

材料：山楂30克，枸杞子15克，兔肉500克，山药30克，大枣4枚，调料适量。

做法：将枸杞子、山楂、山药、大枣（去核）洗净；将兔肉洗净，切块，去油脂，用开水脱去血水。把处理好的用料一起放入锅内，加清水适量，武火煮沸后，文火煲2～3小时，调味即成。

解析：枸杞子性味甘平，有滋补肝肾、明目之功效；山药性味甘平，长于固肾涩精、健脾益阴；山楂活血化瘀，有降压降脂作用。三味合用，补中有通，补血活血。再配以兔肉补益中气，其蛋白丰富而低脂肪、低胆固醇。大枣补脾和中。综观全方，有补养肝肾、活血化瘀之功效。

用法：随量食肉饮汤，每日1次。

（2）首乌杜仲粥

材料：制何首乌15克，杜仲15克，大米60克。

做法：先煮制何首乌、杜仲，去渣取汁，再入大米煮粥。

解析：制何首乌甘苦涩微温，滋补肝肾，养血乌发，固精；杜仲甘微辛温，补肝肾，强筋骨。两者合用煮粥，有补肝肾、益精血之功。

用法：每日1次，分数次食服。

4. 心肾两虚，髓海不足

临床表现：表情淡漠或盲目乐观，性情孤僻，沉默寡言或自言自语，反应迟钝，哭笑无常，语无伦次，健忘失眠，头晕耳鸣，二便失调，舌质红，苔薄，脉沉细无力。

治法：滋心益肾，醒脑益智。

【药膳举例】

（1）栗子龙眼肉粥

材料：栗子10个（去壳用肉），龙眼肉15克，粳米50克。

做法：将栗子切成小碎块，与粳米同煮做粥，将成时放入龙眼肉。

解析：栗子性味咸温，可补肾壮腰、强筋健骨，为“肾之果”；龙眼肉味甘性温，养心补血。两者合粳米做粥，有补心肾、益腰膝作用。

用法：食时加入白糖少许。可作早晚餐。

（2）杞圆膏

材料：龙眼肉（桂圆肉）500克，枸杞子500克，蜂蜜200克。

做法：两者置砂锅内，加水4000毫升，文火煨烂，过滤去渣，取汁加蜂蜜再文火慢熬成膏，瓷罐密贮备用。

解析：枸杞子润肺养肝，滋补肾阴；龙眼肉补心脾，益气血，安神。两药合用有补脑安神、补肾填精之作用。

用法：每日早晚各1次，每次1匙。可连服数日。

5. 肝肾阴虚，元气耗损

临床表现：言语謇涩，语气低微，饮水发呛，表情呆板，走路缓慢，四肢搐搦，头晕目眩，痴呆，气短，二便失控，舌淡或舌红少津，脉弱。

治法：益气养血，滋补肝肾。

【药膳举例】

（1）杞地甲鱼羹

材料：甲鱼300克以上者1只，枸杞子、山药各30克，熟地黄、女贞子各15克。

做法：将甲鱼杀死，在腹部呈十字形剖开，去内脏，洗净，放入砂锅内，加入其他药物和水适量，用武火烧开，然后改用文火熬成烂糊即成。

解析：甲鱼性平味甘，肉有滋阴、清热、散结、凉血、益肾等功用，为滋补佳品；枸杞子、山药补肾健脾，益气养血；熟地黄滋阴养血，固精填髓；女贞子滋补肝肾。合而用之，有滋补肝肾、填精益髓之作用。

用法：分顿食下。

（2）天麻猪脑羹

材料：天麻10克，猪脑1个，红糖适量。

做法：将天麻、猪脑同置砂锅内，加水适量，用文火炖1小时，捞出药渣，加入红糖适量调味即成。

解析：天麻性味甘平，有平肝潜阳、息风止痉之作用；猪脑味甘性寒，有补脑填髓之功。两者合用有养肝肾、补脑髓之效。

用法：每日1剂，吃猪脑喝汤。

第二节　短暂性脑缺血发作

短暂性脑缺血发作指颈动脉或椎动脉、基底动脉系一过性供血不足，导致供血区局部神经功能障碍，以一过性失语、黑矇、轻偏瘫、偏身麻木或发作性眩晕为主要表现的具有24小时内完全恢复特点的中老年人常见的缺血性脑血管病，曾称为一过性脑缺血。属于中医“中风”“厥证”“眩晕”“麻木”等病证范畴。

一、食疗调理要点

（1）饮食配膳时，多用活血化瘀、通经活络的食物与药物。

（2）发作期饮食宜清淡，可适当进食鱼类、蛋类、瘦肉、新鲜蔬菜、水果等食物。

（3）忌食过咸、甘甜或油腻的食物，绝对戒烟忌酒。

二、辨证施膳

1. 肝阳上亢

临床表现：目赤口苦，面色发红，头脑胀痛，手足颤抖，急躁易怒，尿黄赤，舌红，苔薄黄或黄干，脉弦数。

治法：平肝潜阳。

【药膳举例】

夏枯草决明子茶

材料：夏枯草10克，决明子30克，绿茶2克。

做法：先将决明子拣杂、洗净、晒干，入锅用微火焙炒至黄，取出敲碎。将夏枯草采收后，洗净、晒干，与决明子、绿茶同放入大号杯中，用沸水冲泡，加盖闷15分钟。

解析：决明子味甘、苦性微寒，有清肝明目、润肠通便之功；夏枯草味苦性寒，具有清肝火、散郁结、降血压作用。两者与绿茶共用，具有平肝潜阳、泻火通络之作用。

用法：当茶频频饮服，一般可冲泡3～5次，也可煎煮取汁代茶饮。

2. 痰浊壅滞

临床表现：眩晕头重，胸脘痞闷，纳呆多寐，时有意识模糊，肢麻多痰，或下肢浮肿，舌红胖大或有齿痕，苔白腻，脉弦滑。

治法：化痰通络。

【药膳举例】

（1）山楂菖蒲饮

材料：山楂30克，石菖蒲15克。

做法：将两物同置杯内，冲入滚开水，加盖闷10分钟。

解析：山楂性微温味酸、甘，功用消食化滞、活血化瘀，现代研究表明该药具有降脂、降压、扩张血管的作用；石菖蒲性味辛温，功效化湿和胃、开窍宁神。两药相合，具有醒脑通络、祛湿化痰之作用。

用法：每日 1 剂，随冲随饮，代茶饮服。

（2）薏豆萝卜粥

材料：薏苡仁 30 克，白扁豆 30 克，鲜山药 30 克，白萝卜 60 克，粳米 60 克。

做法：鲜山药去皮切块，白萝卜切块。薏苡仁、白扁豆、粳米加清水适量煮粥，10 分钟后加入山药、白萝卜，熬至粥稠。

解析：薏苡仁、白扁豆健脾祛湿，白萝卜化痰行气，共用健脾理气化痰。

用法：每日 1 次，连服 7～10 日。

3. 肾虚血阻

临床表现：头晕眼花，气短心悸，肢软乏力，肢体麻木，舌质嫩，脉细弱或弦。

治法：补肾通络。

【药膳举例】

（1）牛肉牛膝粥

材料：牛肉 50 克，粳米 50 克，牛膝 10 克。

做法：先将牛膝洗净煮汤，取药汁加水，加碎牛肉、粳米同煮粥。

解析：牛膝补肝肾，强筋骨，活血化瘀，引血下行；牛肉补脾胃，益气血，强筋骨；粳米有补气健脾作用。综观全方，有补脾强肾、益气活血之功。

用法：随量服用。

（2）首乌黑豆炖甲鱼

材料：制何首乌 30 克，黑豆 60 克，甲鱼 1 只（约 250 克），大枣 3 枚，生姜 3 片，调料适量。

做法：先将甲鱼洗净内脏、切块，略炒，与黑豆、制何首乌、大枣（去核）、生姜一起放入锅内隔水炖熟，调味即成。

解析：制何首乌味苦、甘、涩，性微温，功用补肝肾、养血、降脂；黑豆性平味甘，功用滋阴补肾，蛋白质含量较高；甲鱼性平味甘，有滋阴、清热、散结、凉血、益肾等功效。综观全方，有补肾活血、清热降脂作用。

用法：饮汤吃肉佐餐。

第三节　脑梗死

脑血管病是老年人致残和致死的主要疾病。脑梗死是指脑部血液供应障碍，缺血、缺氧引起脑组织坏死软化，临床上常见的有脑血栓形成、脑栓塞、脑梗死及脑腔隙性梗死。属中医“中风”范畴。

一、食疗调理要点

（1）限盐　食盐摄入量每日应少于 5 克，对血压较高合并心衰者食盐摄入量每日为 1～2 克。

（2）控制膳食脂肪摄入。

(3) 忌甘甜之物。

(4) 慎酒戒烟。

(5) 节制晚餐，摄入的热量应控制在全天量的30%以下。

二、辨证施膳

1. 肝阳暴亢，风火上扰

临床表现：半身不遂，口舌歪斜，偏身麻木，头痛，面红目赤，口苦咽干，舌强语謇或不语，心烦易怒，尿赤便干，舌质红或绛红，舌苔薄黄，脉弦有力。

治法：平肝泻火通络。

【药膳举例】

(1) 天麻煲鱼头

材料：鲜鲤鱼头1个（500克），天麻10克，川芎10克，茯苓10克，葱、生姜、水豆粉、清汤、白糖、食盐、味精、胡椒粉、香油各适量。

做法：将鲜鲤鱼头去鳞鳃，洗净。将川芎、茯苓切成片，用第二次米泔水泡，再将天麻放入泡过川芎、茯苓的米泔水中浸泡4～6小时，捞出天麻置米饭上蒸透，切成片待用。将天麻、川芎、茯苓与鱼头置盆内，放入葱、生姜，加入适当清水后，上笼蒸约30分钟，将鱼蒸好后，拣去葱和生姜。另用水豆粉、清汤、白糖、食盐、味精、胡椒粉、香油烧开勾芡，浇在鱼头上即成。

解析：川芎味辛苦性温，入肝、胆经，其性辛窜升浮，上行可至头目，下行可至血海，功能补血活血、行气开郁；天麻味甘性平，入肝经，功能息风定惊、益气化痰；茯苓味甘、淡性平，具健脾和胃之功；鲤鱼性平味甘，和胃行水活血，利小便。共奏平肝息风、定惊止痛、行气活血、健脾和胃之效。

用法：佐餐食用。

(2) 蚯蚓炒鸡蛋

材料：食用活蚯蚓5条，鸡蛋2个，食油、盐各适量。

做法：将活蚯蚓放盆内2～3天，使其排出体内污泥，再剖开洗净切断。鸡蛋去壳，与蚯蚓、盐适量同放碗内搅拌后，锅内放油烧热同炒熟。

解析：蚯蚓性寒味咸，功效解热泻火、平肝定惊，现代研究证明其有降血压之功；鸡蛋滋阴养血，柔肝息风。两味共奏滋阴息风、平肝通络之功。

用法：每日1次。

2. 风痰瘀血，痹阻脉络

临床表现：半身不遂，口舌歪斜，偏身麻木，头晕目眩，舌强语謇或不语，舌质薄白或白腻，脉弦滑。

治法：化痰通络。

【药膳举例】

(1) 鲜蘑萝卜条

材料：白萝卜500克，鲜蘑菇100克，豆油、盐、味精、姜末、淀粉、白糖、黄酒各适量。

做法：将白萝卜切条，蘑菇切片。将白萝卜放入水中煮熟捞出。锅烧热加油，将白萝卜条和鲜蘑片下锅略炒，加盐、黄酒、姜末、白糖，倒入适量煮萝卜汤，再煮5分钟加味精、淀粉勾芡即成。

解析：蘑菇益肠胃，化痰理气，安神降压，现代研究证实，鲜蘑菇中含胰蛋白酶、麦芽糖酶，有助消化作用，酪氨酸酶是蘑菇中降血压的有效成分，所含维生素 B_6 有降低胆固醇的作用；白萝卜味辛甘，善消谷、和中化痰。两者合用，共奏消食化痰、理气安神、降血压的功效。

用法：佐餐食用。

(2) 兔肉紫菜豆腐汤

材料：兔肉 60 克，紫菜 30 克，豆腐 50 克，细盐、黄油、淀粉、葱花各适量。

做法：将紫菜撕成小片，洗净后放入小碗中。兔肉洗净切成薄片，加细盐、黄酒、淀粉共拌匀。豆腐切碎。锅中倒入清水一大碗，入豆腐、细盐，中火烧开后倒入肉片，煮 5 分钟，放入葱花，立即起锅，倒入紫菜，搅匀即成。

解析：紫菜味甘性寒，化痰散结，生津润燥；豆腐味甘性寒，功能宽中益气、清热消满和脾；兔肉凉补，益气泻火，养阴血。此方常用，可清热利水、化痰生津、消食和胃。

用法：佐餐食用。

3. 痰热腑实，风痰上扰

临床表现：半身不遂，偏身麻木，口舌歪斜，舌强语謇或不语，腹胀，便干便秘，头晕目眩，咳痰或痰多，舌质黯红或黯淡，苔黄或黄腻，脉弦滑或弦滑而大。

治法：通腑化痰。

【药膳举例】

(1) 竹沥粥

材料：竹沥 30 毫升，粳米 50 克。

做法：用粳米煮粥，待粥将成时，兑入竹沥，稍煮即可。

解析：竹沥味甘性大寒，功效养血滋阴、消风降火、清热化瘀、镇惊利窍；粳米性味甘平，可补脾胃、益五脏、壮气力。两者共用清热化痰、通腑开窍。

用法：每日 1 次。

(2) 复方雪羹汤

材料：鲜荸荠（去皮）150 克，海蜇 30 克（泡发，漂淡，切碎），川贝母 9 克。

做法：上物加适量水，文火煮 1 小时。

解析：荸荠味甘性寒，清热、化痰、生津；海蜇甘咸、大寒，清热凉血、生津化痰。两者共用，伍以润肺泻心化痰之川贝母，共奏清热通腑化痰之效。

用法：1 日内分 2 次服食，饮汤食荸荠及海蜇。

4. 气虚血瘀

临床表现：面色㿠白，气短乏力，口流涎，自汗出，心悸，便溏，半身不遂，口舌歪斜，舌强语謇或不语，偏身麻木，手足肿胀，舌质黯淡，舌苔薄白或白腻，脉沉细、细缓或细弦。

治法：益气活血。

【药膳举例】

(1) 枸杞桃仁烩鸡丁

材料：枸杞子 9 克，桃仁 5 克，嫩鸡肉 600 克，食盐、味精、白糖、胡椒粉、香油、淀粉、绍酒、葱、姜、蒜片、植物油适量。

做法：将枸杞子、桃仁用水浸泡，桃仁去皮；鸡肉切成1厘米见方的丁；用食盐、味精、绍酒、白糖、胡椒粉、香油、淀粉兑成滋汁待用。锅烧热加少许植物油，待油五成热时，投入鸡丁快速滑透，下姜、葱、蒜片稍煸，再接着倒入滋汁，速炒一下投入桃仁、枸杞子，搅匀即可。

解析：枸杞子益精明目，桃仁补肺益气活血，两者均能抗老益寿；鸡肉营养丰富，补养气血。药食合用，共奏补肾壮阳、益气活血、明目健身之功。

用法：佐餐食用。

（2）川芎黄芪粥

材料：川芎3克，黄芪10克，粳米50克，冰糖少量。

做法：将川芎、黄芪煎熬3次，收汁1000毫升待用。将粳米洗净，放入锅中，加入川芎、黄芪汁，中火烧至米烂，可加少量冰糖调味。

解析：川芎味辛苦性温，入肝、胆经，其性辛窜升浮，上行可至头目，下行可至血海，功能补血活血、行气开郁；黄芪味甘性微温，入肺、脾经，补中益气，能兴奋中枢神经系统，增强单核吞噬细胞的吞噬能力，提高抗病能力，扩张血管，改善血液循环；粳米性味甘平，可补脾胃、益五脏、壮气力。三者共奏益气活血、强身益寿之功。

用法：可以作为主食食用。

5. 阴虚风动

临床表现：烦躁失眠，眩晕耳鸣，手足心热，半身不遂，口舌歪斜，舌强语謇或不语，偏身麻木，舌质红绛或黯，少苔或无苔，脉细弦或细弦数。

治法：益阴息风。

【药膳举例】

（1）玉兰鱼球

材料：生鱼肉（海鱼或草鱼均可）200克，玉兰花瓣15个，鸡蛋5个，味精、料酒、香油、盐各适量。

做法：将鱼肉去刺切碎，玉兰花瓣切成丝或末，两者混拌成泥；取5个鸡蛋的蛋清，用筷子搅拌发稠，蛋清中放入少许香油、料酒、味精及盐。然后，将鱼肉玉兰泥做成数个小球状，放入配好的蛋清中蘸匀，捞出后码在盘子中央；另取玉兰花瓣数片，围绕在盘子四周分别贴在鱼盘外沿，最后将整盘玉兰鱼球放在开锅的蒸屉上蒸5分钟，即可食用。

解析：玉兰花性味苦寒，花瓣可食用，具清热滋阴之效；海鱼或草鱼均具养阴血、健胃、补脑强身之效；鸡蛋滋阴养血息风。上三味共奏滋阴养血、育阴息风之功。

用法：佐餐食用。

（2）银耳山楂羹

材料：银耳20克，山楂5克，冰糖15克。

做法：先将银耳用温水发透，搓碎，用清水漂起待用。将洁净锅置于火上，注入清水2000毫升，投入银耳、山楂用武火烧沸，改文火熬3～4小时，至银耳熟烂汁稠，将冰糖放锅内，再煨20分钟即成。

解析：银耳性平味甘，功能滋阴润肺；山楂活血通络；冰糖具有补中益气、和胃润肺之效。三者共用，常食可滋阴健身、活血通络、益寿延年。

用法：早晚食用。

第四节 老年痴呆

老年痴呆食疗药膳

老年痴呆（阿尔茨海默病）在心脑血管疾病中较为常见，系指老年期进行性智力缺损，大多为脑组织弥漫性萎缩和退行性改变所引起的一种精神病。老年痴呆主要表现为进行性的记忆力、感觉及运动等普遍障碍，即“呆”“傻”“愚”“笨”，治疗起来很困难。本病多归属“痴呆”“健忘”等范畴。

一、食疗调理要点

（1）宜低盐低脂饮食。

（2）增加富含锌、铁、硒、铜、锰、钼、锗等矿物质食物的摄入，如葵花子、腰果、栗子、洋葱等。

（3）戒除吸烟、酗酒恶习。

（4）调整膳食结构，增加高密度脂蛋白的摄入，主要是各种鱼肉、狗肉、羊肉及豆制品。

（5）增加新鲜蔬菜、水果的摄入，如胡萝卜、各种瓜类、苹果、青菜、菠菜等。

二、辨证施膳

1. 髓海不足

临床表现：表情呆滞，头晕耳鸣，懈惰思卧，齿枯发焦，腰酸骨软，步行艰难，记忆力和计算力明显减退，舌瘦小色淡，苔薄白，脉沉细弱。

治法：补肾益髓，填精养神。

【药膳举例】

（1）肉苁蓉炖乳猪脑

材料：肉苁蓉 10 克，猪脑 1 个，蜀椒 10 个，熟地黄 10 克，盐、生姜、葱白各少许。

做法：诸味（盐除外）放入砂锅，加适量水炖熟，加盐少许即可。

解析：猪脑填补脑髓，滋补肾阴；肉苁蓉补肾阳，益精血；再加熟地黄养血滋阴，补精益髓；蜀椒、葱白助之温通肾阳，达髓于脑。共奏填精补髓之效。

用法：适温空腹食用，每周 1～2 次。

（2）枸杞炖牛肉

材料：牛肉（小腿肉为佳）250 克，山药 10 克，枸杞子 10 克，龙眼肉 8 克，熟地黄 8 克，花生油、姜、葱、盐、料酒各少许。

做法：将牛肉放入沸水内焯 3 分钟捞起，洗后切片。铁锅烧热，下花生油，倒入牛肉片爆炒，炒匀后放进装有洗净各药之大碗中，上放姜、葱，加适量白开水、盐、料酒，隔水蒸 2 小时，至牛肉软烂取出即成。

解析：牛肉安中补脾充后天，壮腰健肾补先天；枸杞子、熟地黄、山药配伍，可达益肝肾、养精血、调中气之功。合方自能脾肾双补，精血共益，阴阳兼顾，充养髓海。

用法：单食或佐餐食用。

2. 脾肾阳虚

临床表现：表情呆滞，口齿含糊，词不达意，伴腰膝酸软，肌肉萎缩，食少纳呆，气短懒言，沉默寡言，记忆减退，失认失算，口涎外溢，或四肢不温，腹痛喜按，鸡鸣泄泻，舌质淡白，舌体胖大，苔白，或舌红，苔少或无苔，脉沉细弱，双尺尤甚。

治法：益气生精，补肾健脾。

【药膳举例】

（1）参芪龟羊汤

材料：羊肉、龟肉各500克，人参10克，黄芪30克，当归6克，姜片3片，熟植物油适量，冰糖、葱、料酒、胡椒粉各少许。

做法：将龟肉用沸水烫一下，刮去表面黑膜，剔去脚爪，洗净，与洗净的羊肉随冷水下锅，煮开2分钟，去腥味，捞出，再用清水洗净，然后切成方块。人参、黄芪、当归以清水洗净。锅置旺火上，放入熟植物油，烧至七成热时，下龟肉、羊肉翻炒，烹入料酒，继续翻炒至水分近干。然后入砂锅，再放冰糖及各味中药和葱、姜片，加清水750毫升，旺火烧开，文火炖熟，放入胡椒粉即成。

解析：龟肉味甘酸，性温，大补阴血肾精；羊肉性味甘温，暖中祛寒，温补气血，开胃健脾，益胃气，补形衰；复加人参、黄芪，益气补中养血。共奏健脾益气、补肾生精之功。

用法：佐餐食用，每周1次，10次为1个疗程。

（2）苁蓉山药扁豆粥

材料：炒扁豆60克，肉苁蓉10克，山药30克。

做法：炒扁豆先煎至五成熟，加入肉苁蓉和山药，直到文火煎至扁豆稀烂成粥即可。

解析：山药、炒扁豆益气健脾补后天；肉苁蓉助命门火，补肾气。合用脾肾双补，精血共调。

用法：每日1次，当早餐服用。

3. 痰浊蒙窍

临床表现：脘腹胀痛，痞满不适，口多涎沫，头重如裹，表情呆钝，智力衰退；或哭笑无常，喃喃自语；或终日无语，呆若木鸡，伴不思饮食，舌质淡，苔白腻，脉细滑。

治法：健脾化浊，豁痰开窍。

【药膳举例】

扁豆粥

材料：党参5克，陈皮3克，茯神10克，法半夏5克，神曲5克，石菖蒲3克，生扁豆60克。

做法：前6味药先煎取汁2次，合并2次煎液，放入生扁豆充分浸泡，以文火煮至成粥。

解析：党参益气补中；陈皮、法半夏健脾化痰；神曲和胃祛痰；茯神宁心安神；石菖蒲开窍宁神，化湿和胃；生扁豆健脾和中，利湿浊。共奏健脾豁痰、化浊开窍之功。

用法：每日1次，做早餐食用。

4. 瘀血内阻

临床表现：表情迟钝，言语不利，善忘，易惊恐，或思维异常，行为古怪，伴肌肤甲错，口干不欲饮，双目晦暗，舌质黯或有瘀点瘀斑，脉细涩。

治法：活血化瘀，开窍醒脑。

【药膳举例】

（1）山甲山楂饼

材料：甲珠10克，干山楂50克，蜂蜜少许。

做法：甲珠、山楂同时焙干研末，入蜂蜜调制成10个小饼。

解析：甲珠性专行散，能通经络而达病，所以活血；山楂活血散瘀，兼能消食化积、祛经络之痰。共奏活血化瘀、开窍醒脑之功。

用法：每日2次，每次1饼，连服10天为1个疗程。

（2）鸡血藤炖河蟹

材料：鸡血藤10克，河蟹250克，升麻3克，石菖蒲3克，米酒适量。

做法：前4味洗净后放入陶罐中加适量水，用文火炖熟后加米酒再炖片刻即成。

解析：河蟹性寒味咸，有散血、续筋接骨和解漆毒功效；鸡血藤能行气活血、舒筋活络；石菖蒲活血开窍；升麻引药上行。共用可活血开窍。

用法：趁热吃蟹喝汤，每日1次，1个月为1个疗程。

第五节　抑郁症

抑郁症是老年期的一类情感性精神病，为常见的精神疾患之一，以情志抑郁、意识消沉、思维迟钝为主要症状。对本病应用药膳治疗，充分发挥饮食调理的积极防治作用，将有助于增强病人体质，使病人身心充满活力，对本病的治疗有着重要的意义。本病属于中医“郁证”“脏躁”等范畴。

一、食疗调理要点

（1）摄入维生素E和富含维生素E的食物，如荞麦、麦胚、芝麻、枸杞子、蜂蜜、蛤蜊、海产品等。

（2）进食益脑食物，每天宜喝一碗米粥，进食一瓶酸奶，配餐中多食用益脑食物，如沙丁鱼、蛋黄、菠菜、胡萝卜、核桃仁等。

（3）侧重补脾肺之气，常用的补气类食物有粳米、小米、糯米、大麦、黄豆、扁豆、栗子、山药、大枣、刀豆、蘑菇、牛肉、鸡肉、鲢鱼、蚌肉等，可配伍成粥羹佳肴经常服食。

（4）病久伤及气血阴阳者，以补益扶正为原则。

（5）忌兴奋之品，如烟、酒、浓茶、咖啡。

二、辨证施膳

1. 肝郁气滞

临床表现：忧郁不欢，有轻生欲念，多疑善虑，失眠或早醒，善太息，胸胁胀痛，痛无定处，脘闷嗳气，大便不畅，舌苔薄腻，脉弦。

治法：疏肝理气解郁。

【药膳举例】

（1）双花茶

材料：绿梅花3克，玫瑰花3克。

做法：将绿梅花、玫瑰花同入杯中，用沸水冲泡，加盖，焖10分钟即可。

解析：绿梅花为绿梅的花蕾，功专疏肝解郁、调畅气机、行气化痰；玫瑰花为玫瑰的花朵，香气浓烈，善于行气、活血、止痛。近代药理研究表明，玫瑰花、绿梅花所含的挥发油可调节神经，促进胆汁分泌，帮助消化。

用法：当茶饮用，一般冲泡3～5次。

（2）金橘酱

材料：金橘500克，白糖250克

做法：将金橘反复洗净外皮，去除果蒂、果核。将金橘放入砂锅（忌用铁锅）中，加水至淹没金橘，用大火煮沸，再改以小火煮熬，待金橘皮肉煮烂，加入白糖，继续用小火煮至酱汁稠黏，待金橘酱晾凉后盛入罐中，加盖，放入冰箱中贮存。

解析：金橘皮薄味甜，芳香可口，擅长疏肝解郁、行气化痰，且能醒酒，民间有“胸中郁闷吃金橘”的谚语。

用法：每日2次，每次30克。温开水冲服，或加入馒头、面包中食用。

（3）佛手茶

材料：佛手10克。

做法：秋季采摘鲜佛手，纵切成薄片，晒干，放入杯中，用沸水冲泡，加盖焖10分钟即可。

解析：佛手气味芳香，性质和缓。用本品泡茶饮用，对于抑郁症患者胸胁胀痛、喉间似有物阻、嗳气频数有显著疗效。

用法：当茶饮用，一般可冲泡3～5次。

2. 肝郁脾虚

临床表现：多愁善虑，悲观厌世，情绪不稳，唉声叹气，失眠多梦，两胁胀满，腹胀痛泻，神倦纳呆，舌淡红，苔薄白，脉弦细。

治法：疏肝解郁，健脾和胃。

【药膳举例】

（1）陈皮扁豆粥

材料：鲜陈皮30克，白扁豆50克，粳米100克。

做法：先将陈皮洗净、切丝，与洗净的粳米、白扁豆同入锅中，加水适量，煮成稠粥即成。

解析：陈皮含有芳香性挥发油，对胃肠有温和的刺激作用，能刺激消化液分泌，中医认为其能疏肝健脾；白扁豆有温和的健脾止泻功效，补脾而不滋腻，化湿而不燥烈；粳米更有补益脾气的作用。共奏疏肝解郁、健脾和胃之功。

用法：上、下午分服。

（2）梅花粥

材料：白梅花5克，粳米100克。

做法：先煮粳米，待粥煮成时加入白梅花，同煮二三沸即成。

解析：白梅花酸涩平，功效疏肝理气、健脾开胃，有利胆、促进消化的作用。

用法：每天分2次，空腹温热食，以5天为1个疗程。

3. 肝血瘀滞

临床表现：情绪抑郁，有自杀念头或行为，心情烦躁，思维联想缓慢，运动迟缓，面色晦暗，胁肋胀痛，妇女闭经，舌质紫黯有瘀点，苔白，脉沉弦。

治法：疏肝行气，活血化瘀。

【药膳举例】

（1）桃仁粥

材料：桃仁 20 克，粳米 100 克。

做法：将桃仁研成粗末，与淘净的粳米同入锅中，加水适量，煮成稠粥。

解析：桃仁为活血化瘀的药食佳品，研究发现，桃仁提取液具有抗凝和抑制血栓形成的作用，能改善血循环障碍。

用法：上、下午分服。

（2）归尾赤芍散

材料：当归尾 100 克，赤芍 100 克。

做法：将当归尾、赤芍切片，晒干或烘干，共研成细粉，瓶装备用。

解析：当归尾、赤芍均有活血化瘀、活络通脉的作用，经观察本食疗方对肝血瘀滞型抑郁症较为适宜。

用法：每日 2 次，每次 10 克，温开水送服。

4. 心脾两虚

临床表现：失眠，健忘，兴趣缺乏，心悸易惊，善悲易哭，倦怠乏力，面色淡白或萎黄，食少腹胀便溏，舌质淡，苔白，脉细弱。

治法：益气补血，健脾养心。

【药膳举例】

（1）柏子仁煮花生

材料：柏子仁 15 克，花生仁 50 克。

做法：将柏子仁晒干，去除外壳及种皮，阴干后备用。花生仁用温水泡发 1 小时，捞出与柏子仁同入锅中，加水适量，用小火煨炖至花生仁熟烂即成。

解析：柏子仁擅养心安神；花生仁古称“长生果”，可补气养血、健脾和胃。两味煮熟后嚼食，对心悸失眠、倦怠乏力等症有明显疗效。

用法：上、下午分服，喝汤，吃花生仁和柏子仁。

（2）甘麦大枣蜜饮

材料：浮小麦 30 克，大枣 10 枚，炙甘草 3 克，蜂蜜 30 克。

做法：将浮小麦、大枣、炙甘草同入锅中，加水适量，煎煮 2 次，每次 30 分钟，合并煎液，待温调入蜂蜜，搅匀即成。

解析：浮小麦具有养心除烦敛汗的功效；大枣补益心脾；炙甘草可益心气、补脾气。三味合用，即甘麦大枣汤，为治疗悲伤欲哭、精神恍惚、不能自主、呵欠频作的名方。本食疗制成蜜饮，更为老年患者所接受。

用法：上、下午分服。

（3）夜交藤蜜饮

材料：夜交藤 30 克，蜂蜜 15 克。

做法：将夜交藤晒干、切段、入锅，加水适量，煎煮 1 小时，去渣取汁，调入蜂蜜即成。

解析：夜交藤甘平，功专养心安神，治疗失眠多梦、心悸健忘。

用法：每晚临睡前服用。

5. 肝肾阴虚

临床表现：情绪低落，思维迟钝，恐惧不安，窥听而张望，胁肋隐痛，头晕耳鸣，两目干涩，腰酸膝软，口干咽燥，舌红少苔，脉弦细。

治法：滋补肝肾，养心安神。

【药膳举例】

（1）麦冬莲心茶

材料：麦冬 20 克，莲子心 2 克。

做法：将麦冬洗净、晒干，与莲子心同入杯中，用沸水冲泡，加盖闷 15 分钟即可。

解析：麦冬性寒味苦，养心阴，又能清心火；莲子心性寒味苦，功专清泻心火。两者同用清心除烦。

用法：当茶饮用，一般可冲泡 3～5 次。

（2）牡蛎肉枸杞子汤

材料：鲜牡蛎肉 200 克，枸杞子 20 克，盐、香油各适量。

做法：将洗净的牡蛎肉切成片，与洗净的枸杞子同入砂锅，加水适量，先以大火煮沸，再改以小火煨炖至牡蛎肉熟烂，调入盐、香油，再煮片刻即成。

解析：牡蛎肉甘咸平，擅长滋阴养心安神，牡蛎所含的硒有调节神经、稳定情绪的作用；枸杞子滋补肝肾，药食兼用。两者合用，滋补肝肾，养心安神。

用法：佐餐当菜，吃肉喝汤。

（3）玉竹茯神饼

材料：玉竹 20 克，茯神 30 克，粳米 100 克，白糖 30 克。

做法：将玉竹晒干，切片，研成细粉；茯神切片，阴干，研成细粉。粳米淘净，研成细粉，与玉竹粉、茯神粉、白糖同入盆中，加清水适量，调成糊状，用小火在平锅中摊烙成薄饼。

解析：茯神安神宁心作用较强，近代研究认为有镇静作用；玉竹擅长养阴宁心。两者合用，对改善老年人的精神症状有一定作用。

用法：当点心，随意服用。

第六节　神经衰弱

神经衰弱是指精神容易兴奋和脑力容易疲劳，常伴有情绪烦恼和一些心理生理症状的一种神经症。本病属中医“不寐”“郁证”等病证范围，涉及“惊悸”“健忘”“虚劳”“百合病”诸证。

一、食疗调理要点

（1）宜清淡饮食。

（2）多食补益之品，米、麦、豆类、乳类、蛋类、鱼类及畜禽肉类补益作用较好。

（3）忌辛辣助热之品，如辣椒、韭菜、生葱、生蒜及羊肉、狗肉等。

（4）顾护脾胃，宜食山药、大枣、莲子、茯苓、薏苡仁、扁豆、山楂等。

（5）睡前忌食兴奋之品，勿饮酒、吸烟，不可过饱，不喝浓茶、咖啡。

（6）宜食宁心安神之品，如龙眼肉、酸枣仁、桑椹、莲子、茯苓、百合等。

二、辨证施膳

1. 肝气郁结

临床表现：善疑多虑，精神抑郁，头晕脑涨，胸闷不舒，两胁胀痛或走窜作痛，心烦失眠，倦怠疲乏，食少；妇女则有月经不调，或乳房胀痛；舌质淡红，脉弦细。

治法：健脾理气，疏肝解郁。

【药膳举例】

（1）茉莉花糖水

材料：茉莉花3～5克，白砂糖适量。

做法：上2味加清水1碗半，煎至1碗，去渣。或茉莉花沸水冲泡加适量白砂糖。

解析：茉莉花能理气开郁、辟秽和中；白砂糖性味甘平，可补脾缓肝。两者相伍，共奏顺气开郁之效。

用法：不拘时频频饮之。

（2）佛香梨

材料：佛手5克，制香附5克，梨2个。

做法：将佛手、香附研末备用；梨去皮，切开剜空，各放入一半药末，合住，上锅蒸30分钟。

解析：佛手疏肝解郁，和中化痰；香附疏肝理气止痛；梨清热化痰生津。三者共用有疏肝解郁、理气化痰之效。

用法：每日1个，分2次服用。

2. 肝肾阴虚

临床表现：眩晕头痛，心悸失眠，烦躁易怒，腰膝酸软，舌质红，舌苔薄黄，脉沉弦细。

治法：滋下清上，宁志安神。

【药膳举例】

（1）枸杞芝麻粥

材料：枸杞子15克，黑芝麻15克，大枣10枚，粳米60克。

做法：上4味常法煮粥。

解析：枸杞子、黑芝麻味甘性平，补虚益精，为滋补肝肾之佳品；配大枣、粳米以助养血益精。此粥能补肝肾、益精血。

用法：早晚餐服食，可以常服。

（2）山萸肉煨鸭

材料：山茱萸肉15克，老鸭1只，调料适量。

做法：老鸭去毛及内脏后，将山萸肉纳入鸭腹内，加水及调料煨熟。

解析：山萸肉归肝、肾经，有补益肝肾、收敛固涩之功；鸭性偏阴，有滋补肝肾及利水之功。此膳有补益肝肾之效。

用法：适量饮汤食肉。

3. 心脾亏虚

临床表现：多梦易醒，醒后难以入睡，心悸健忘，体倦神疲，面色少华，饮食无味，舌质淡，舌苔薄白，脉细弱。

治法：补养心脾，宁志安神。

【药膳举例】

（1）百合龙眼粥

材料：百合 15 克，龙眼肉 15 克，小米 50～100 克，红糖适量。

做法：前 3 味同煮成粥，熟后将红糖调入。

解析：龙眼肉养心安神，益气健脾；百合清心安神；小米健脾养胃。此粥有养心健脾安神之效。

用法：空腹食，每日 2 次。

（2）龙眼洋参饮

材料：龙眼肉 100 克，西洋参 6 克，白糖 10 克。

做法：将前 2 味放入带盖的碗中，置锅内隔水反复蒸之至膏状。

解析：龙眼肉甘平，养心补脾安神；西洋参苦甘凉，益气养阴生津。两味相合，益气健脾，养心安神。

用法：每晚食之，每服 1 匙。

4. 阴虚火旺

临床表现：心烦不寐，口干津少，五心烦热，口舌生疮，舌质红，舌苔黄，脉细数。

治法：滋阴清热，宁心安神。

【药膳举例】

（1）枣竹灯心粥

材料：炒酸枣仁 20 克，玉竹 10 克，灯心草 6 克，糯米 100 克。

做法：先将前 3 味用清洁纱布包扎，放入锅内，与糯米同煮成粥，捞出纱布包即可。

解析：酸枣仁甘酸平，养心安神，敛汗生津，有镇静、催眠、镇痛、抗惊厥、降血脂的作用；玉竹滋阴养液；灯心草清心火；糯米养阴益气，和中健胃。此粥有滋阴清火、养心安神之效。

用法：每日三餐时食用。服时可酌加冰糖。

（2）桑椹百合蜜膏

材料：桑椹 500 克，百合 100 克，蜂蜜 300 克。

做法：前 2 味加水适量煎煮 30 分钟取液，加水再煮 30 分钟取液，2 次药液合并，以小火煎熬浓缩至稠黏时，加蜂蜜至沸停火，待凉装瓶备用。

解析：桑椹甘酸寒，滋阴补血；百合甘微寒，清心安神；蜂蜜甘平，可补中缓肝。三者共奏滋阴清心安神之效。

用法：每次 1 汤匙，沸水冲化饮用。

第七节　偏头痛

偏头痛是血管性头痛的一种，表现为阵发性的偏侧搏动性头痛，伴恶心、呕吐及羞明。本病属于中医“内伤头痛”“头风”“脑风”“偏头痛”“厥头痛”等范畴。

一、食疗调理要点

（1）饮食所忌　如：①含高酪胺的食物，如咖啡、巧克力、奶制品；②动物脂肪；③含乙醇的饮料，特别是红葡萄酒、白酒及柠檬汁、柑橘汁、冰淇淋等；④含亚硝酸盐、谷氨酸盐、天冬氨酸等的食物，如牛肉香肠、肉类腌制品、酱油等；⑤忌烟酒和螃蟹、虾等发物。

（2）饮食所宜　实证头痛者饮食宜清淡，除米、面主食外，可多食蔬菜、水果类；虚证头痛者可多食富有营养的食物，如瘦肉、蛋类、豆类以及龙眼汤、莲子汤等；有热者更宜吃新鲜蔬菜、水果及喝绿豆汤、赤小豆汤等。

二、辨证施膳

1. 肝郁气滞

临床表现：发病与情志影响或妇女月经来潮有关，头痛偏于一侧，左右不一，或牵延至眉棱骨，多呈胀痛，其痛反复，胸闷不舒，喜太息，情志抑郁或心烦易怒，或兼胁痛，舌质红，舌苔薄，脉弦。

治法：疏肝解郁。

【药膳举例】

（1）香附川芎茶

材料：香附 3 克，川芎 10 克，茶叶 3 克。

做法：上药共为粗末，沸水冲泡。

解析：香附味辛性平，能理气解郁、疏肝止痛；川芎辛温，长于行气活血、祛风止痛；茶叶苦寒，善清利头目。诸药合用，共奏疏肝解郁、理气活血止痛之效。

用法：代茶频饮。

（2）疏肝止痛粥

原料：香附 9 克，玫瑰花 3 克，白芷 6 克，粳米（或糯米）100 克，白糖适量。

制用法：将香附、白芷加适量清水煎煮后去渣取汁。将此药汁和洗净的粳米（或糯米）一起加适量清水熬粥，米熟后向锅中加入玫瑰花和适量白糖，再用文火慢煮 10 分钟左右即成。

解析：香附、玫瑰花能疏肝解郁、理气止痛；白芷止头痛，尤其适宜偏头痛发作较频繁的患者使用。

用法：每日 1 次。

2. 肝火上炎

临床表现：头痛如裂，面红目赤，心烦易怒，口干口苦，失眠，尿黄便秘，舌质红，苔黄，脉弦数有力。

治法：清肝泻火。

【药膳举例】

（1）夏枯草粥

材料：夏枯草 10 克，菊花 10 克，决明子 10 克，粳米 50 克，冰糖少许。

做法：先将决明子入锅内炒至微有香气，取出待冷却后，与菊花、夏枯草同煎取汁，去渣，然后与粳米煮粥，粥将熟时加入冰糖，稍煮即可食用。

解析：夏枯草苦寒，清肝泻火；菊花甘苦微寒，清热平肝、清头明目；决明子清肝明目。共做为粥，具有清肝泻火、明目之功效。

用法：每日1次。

（2）菊花荷叶茶

材料：菊花12克，荷叶12克。

做法：上2味加清水2碗，煎至1碗，去渣。

解析：菊花清热平肝，清头明目；荷叶清利头目。两药合用有清热平肝、清利头目之效。

用法：代茶饮用。

3. 肝阳上亢

临床表现：头痛且涨，眩晕，口苦咽干，五心烦热，面部烘热，小便黄，大便干，舌质红，舌苔黄，或舌红少苔，脉弦数。

治法：平肝潜阳。

【药膳举例】

（1）天麻决明猪脑羹

材料：猪脑1个，天麻10克，石决明15克。

做法：诸品同放砂锅中，加水适量，以小火炖煮1小时成稠厚羹汤，捞出药渣即可。

解析：天麻甘平，平肝息风，镇静止痛；石决明平肝潜阳；猪脑甘寒，补脑定眩。诸药合用共奏平肝阳、补脑髓、止头痛之功效。

用法：分2～3次服用，可常服。

（2）菊楂决明饮

材料：菊花10克，生山楂片15克，决明子15克（捣破），冰糖适量。

做法：前3味药以沸水冲泡约半小时后，加入冰糖。

解析：菊花甘苦微寒，清肝平肝；山楂活血化瘀；决明子平肝明目。诸药共奏平肝阳、清肝火、化瘀血之功。

用法：代茶饮用，每日数次，可长期饮用。

4. 痰浊上扰

临床表现：头痛昏蒙，胸脘满闷，呕恶痰涎，肢重体倦，纳呆，舌胖大有齿痕，舌苔白腻，脉沉弦或沉滑。

治法：健脾化痰，降逆止痛。

【药膳举例】

（1）半夏山药粥

材料：山药30克，清半夏6克，白糖适量。

做法：山药研末。先煮清半夏取汁1大碗，去渣，调入山药末，再煮数沸，酌加白糖和匀。

解析：半夏辛温，燥湿化痰，降胃止呕；同山药煮粥，燥润相济，尚可健脾助运。两药合用具健脾燥湿化痰、降逆止呕之功。

用法：空腹食用。

（2）天麻陈皮炖猪脑

材料：陈皮5克，天麻10克，猪脑1个。

做法：将3味洗净，置瓦盅内，加清水适量，隔水炖熟。

解析：陈皮辛温，燥湿化痰，理气健脾；天麻甘平，平肝抑阳，息风止痉；猪脑补脑髓，益虚劳。诸药合用可化痰降浊、平肝息风。

用法：分2次食用。

5. 瘀血阻络

临床表现：头痛经久不愈，其痛如刺，固定不移，或头部有外伤史，面色晦滞，唇色紫黯，舌质紫黯或有瘀斑、瘀点，舌苔薄白，脉沉细或细涩。

治法：活血祛瘀，通络止痛。

【药膳举例】

（1）芎归炖山楂

材料：川芎15克，当归10克，鲜山楂50克，白糖适量。

做法：前2味布包，同放锅内隔水炖1小时，再下后2味稍煮。

解析：川芎辛温，长于行气活血、祛风止痛，为治头痛的要药；当归辛温，活血止痛，润肠通便；山楂化瘀消积。诸药共奏活血化瘀、通经止痛之效。

用法：饮汁吃山楂，连服5～6天。

（2）川芎红花茶

材料：川芎6克，红花3克，茶叶3克。

做法：水煎取汁，或沸水沏，当茶饮。

解析：川芎辛香走窜，为活血行气、祛风止痛要药；红花辛温，活血通经，化瘀止痛；茶叶苦寒，善清利头目。三味同用，共奏活血行气、清头止痛之效。

用法：代茶饮。

6. 气血亏虚

临床表现：头痛，痛势绵绵，时发时止，遇劳加剧，神疲体倦，口淡乏味，面色㿠白，舌质淡，舌苔白，脉沉细而弱。

治法：益气补血止痛。

【药膳举例】

（1）参精蒸鸡

材料：黄精、党参各15克，山药30克，子母鸡1只（1000克左右），生姜、葱、川椒、食盐各适量。

做法：将子母鸡宰杀后去毛及内脏，剁成3厘米见方的块，放入沸水锅内烫3分钟捞出，去除血水，装入锅内，加入生姜、葱等调料，再将洗净切好的药物放入，上笼蒸3小时即可。

解析：黄精甘平，补脾气，益脾阴，润肺燥，益肾精；山药补气益阴；党参补中益气；鸡肉补虚。全方有补气健脾、益阴充精之效。

用法：空腹适量食之。

（2）参杞哈士蟆

材料：干哈士蟆60克，人参3克（或党参15克），枸杞子30克，罐头青豆25克，甜酒汁50克，冰糖250克，葱白20克，生姜片10克。

做法：将干哈士蟆仁洗净，放瓦罐内，加水500毫升、甜酒汁25克及葱白、生姜片，共入笼蒸约2小时。取去哈士蟆上面的黑色筋膜，入罐中，加清水500克、甜酒汁25克，上笼再蒸2小时，取出放碗中。枸杞子洗净，人参研成末。将冰糖置大碗内，加开水350毫升，加人参末、枸杞子入笼同蒸，去药渣，倾入哈士蟆碗内，再加青豆即成。

解析：哈士蟆咸凉，养肺滋肾，主治虚劳咳嗽；人参大补元气；枸杞子养阴补血。诸药共奏补肾益气、养血滋阴之功。

用法：空腹适量食之。

7. 肝肾阴虚

临床表现：头痛眩晕，视物模糊，腰膝酸软，神疲乏力，耳鸣，失眠，五心烦热，舌红少苔，脉细无力。

治法：补益肝肾。

【药膳举例】

（1）甲鱼滋肾汤

材料：甲鱼1只（300克以上者），枸杞子30克，熟地黄15克。

做法：将甲鱼宰杀后，去头、爪、内脏、甲壳，洗净，切成小方块，放入锅内，再放入洗净的枸杞子、熟地黄，加水适量，武火烧开，改用文火炖熬至甲鱼肉熟透即成。

解析：甲鱼肉滋阴凉血；枸杞子滋补肝肾，益精明目；熟地黄滋阴补血。共奏滋阴养血、补益肝肾之效。

用法：可常适量食用。

（2）杞菊地黄粥

材料：熟地黄15克，枸杞子20克，白菊花5克，粳米100克，冰糖适量。

做法：先将前2味煎取浓汁，分2份与粳米煮粥。另将白菊花用开水沏茶，在粥欲熟时加入粥中，稍煮，下冰糖烊化即可。

解析：熟地黄甘温，滋阴补血；枸杞子甘平，养阴补血，益精明目；白菊花清利头目；粳米补虚。诸药合用，共奏滋阴养血、培补肝肾、清头明目之效。

用法：早晚分2次食粥。

练习题

1. 以下药膳除了（　　）外，均可用于抑郁症的食疗调理。

A. 佛手茶　　B. 梅花粥

C. 柏子仁煮花生　　D. 香附川芎茶

2. 百合龙眼粥由百合、龙眼肉、小米、红糖适量煮制而成，用于（　　）型神经衰弱。

A. 肝气郁结　　B. 肝肾阴虚

C. 阴虚火旺　　D. 心脾亏虚

3. 用于调理肝阳上亢型偏头痛的龙眼洋参饮，其中西洋参的作用是（　　）。

A. 养阴生津　　B. 补脾安神

C. 和中化痰　　D. 滋阴补血

4. 髓海不足型老年痴呆适合应用（　　）的原则调整饮食。

A. 补肾益髓，填精养神　　B. 益气生精，补肾健脾

C. 健脾化浊，豁痰开窍　　D. 活血化瘀，开窍醒脑

5. 辨证施膳：患者男，50 岁，半身不遂，偏身麻木，口舌歪斜，舌强语謇，腹胀便干、便秘，头晕目眩，咯痰或痰多，舌质黯红，苔黄，脉弦滑而大。请根据患者情况，给出合适的食疗调理方案。

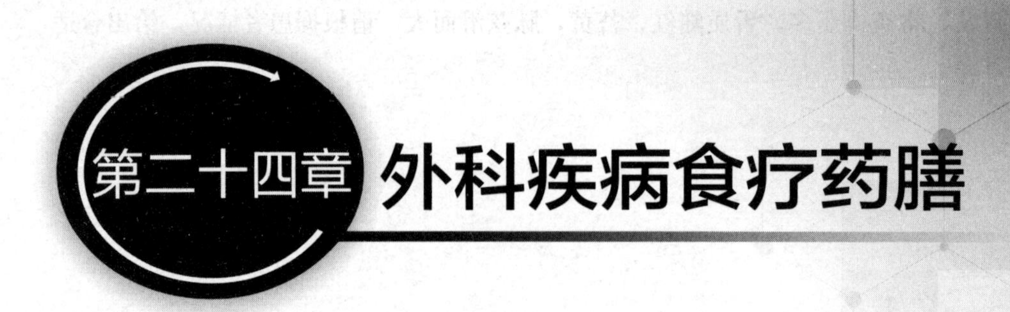

第二十四章 外科疾病食疗药膳

第一节　直肠脱垂

直肠脱垂是指直肠黏膜脏层或壁层肠壁，经肛管向外脱出于肛门之外的一种病理状态。中医称直肠脱垂为“脱肛”。

一、食疗调理要点

（1）注意补充营养物质，如蛋类、瘦肉、动物内脏、豆制品等。

（2）注意保护消化功能，饮食要清淡而富有营养，常食大枣、莲子、山药、扁豆、粳米等健脾胃、益气升提的食品，忌食肥肉、多油汤类等黏滞、难以消化的肥甘厚味。

（3）调整膳食结构，保持大便正常　适当多食酵母类食物、粗粮，同时多食新鲜蔬菜、水果，如菠菜、小白菜、香蕉、梨、苹果等，久泻者避免进食生冷瓜果和油腻食物，忌食蜂蜜、葱、蒜、豆类、萝卜、芹菜等粗质通便食品。

（4）忌食辛辣刺激性食物，如辣椒、花椒、大蒜、烈性酒等。

二、辨证施膳

1. 气虚下陷

临床表现：直肠脱出于肛门外，轻重不一，色淡红。咳嗽、行走、排尿等稍用力时均易发生，便后伴肛门坠胀、头晕、神疲、食欲不振、四肢无力，舌质淡，有齿痕，脉弱。

治法：补中健脾，益气固脱。

【药膳举例】

（1）参芪粥

材料：黄芪 30 克，党参 15 克，粳米 60 克。

做法：先将黄芪、党参以水煎取汁，另将粳米以常法煮成粥，再将药汁调入即成。

解析：黄芪味甘性温，功专补气升阳，有益气固脱作用；党参味甘性平，有和中益气的作用；粳米味甘性平，功效和中益气、健脾和胃。三味共用，有和中健脾、益气固脱、升阳举陷之功，对易疲劳脱肛者尤佳。

用法：每日 1 次，连服 10 天。

（2）黄芪芡实煲猪大肠

材料：黄芪 30 克，芡实 30 克，猪大肠 150 克，调料适量。

做法：将黄芪用纱布包好，与芡实、猪大肠共煲汤至熟，去黄芪包，调味即成。

解析：黄芪味甘性温，功效益气升阳固脱；芡实味甘、涩性平，功效健脾止泻、养肾固涩；猪大肠味甘性平，功效固大肠而益虚。三味合用，以肠养肠，益气固脱，适用于便溏腹泻脱肛者。

用法：佐餐服食，每日 1 次，连服 7 天。

（3）升麻芝麻煲猪大肠

材料：升麻 10 克，黑芝麻 5 克，猪大肠 100 克，调料适量。

做法：洗净猪大肠，将升麻、黑芝麻纳入肠内，两头用线扎紧。将大肠放锅内，加清水适量煮熟，去升麻、黑芝麻后调味即成。

解析：升麻味甘、辛，性微寒，善引清阳之气上升，功效升举阳气、清热解毒，为升阳举陷之要药；黑芝麻味甘性平，能补养精血而滋燥润肠通便，为药食两用之品；猪大肠味甘性平质润，能补虚而不燥。三味合用，能升阳举陷、润肠通便，共奏升清降浊之功。适用于脱肛兼大便秘结者。

用法：可作佐餐食用，每日饮汤吃猪大肠。

2. 脾肾两虚

临床表现：直肠滑脱不收，肛门有下坠感，伴头晕耳鸣，神疲困倦，动则气促，腰酸肢软无力，夜尿多，大便干，舌质淡，脉细弱。

治法：健脾益肾，升阳固脱。

【药膳举例】

（1）鲫鱼黄芪汤

材料：鲫鱼 1 尾，黄芪 10 克，枳壳 5 克，盐、生姜各少许。

做法：将鲫鱼去腮、鳞、内脏，洗净。黄芪、枳壳用纱布包，水煎 30 分钟后放入鲫鱼，鱼熟后去纱布包，加少许生姜、盐调味。

解析：鲫鱼味甘性平，含蛋白质、少量脂肪、钙、磷、铁及维生素 A、B 族维生素等，有益气健脾、利水消肿之功；黄芪味甘性温，功专益气升阳固脱；现代药理研究认为枳壳对平滑肌舒缩有调节作用。三味合用，共奏益气升举、调气和中、和脾养肾之效。适用于脾肾两虚之脱肛。

用法：每日取汤佐餐饮之。

（2）黄鳝煲猪肉

材料：黄鳝 2～3 条，猪瘦肉 400 克，黄芪 15 克，大枣 10 枚。

做法：将黄鳝去内脏，洗净，切成段；黄芪、猪瘦肉、大枣洗净。上 4 味共煨 30 分钟即可。

解析：黄鳝味甘性温，含丰富蛋白质、钙、磷、铁、维生素 B_1 和烟酸等，有益气血、除风湿、强筋骨、止痔血的作用；猪肉味甘性平，功效滋阴、润燥、益气；黄芪味甘性温，为益气升阳要药；大枣味甘性温，归脾、胃经，功效和中益气、健脾养血。四味合用，共奏和脾益肾、升阳举陷之功，适用于脾肾两虚、气血不足之脱肛。

用法：每日佐餐，饮汤食肉。

3. 湿热下坠

临床表现：肛肠突出于外，肛门热痛，局部红肿，兼面赤身热，口干脘闷，腹胀便结，小便短赤，舌红苔黄腻，脉数。

治法：清热利湿，消肿固脱。

【药膳举例】

（1）当归苍术粥

材料：当归 20 克，苍术 15 克，薏苡仁 30 克，鲜马齿苋 30 克，赤小豆 30 克。

做法：将当归、苍术水煎取汁待用；将马齿苋洗净切段，与薏苡仁、赤小豆共煮粥，粥熟时调入药汁。

解析：当归甘苦温，功能补血活血、行瘀止痛、润肠通便；苍术辛苦温，功能燥湿健脾、祛风除湿；薏苡仁甘淡寒，功效利水渗湿、健脾止泻、清热排脓；马齿苋酸平，为药食两用之品，有利水除湿、解毒消肿、活血排脓之功。诸味合用，共奏清热利湿、活血消肿之功，适用于湿热下注，下痢脱肛之证。

用法：每日 1 次，连用 6 天。

（2）桃仁秦皮炖大肠

材料：桃仁 10 克，秦皮 12 克，猪大肠 60 克，肉桂 5 克，生姜、食盐各适量。

做法：先将猪大肠洗净，桃仁、秦皮、猪大肠、生姜、肉桂共炖至肉熟透时，放入食盐，去桃仁、秦皮即成。

解析：桃仁味苦、甘性平，功效活血祛瘀、润肠通便；秦皮味苦涩性寒，功效清热燥湿、解毒治痢；肉桂味辛、甘性热，功效活血通经、散寒止痛；猪大肠味甘性平，入大肠经而补虚。诸味合用共奏清热解毒、活血润肠、消肿止痛之效，适用于湿热瘀血下注，大便不调之脱肛。

用法：每日 1 次，连服 6 天。

（3）绿豆糯米酿猪肠

材料：绿豆 50 克，糯米 30 克，猪大肠 300 克。

做法：先将猪大肠洗净，绿豆、糯米用水浸泡 30 分钟，然后把绿豆、糯米放入猪大肠内并加适量水，肠两端用线扎紧，放入砂锅内，加水煮 2 小时左右即可。

解析：绿豆甘凉，有清热解毒、祛暑利水的作用；糯米甘温，有和中益气、健脾止泻之功效。两味与性味甘平、补虚养肠之猪大肠共用，可达补中益气、利湿解毒、清热通便之功，可作为湿热下坠之脱肛的辅助治疗。

用法：隔日服 1 次，连服 7～8 天为 1 个疗程。

颈椎病食疗药膳

第二节　颈椎病

颈椎间盘退行性改变及其继发性椎间关节退行性变，累及相邻组织而引起相应的症状和体征，称之为颈椎病。本病属于中医“痿证”“头痛”“眩晕”“颈强”“颈肩痛”等病证范畴。

一、食疗调理要点

（1）少量饮酒。

（2）多食高钙、高蛋白、高维生素 D 类食品，如牛奶、鸡蛋、肉类、豆制品等。

（3）少饮浓茶，少食生冷、辛辣之物。

二、辩证施膳

1. 太阳经不利

临床表现：项背及颈部疼痛不舒，时轻时重，得热则舒，遇风寒时加重，舌质淡，苔薄白，脉浮缓。

治法：解肌祛风，调和营卫。

【药膳举例】

葛根粥

材料：葛根 10 克，桂枝 5 克，白芍 5 克，甘草 5 克，糯米 100 克。

做法：将葛根粉碎成末，桂枝、白芍、甘草用纱布包好，然后将所有用料一起放入砂锅内，加清水适量，用文火煮熟即可。

解析：葛根甘平，生津升阳，专治项强；桂枝辛温，解肌祛风；白芍甘寒和营；甘草甘温，可助桂枝、白芍调和阴阳；糯米甘温，补中益气。全方具有祛风解肌、调和营卫、疏通太阳经脉之功效。

用法：早晚餐分 2 次食用。

2. 痰瘀交阻

临床表现：项背部疼痛，拘急不舒，伴有手足麻木或无力，或转头时突然头晕，舌质黯或见瘀斑瘀点，苔白厚，脉沉滑无力。

治法：祛瘀化痰，活血通络。

【药膳举例】

丁香姜糖

材料：丁香粉 5 克，生姜末 30 克，白糖 50 克。

做法：将白糖放入砂锅内，文火煮沸，再加丁香粉、生姜末调匀，继续煮至挑起不粘手为度。备一搪瓷缸，内涂香油，将糖倾入摊平，稍凉后趁软切块。

解析：丁香粉辛温，温中降逆，温肾助阳；生姜辛温，温中化痰；白糖甘平，润肺生津。全方共奏温中降逆化痰之效。

用法：经常食用。

3. 肝肾不足，气血两虚

临床表现：颈项疼痛多年，伴头晕眼花，手足痿软无力，步行缓慢，舌质淡，苔薄，脉沉弱。

治法：补益肝肾，强壮筋骨。

【药膳举例】

复方杜仲地黄药酒

材料：熟地黄 100 克，杜仲 50 克，当归 50 克，赤芍 50 克，桂皮 50 克，白酒适量。

做法：将上药干燥粉碎成粗粒，用白酒 1000 毫升浸渍 10～15 天，过滤，补充一些白酒继续浸渍药材 3～5 天，过滤即得。

解析：熟地黄滋补肝肾；杜仲甘温，补肝肾，强筋骨；桂皮温阳通经；赤芍活血散瘀，通络，通痹止痛。诸药合用，具有滋补肝肾、强筋壮骨的功效。

用法：每日 3 次，每次 30 毫升。

第三节 肩关节周围炎

肩关节周围炎的主要症状为肩周疼痛，肩关节活动受限或僵硬。疼痛可为钝痛、刀割样痛，夜间加重，甚至痛醒，可放射至臂、手、颈部，疼痛亦可因运动而加重。本病归属于中医“痹症”“肩凝症”“漏肩风”等范畴。

一、食疗调理要点

（1）适量饮酒。

（2）多食高蛋白、高钙食品。

（3）少饮浓茶，忌生冷之物。

二、辨证施膳

1. 气滞血瘀

临床表现：跌扑闪挫，肩折筋伤，瘀血肿痛拒按，日久肌肉萎缩，关节僵硬，舌紫黯或舌边有瘀点，脉弦涩。

治法：行气活血。

【药膳举例】

（1）三七红花酒

材料：三七50克，红花150克，当归50克，白酒1000毫升。

做法：先将三七捣碎，与红花、当归一起放入瓶中，加白酒，封闭10天后即可。

解析：三七味甘、微苦性温，活血化瘀，消肿止痛，为伤科要药；红花辛温，活血通经，祛瘀止痛；当归补血，活血止痛，调经，消肿生肌；白酒辛温，可行药力。全方具有行瘀活血、疗伤止痛之功。

用法：每日3次，每次30毫升。

（2）筋骨疼痛酒

材料：当归50克，木香40克，玉竹20克，续断100克，枸杞子50克，红花100克，白酒1000毫升。

做法：将前6味药物放入瓶中，用白酒浸渍20天即可。

解析：当归、续断、红花舒筋活血，枸杞子滋补肝肾，玉竹养阴生津，木香行气。诸药加白酒浸泡后，行瘀止痛之效更强。本方适用于曾有外伤史，而肩臂疼痛时间较长者。

用法：每日3次，每次20毫升。

2. 风寒外袭

临床表现：肩关节疼痛游走不定，或向其他关节走窜，畏寒畏风，肩关节屈伸不利，舌质淡，苔薄白，脉浮。

治法：祛风散寒，活血止痛。

【药膳举例】

追地风鸽肉汤

材料：白鸽1只，追地风10克，海风藤5克，防风5克，生姜、大枣各少许，调料适量。

做法：大枣去核洗净，然后把全部用料（调料除外）一起放入锅内，加清水适量，文火煮2小时，调味即可。

解析：白鸽肉咸平，补肝肾，祛风解毒；追地风性味苦平，祛风通络活血；海风藤辛苦微温，祛风湿，活血络；防风辛温，可祛风散寒除湿；生姜、大枣调和气血。共用有活血祛风止痛之效。

用法：每日分2次服用，吃肉喝汤。

3. 寒邪凝滞

临床表现：肩关节疼痛，痛有定处，痛剧如锥刺，得热则舒，遇寒痛剧，舌质淡，苔薄白，脉弦紧。

治法：温经散寒。

【药膳举例】

细辛鸡汤

材料：鸡肉90克，细辛3克，桂枝9克，黄芪30克，生姜9克，调料适量。

做法：把全部用料洗净一起（调料除外）放入砂锅内，加清水适量，文火煮2～3小时，调味即可。

解析：鸡肉甘温，益气温阳散寒；细辛温经散寒；桂枝辛甘温，祛风解肌通阳；黄芪益气健脾；生姜疏风散寒。共奏温经散寒止痛之功。

用法：每日1次，作为中、晚餐菜肴食用。

4. 湿邪滞留

临床表现：关节肢体沉重，麻木不仁，肩痛有定处，舌质淡，苔白，脉濡缓。

治法：健脾利湿，通经活络。

【药膳举例】

薏苡仁酒

材料：薏苡仁500克，白酒500毫升。

做法：将薏苡仁碾成细末，放入瓶中，加白酒封固，每日振摇1次，半个月后即可饮用。

解析：薏苡仁甘淡微寒，健脾渗湿，除痹通络；白酒辛温，通血脉，散寒湿。此酒可除湿散寒、温阳通痹。

用法：每日3次，每次口服30毫升。

5. 湿热内蕴

临床表现：肩关节疼痛，发热红肿，得冷则舒，痛不可按，舌红，苔黄，脉濡数。

治法：清热利湿，通络止痛。

【药膳举例】

(1) 忍冬藤薏苡仁粥

材料：忍冬藤10克，薏苡仁50克，粳米100克。

做法：用纱布将忍冬藤包好放入砂锅中，再加入薏苡仁、粳米和清水适量，煮熟后即可。

解析：忍冬藤甘寒，清热通络；薏苡仁甘淡微寒，利湿除痹；粳米甘平，和胃生津。诸味合用，可达清热利湿、消肿除痹之效。

用法：随量食用。

（2）荷叶桑枝粥

材料：荷叶（鲜者为佳）20克，桑枝5克，薏苡仁30克，粳米50克。

做法：以上4味洗净后放在砂锅内，加清水500毫升，用文火煮成粥。

解析：荷叶苦平，解暑清热，升发清阳；桑枝苦平，祛风通络；薏苡仁甘淡微寒，健脾利湿；粳米甘平，益胃生津。全方具有升发清阳、利湿除痹之功。

用法：随量食用。

6. 肝肾亏虚

临床表现：气血两虚，肩痛绵绵，遇劳加重，气短懒言，四肢乏力，不胜劳倦，头晕眼花，肩部肌肉萎缩，舌淡，苔薄白，脉沉细无力。

治法：滋补肝肾，补益气血，舒筋活络。

【药膳举例】

（1）肩痛药酒

材料：生黄芪30克，枸杞子15克，怀牛膝12克，秦艽9克，姜黄9克，威灵仙9克，桑寄生9克，海桐皮12克，桂枝9克，甘草6克，沙参9克，独活6克，茯苓9克，防风6克，当归9克，川芎9克，杜仲9克，白酒1000毫升。

做法：诸药用白酒浸泡10天即成。

解析：生黄芪益气；桑寄生、杜仲、怀牛膝、枸杞子补肝肾，强筋骨；当归、川芎养血活血；秦艽、威灵仙、海桐皮、桂枝、独活、防风活血祛风胜湿；姜黄止痛活血；沙参养阴；茯苓、甘草利湿和中。诸药共奏益气养血、祛风除湿之功。

用法：每日2～3次，适量饮用。

（2）寄生花蛇汤

材料：白花蛇（活者为佳）1条，桑寄生30克，全当归9克，生姜、大枣各少许，调料适量。

做法：全部用料（调料除外）一起放入砂锅内，加清水适量，文火煮2小时，调味即可。

解析：白花蛇味甘、咸性温，祛风通络；桑寄生滋补肝肾，祛风除湿；当归补血活血；生姜、大枣调和气血。共奏祛风养血补肾之功。

用法：每日分2～3次服用。

第四节　痔

痔是一种常见疾病。传统上认为痔是人体直肠末端黏膜下和肛管皮肤下静脉丛发生扩张和屈曲所形成的柔软静脉团。痔归属于中医的“痔疮”范畴。

一、食疗调理要点

（1）饮食清淡　宜食有清热解毒作用的食物，如荸荠、绿豆、鱼腥草、马齿苋、丝瓜、冬瓜、木耳、藕、西瓜、甘蔗、无花果、香蕉、猕猴桃等。

（2）补充津液　可多饮果汁、豆浆、绿叶蔬菜汤等。

（3）体虚者宜食滋补之品，如鲫鱼、乌鱼、猪瘦肉、牛奶、泥鳅、大枣、海参、鸡肉等。

（4）忌辛辣之品，如辣椒、大蒜、葱、姜、胡椒、芫荽、酒、烟等，以免加重病情。

（5）规律饮食。

二、辨证施膳

1. 风热兼瘀

临床表现：痔核初发，肛门瘙痒不适，伴有异物感，或轻微出血，点滴不止或成一线，血色鲜红，大便干结，腹满胀痛，舌质红，或有瘀斑、瘀点，舌苔薄黄，脉弦数。相当于一期内痔及血栓性混合痔。

治法：祛风清热，活血化瘀。

【药膳举例】

（1）荆芥猪肠汤

材料：荆芥 10 克，苍耳茎叶 30 克，猪大肠 250 克，调料适量。

做法：前 2 味布包煎，与猪大肠共炖烂，调味。

解析：荆芥祛风解毒，透疹止痒；苍耳茎叶可祛风清热凉血；猪大肠则寓以脏治脏之意。三者相伍，可收祛风清热消痔之功。

用法：可佐餐食用。

（2）香蕉粥

材料：香蕉 100 克，空心菜 100 克，粳米 50 克，食盐（或白糖）适量。

做法：空心菜取尖，香蕉去皮为泥；粳米煮至将熟时，放入空心菜尖、香蕉泥、食盐（或白糖），同煮为粥。

解析：空心菜甘寒，能清热凉血、疗疮解毒，且粗纤维含量丰富，可促进胃肠道蠕动，通便解毒；香蕉润肠通便、生津润燥，经常食用能预防脑卒中和高血压，治疗手足皮肤皲裂；粳米补中和胃。该粥有清热解毒、润肠通便之效。

用法：作为早餐主食。

2. 湿热下注

临床表现：肛门坠胀灼痛，便血，大便干结或溏，小便短赤，口干口苦，舌边尖红，舌苔黄厚腻，脉弦数。相当于内痔炎症期。

治法：清热利湿，凉血止血。

【药膳举例】

（1）凉拌马齿苋鱼腥草

材料：鲜马齿苋 250 克，鲜鱼腥草 250 克，麻油、酱油、味精、醋、白糖各适量。

做法：前 2 味同入开水中稍焯，捞出待凉，放入作料拌匀。

解析：马齿苋酸寒，清热解毒，凉血止血；鱼腥草辛微寒，清解热毒，消痈排脓，利尿通淋。两者相伍，共收清热凉血、利湿止血之功。

用法：佐餐适量食用。

（2）公英败酱猪肠汤

材料：鲜蒲公英 50 克（干品 25 克），败酱草 25 克，猪大肠 250 克，食盐少许。

做法：前 2 味用纱布包，与猪大肠同用砂锅炖至烂熟，去布袋，加入食盐即可。

解析：蒲公英苦甘寒，清热解毒，消肿散结，利尿通淋；败酱草清热解毒，消痈排脓，祛瘀止痛；猪大肠能固大肠。全方有清热利湿、祛瘀解毒之效。

用法：食猪大肠、喝汤，分 2 次服用。

3. 气血两虚

临床表现：便血日久，眩晕，耳鸣，心悸，乏力，面色萎黄，舌质淡红，舌苔薄白，脉沉细。

治法：益气补血，止血散瘀。

【药膳举例】

(1) 党参无花果炖猪瘦肉

材料：党参 20 克，无花果 100 克，猪瘦肉 200 克，食盐少许。

做法：前 3 味同炖至肉熟透，加入食盐。

解析：党参甘平，补中益气；无花果甘平，健胃润肠、催乳利咽，可促进消化、通便、抗炎消肿、降血压、降血脂；猪肉补血润燥。全方有补益气血、清肠解毒之效。

用法：分顿食肉、喝汤。

(2) 大枣乌鱼汤

材料：大枣 50 克，乌鱼 500 克，食盐适量，生姜少许。

做法：大枣去核，与乌鱼、生姜共用砂锅炖至烂熟，放食盐即可。

解析：大枣补益脾胃而养血，乌鱼健脾益气养血，共奏益气健脾养血之效。

用法：分餐食用。

练习题

1. 以下药膳可用于直肠脱垂的食疗调理的是（　　）。

A. 参芪粥　　B. 香蕉粥

C. 三七红花酒　　D. 香附茶

2. 参芪粥由黄芪、党参、粳米煮制而成，用于（　　）型直肠脱垂。

A. 气虚下陷　　B. 肝肾阴虚

C. 湿热下坠　　D. 心脾亏虚

3. 用于调理痰瘀交阻颈椎病的丁香姜糖，其中生姜末的作用是（　　）。

A. 降逆止呕　　B. 补脾安神

C. 温肺生津　　D. 温中化痰

4. 寒邪凝滞型肩关节周围炎适合应用（　　）的原则调整饮食。

A. 通经活络　　B. 温经散寒

C. 行气活血　　D. 温阳通痹

5. 辨证施膳：患者男，50 岁，长期劳作，肩关节疼痛，发热红肿，得冷则舒，痛不可按，舌红，苔黄，脉濡数。请根据患者情况，给出合适的食疗调理方案。

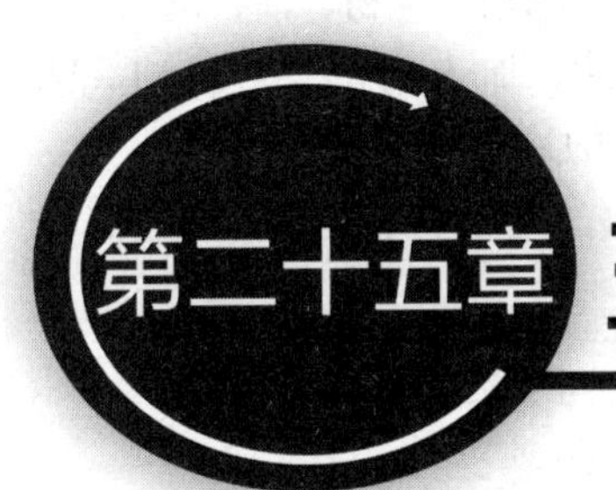

第二十五章 五官皮肤疾病食疗药膳

第一节 视力减退

视力减退是临床上常见的一个症状，可见于多种眼病，但主要是指用眼不当、用眼过度，或年老、体弱等，以致出现近视、远视、散光、视物模糊等。中医学认为，视力减退主要在于先天禀赋不足，或疾病耗伤，引起肝肾不足、气血虚弱，使目失所养而成。

一、食疗调理要点

（1）食疗关键在于滋补肝肾、益气养血。

（2）为避免发生近视，少吃糖果和高糖食品 食糖过多，会使血液中产生大量酸性物质，酸与机体内的钙相结合，造成血钙减少，这会影响眼球壁的坚韧性，使眼轴易于伸长，助长了近视的发生和发展。

（3）预防近视可补充蛋白质、钙、磷，胡萝卜、豆芽、橘子、枸杞子、大枣等蔬菜、水果对预防近视也有益。

二、辨证施膳

1. 肝肾不足

临床表现：视力减退，视物模糊不清或昏花，两目干涩，伴头晕目眩，耳鸣耳聋，腰膝酸软，舌苔薄白，脉细弱。

治法：滋补肝肾。

【药膳举例】

（1）枸杞菊花粥

材料：枸杞子 15 克，白菊花 4 克，糯米 150 克。

做法：将枸杞子、白菊花与糯米一同加水放置 30 分钟后，再用文火煮制成粥。

解析：枸杞子甘平，滋补肝肾，益精明目，有调节免疫功能、抗氧化、抗衰老、抗肿瘤、抗疲劳、保肝、明目等作用；白菊花辛甘微寒，平肝明目。共用可降压降脂、清肝泻火、养阴明目。

用法：早晚分食。

(2) 枸杞炒猪肝

材料：枸杞子15克，猪肝200克，料酒、葱、姜汁、盐、酱油、味精、生粉、油各适量。

做法：将猪肝切成薄片，用料酒、葱、姜汁和盐腌渍10分钟，加入枸杞子、酱油、味精、生粉和油，拌匀，放于盘内，在微波炉内高功率转4分钟，中途翻拌2次。

解析：枸杞子滋补肝肾，益精明目；猪肝补肝明目，养血。共用有补益肝肾、养血明目之效。

用法：佐餐食用。

(3) 枸杞鸡蛋羹

材料：枸杞子20克，鸡蛋2个。

做法：枸杞子与鸡蛋调匀后蒸熟服用即可。

解析：中医很早就有“枸杞养生”的说法，认为常吃枸杞子能“坚筋骨、轻身不老、耐寒暑”。现代药理及临床研究证明，枸杞子有保护和营养视网膜组织的作用，可使视网膜组织中的维生素C含量增加，从而增强视力。而鸡蛋性味甘、平，可养血、滋阴、润燥，用于气血不足引起的多种症状，是扶助正气的常用食品。枸杞子与鸡蛋共同煮食，在功效方面可起到协同作用，可预防和治疗中老年人老花眼，对肝肾不足引起的头昏多泪也有效。

用法：佐餐食用。

2. 气血虚弱

临床表现：双目视力日渐下降，头晕乏力，精神萎靡，面色、唇甲色淡，舌质淡，苔薄白，脉弱。

治法：益气养血。

【药膳举例】

(1) 养血明目酒

材料：熟地黄、制何首乌、丹参各10克，低度白酒250毫升。

做法：将熟地黄、制何首乌、丹参浸泡于低度白酒中，盖上瓶盖，放置2个月即可。

解析：熟地黄、制何首乌滋补肝肾，养血；丹参活血调经，凉血消痈，清心安神。两者与温通活血的白酒同用，有滋阴补肾、养血明目之效。

用法：每日1小杯，可经常食用。

(2) 太子参青葙猪肝

材料：青葙子10克，太子参10克，猪肝200克，调料适量。

做法：先将猪肝切片，与太子参、青葙子一起放入砂锅内煮沸，再改文火煎20分钟，加入调料即成。

解析：青葙子味苦性凉，疏风热、清肝火、明目退翳，可用治肝热目赤、眼生翳膜、视物昏花、肝火眩晕；太子参味甘、微苦而性平，既能益气，又可养阴生津，且药力平和，为一味清补之品，适用于脾肺亏虚、气阴不足诸症。两药合用，有益气养血、清肝明目之效。

用法：佐餐食用。

青光眼食疗药膳

第二节　青光眼

青光眼是一种严重的不可逆性致盲眼病。青光眼分为原发性青光眼、混合性青光眼、继发性青光眼和先天性青光眼四类。而原发性青光眼又分闭角型青光眼和开角型青光眼。属中医“五风内障”范畴，其中急性闭角型青光眼属“绿风内障”，慢性闭角型青光眼属“黑风内障”，原发性开角型青光眼属“青风内障”。

一、食疗调理要点

（1）饮水要适量，慎饮茶和咖啡。

（2）饮酒要节制，戒烟。

（3）忌辛辣刺激和肥甘厚味之品。

二、辨证施膳

1. 肝经风火

临床表现：发病急剧，头痛如劈，眼珠胀痛欲脱，连及目眶，视力急降，胞轮红赤或白睛混赤浮肿，黑睛呈雾状混浊，瞳神散大，眼珠变硬，甚至胀硬如石。此型多见于急性闭角型青光眼急性发作期。

治法：凉肝息风，清热利窍。

【药膳举例】

（1）车前羚羊饮

材料：车前草 9 克，细辛 1.5 克，大枣 7 枚，羚羊角粉 0.5 克。

做法：将车前草、大枣、细辛（后下）水煎后，去渣取汁，冲羚羊角粉内服。

解析：细辛辛温，祛风散寒，止痛开窍；车前草甘而微寒，功效清热明目；大枣和胃；羚羊角咸寒，能清热平肝、息风明目。共奏平肝息风、清热明目之功。

用法：每日 1 次，连服 5～6 日。

（2）菊花羚羊饮

材料：白菊花 6 克，羚羊角粉 0.3 克。

做法：白菊花泡茶，送服羚羊角粉。

解析：菊花辛甘苦微寒，功效清肝明目；羚羊角咸寒，功能清热平肝、息风明目。共奏平肝息风、清热明目之功。

用法：每日 2 次。

2. 肝郁气滞

临床表现：情志不舒，头目隐隐胀痛，食少神疲，胸胁满闷，心烦口苦，舌淡苔薄，脉弦细。眼部可无症状或偶可出现雾视、眼胀，或突感虹视。此型多见于原发性开角型青光眼、慢性闭角型青光眼及急性闭角型青光眼急性发作期以外的各期。

治法：疏肝解郁，理气明目。

【药膳举例】

加味梅花粥

材料：白梅花 3～5 克，白菊花 5～6 克，粳米 50～100 克。

做法：粳米加水煮粥，白梅花、白菊花洗净，粥将熟时加入，稍煮即可。

解析：白梅花功擅疏肝解郁明目，白菊花疏风清肝明目，粳米调理脾胃。共奏疏肝明目之功。

用法：可作为配餐食用，每日 2～3 次。

3. 痰火升扰

临床表现：头眩目痛，心烦而悸，胸闷恶心，食少痰多，口苦舌红，苔黄而腻，脉弦滑或滑数。眼部可见肝经风火之眼部症状。此型可见于各类青光眼。

治法：清热泻火，祛痰和胃。

【药膳举例】

（1）钩藤白术饮

材料：钩藤50克，白术30克，冰糖20克。

做法：白术加水300毫升，文火煎煮半小时，加入钩藤（先用水浸透），煎煮10分钟，去渣取汁约100毫升，加入冰糖烊化，顿服。

解析：钩藤甘而微寒，能平肝息风清热；白术甘苦温，能燥湿化痰利水；冰糖甘平，能化痰和胃。共奏清热祛痰、息风和胃之功。

用法：每日1剂，分2次饮用。

（2）升草饮

材料：升麻5克，夏枯草9克，荷叶1张，冰糖20克。

做法：前2味药加水300毫升，文火煮半小时后，将荷叶覆盖于药上面，再煎煮10分钟，去渣取汁约100毫升，加入冰糖烊化，顿服。

解析：升麻辛甘微寒，能疏散风热；夏枯草清热平肝，化痰散结；荷叶苦涩平，清热化湿，能祛暑；冰糖化痰和胃。共奏清热化痰之功。

用法：每日1剂，分2～3次服。

4. 虚风内动

临床表现：劳倦后眼症加重，头眩眼胀，视物昏矇，虹视，失眠耳鸣，口燥咽干，五心烦热，舌红少苔，脉细数。此型可见于各类青光眼。

治法：滋阴养血，柔肝息风。

【药膳举例】

（1）石决明生地饮

材料：石决明18克，生地黄15克，菊花9克，黑芝麻15克，白糖适量。

做法：方中黑芝麻用布包后，与其他材料一同水煎煮，去渣取汁。

解析：石决明咸寒，功效平肝潜阳、清肝明目；生地黄甘苦寒，有清热凉血、养阴生津之功；菊花味辛甘苦微寒，功效疏风清热、清肝明目；黑芝麻甘平，功效祛风明目、补血生津。诸味合用，共奏滋阴清肝、息风明目之功。

用法：代茶饮，每日1次，连服6～7日。

（2）参膝二子汤

材料：沙参15克，川牛膝12克，枸杞子15克，决明子15克，蜂蜜适量。

做法：上方前4味药加水煎煮，去渣取汁，冲蜂蜜。

解析：沙参甘微寒，功擅养阴；川牛膝苦酸平，引血下行以降上逆之火，并能利水；决明子甘苦咸微寒，能清肝明目，保护视神经，降眼压；枸杞子甘平，养阴补血，益精明目；蜂蜜甘平，润燥和中。共奏滋阴清热、养肝息风之功。

用法：每日1次，可长服。

5. 水饮停滞

临床表现：目胀隐隐，食少神疲，干呕吐涎，四肢不温，眼睑水肿，小便不利，舌淡苔白，脉弦。

治法：健脾利水，活血明目。

【药膳举例】

（1）赤小豆鲤鱼汤

材料：鲤鱼 1 条（约 500 克重），赤小豆 30 克，葱白、绍酒、盐各适量。

做法：鲤鱼活杀洗净，赤小豆纱布包，入锅同煮，至鱼熟汤浓，加葱白、绍酒、盐调味，去赤小豆，喝汤食鱼。

解析：赤小豆甘酸平，为滋养性利水消肿药；鲤鱼甘平，功效健脾利水消肿。同用则健脾利水、消肿明目。

用法：每日 2 次，每次 1 小碗。

（2）茯苓馒头

材料：茯苓 30 克，面粉 250 克，白砂糖 30 克。

做法：茯苓磨粉，与白砂糖、面粉和面一起做馒头。

解析：茯苓甘淡平，能健脾补中、利水渗湿；白砂糖甘平，能益气健脾和中。共奏健脾利水之功。

用法：可作为中、晚餐食用。

6. 肝肾亏虚

临床表现：病久瞳神渐散，中心视力日减，视野明显缩窄，眼珠胀硬或不硬，眼底视盘生理凹陷加深扩大，颜色苍白。全身症状有头晕耳鸣，腰膝酸软，失眠健忘，舌淡脉细，或面白肢冷，舌淡苔白，精神倦怠，脉沉细无力。此证型多见于晚期青光眼所致视神经萎缩病变，或青光眼手术或药物治疗而眼压控制后，但视功能仍减退者。

治法：补益肝肾，开窍明目。

【药膳举例】

（1）枸杞肝片

材料：枸杞子 30 克，兔肝 150 克，油、调料各适量。

做法：将枸杞子洗净，加入切片的兔肝，同入油锅生炒，调味即可。

解析：枸杞子甘平，功效补肝肾、养精血，含有丰富的胡萝卜素、维生素 A_1、维生素 B_1、维生素 B_2、维生素 C 及钙、铁等健康眼睛的必需营养，故擅长明目，所以俗称“明眼子”，适合所有人使用，对用眼过度者、老人更是不错的选择；兔肝甘苦寒，功效补肝明目。共奏补益肝肾明目之功。适用于眼压控制之青光眼性视神经萎缩。

用法：佐餐食用。

（2）枸杞决明汤

材料：沙参 15 克，怀牛膝 9 克，枸杞子 15 克，决明子 9 克，蜂蜜适量。

做法：前 4 味煎汤后，兑入蜂蜜调服。

解析：沙参甘微寒，功擅养阴；枸杞子甘平，能补肝肾、养精血；怀牛膝苦酸平，能补肝肾、利水；决明子甘苦咸微寒，能清肝明目，对视神经有保护作用，还有降眼压之功。共奏补益肝肾、清肝明目之功。适用于眼压未控制的晚期青光眼。

用法：每日 1 次，可长服。

第三节　慢性咽炎

慢性咽炎为慢性感染所引起的弥漫性咽部病变，是一种较长时期的咽部隐红、干燥作痛之症。

一、食疗调理要点

（1）避免香燥辛辣食物，如茴香、五香粉、火锅调料、芥末、香菜、辣椒等。

（2）忌烟酒，尤其是烈酒和雪茄烟。

（3）少食冷饮。

二、辨证施膳

1. 肺阴虚损

临床表现：咽喉疼痛不甚，干灼不适，吞咽不利，口干咽燥，咽中如有物堵，干咳痰少黏稠，晨轻暮重，至夜尤甚。全身症状可见唇红颧赤，五心烦热，午后潮热，盗汗，舌质红苔薄或舌干少津，脉细数。

治法：养阴清肺利咽。

【药膳举例】

（1）五汁饮

材料：梨汁 30 克，荸荠汁 20 克，鲜芦根汁 20 克，麦冬汁 10 克，藕汁 25 克。

做法：将此五种液汁一同放入锅内，加水适量。先用武火烧沸，用文火煮 30 分钟，稍凉，装入罐中。

解析：梨汁、荸荠汁、鲜芦根汁、藕汁养阴清肺利咽，麦冬汁滋阴生津。五汁相配，具有润肺生津、养阴利咽的作用。

用法：每日当茶饮用。

（2）冰糖木蝴蝶饮

材料：木蝴蝶 30 克，冰糖适量。

做法：木蝴蝶用剪刀剪碎，与冰糖放入瓷杯中，用沸水冲泡，温浸 10 分钟即成。

解析：木蝴蝶养阴生津利咽效果较好；冰糖甘平，有润肺生津清热的功效。共用养阴生津利咽。

用法：代茶饮用。

2. 肝肾亏虚

临床表现：咽喉干灼不适，不甚疼痛，干痒，吞咽不利，咽部如物噎塞，渴欲饮水，咽干口燥，咳嗽痰黏稠而少，咳吐不利。咽喉部及周围黏膜潮红，喉底或见细小潮红颗粒突起，黏膜干燥少津。全身症状或可见头晕目眩，健忘，耳鸣，腰膝酸软，潮热，唇红颧赤，五心烦热，舌质红少苔，脉细数。

治法：补养肝肾，滋阴降火。

【药膳举例】

（1）枸杞百合竹沥粳米粥

材料：枸杞子 30 克，百合 30 克，竹沥 5 毫升，粳米 100 克。

做法：将诸味同放锅内，加水适量，煮至粥成后服用。

解析：枸杞子滋补肝肾，百合、竹沥养阴生津润肺。共奏养血补肾、滋阴降火之功效。

用法：早晚餐服食。

（2）丝瓜藤饮

材料：鲜丝瓜藤 30 克，桑叶 30 克。

做法：丝瓜藤、桑叶洗净，加水煮汤。

解析：鲜丝瓜藤、桑叶均可清热降火；桑叶入肺经，又有生津利咽之效。共奏清热降火之功。

用法：代茶饮用数周。

3. 心肾不交

临床表现：咽喉疼痛较甚，灼热不适，咽喉部及周围黏膜鲜红。全身症状可见虚烦少寐，心悸气短，腰膝酸软，潮热盗汗，头晕耳鸣，舌尖红，脉虚数。

治法：滋阴降火，交通心肾。

【药膳举例】

（1）百合五味子龙骨汤

材料：百合 30 克，五味子 30 克，龙骨 15 克。

做法：将龙骨加水先煮 1 小时后放入百合、五味子，煮开后饮汤吃百合。

解析：百合清心润肺止咳；五味子养阴酸敛止渴；龙骨重镇安神。共奏养阴利咽、交通心肾的功效，适用于心肾不交引起的慢性咽炎。

用法：每日 1 次，每次 1 碗。

（2）天冬膏

材料：鲜天冬 500 克，黄酒适量。

做法：天冬洗净，去心皮，细捣，绞取汁，以纱布滤去粗渣。将汁放入砂锅，文火熬之成膏。

解析：天冬生津养阴、清热利咽，熬膏慢服，可缓图养阴利咽之效。

用法：空腹以温黄酒调服，每服 1～2 匙。

第四节　耳聋

耳聋按起病的急缓，可分为暴聋与渐聋。突然发生明显的听力减退，称为暴聋。暴聋多为实证，多因邪气壅实而致。渐聋多为虚证，多由气血两虚，肾精不足所致。老年人多见，多为双侧，听力渐进性下降，或伴头晕、耳鸣。渐聋治疗较困难，疗程较长。

一、食疗调理要点

（1）忌食热性食物，如牛肉、羊肉、狗肉等。

（2）饮食宜清淡，应多吃蔬菜、水果、豆类等。忌食肥甘厚味，如各种动物油脂、动物脂肪等。

（3）多食补肾健脾之品，如核桃仁、黑芝麻、木耳等。

二、辨证施膳

1. 风邪袭肺，邪闭耳窍

临床表现：突然听力下降，伴有头痛、鼻塞、恶寒发热等，舌质红，苔薄白，脉浮。

治法：疏风宣肺，解表通窍。

【药膳举例】

（1）暴耳聋茶

材料：葛根 9～15 克，甘草 3 克。

做法：上药研成粗末，置保温瓶中，冲入适量沸水，泡闷 20 分钟。

解析：葛根甘辛凉，具有解肌退热、生津止渴、升阳止泻的功效；甘草甘缓清热和中，解毒。两药合用，具有解肌通窍的功效。

用法：频频代茶饮服，每日 1 次。

（2）桑叶菊花茶

材料：菊花 15 克，桑叶 15 克，茯苓 20 克，泽泻 5 克。

做法：将菊花、桑叶、茯苓、泽泻用清水 400 毫升煎煮 15 分钟即成。

解析：桑叶、菊花上清头目，疏风清热，清热解毒；茯苓、泽泻淡渗利湿，通利水道。诸药合用可去风邪、宣清窍。

用法：代茶饮，每日 1 次。

2. 肝胆火盛，上犯清窍

临床表现：多起病于情绪波动、过度兴奋或郁怒之后，突然听力下降，伴头痛眩晕、口苦咽干、面红目赤、烦躁不安，舌质红，苔薄黄，脉弦数。

治法：清肝泻火，解郁通窍。

【药膳举例】

（1）荠菜瘦肉汤

材料：猪瘦肉 500 克，鲜芹菜 250 克，鲜荠菜 250 克，蜜枣、调料各适量。

做法：猪瘦肉洗净切片，荠菜、芹菜洗净，共放入锅中，加清水适量，武火煮沸后，文火煲 1 小时，再加入蜜枣，调味后即可。

解析：猪肉甘平，鲜芹菜清肝火平肝阳，鲜荠菜清热泻火。诸药合用具有清肝热、利湿浊的功效。

用法：佐餐食用。

（2）丹参黄精茶

材料：绿茶 5 克，丹参 10 克，黄精 10 克。

做法：将绿茶、丹参、黄精共研粗末，冲入 300 毫升沸水，加盖焖 10 分钟即成。

解析：绿茶清肝泻火，上清头目；丹参活血；黄精养肝阴以平肝阳。诸药合用具有清肝泻火、解郁通窍之功效。

用法：代茶饮用，分 3～4 次服用。

3. 痰火上扰，壅结耳窍

临床表现：耳聋或听音不清，起病突然，头昏头重，胸脘痞闷，咳痰黄稠，舌质红，苔黄腻，脉弦滑。

治法：清热化痰，散结通窍。

【药膳举例】

（1）苦瓜汤

材料：生苦瓜 1 条，白糖 60 克。

做法：先将苦瓜洗净，去瓤，切碎，放入碗中，加入白糖搅匀，上屉蒸 1 小时，冷却后取汤。

解析：苦瓜苦寒，清暑解热，明目清心，可降血糖、提高人体免疫力、防癌抗癌等。与白糖蒸煮，有清热利湿、通窍止痛的功效。

用法：每日 1 次。

（2）磁石菖蒲酒

材料：碎磁石 15 克，石菖蒲 250 克，木通 250 克，白酒 1000 毫升。

做法：用米泔水将碎磁石、石菖蒲、木通浸 1 日，切片焙干。诸药一起捣碎，浸于白酒中，夏季 3 日、冬季 7 日即成。

解析：磁石平肝潜镇；石菖蒲与木通化浊利湿，清热化痰；白酒活血通脉。诸药合用有清热化痰、散结通窍的功效。

用法：每次饭后饮 1～2 小杯。

4. 气滞血瘀，经脉闭塞

临床表现：突然发生耳聋，伴耳鸣、眩晕，甚至舌黯红或瘀点，脉细涩。

治法：活血化瘀，行气通窍。

【药膳举例】

（1）大枣桃仁汤

材料：桃仁 15 克，大枣 12 枚，红糖适量。

做法：桃仁水发后洗净，入大枣，煮半小时，加红糖 1 匙，趁热饮用。

解析：桃仁苦甘平，功效活血祛瘀、润肠通便、止咳平喘；大枣甘温，补中益气，养血安神，缓和药性。共用活血化瘀通窍。

用法：每日 1 次。

（2）三七煲鸡

材料：三七 5 克，乌鸡 250 克，生姜 5 片，蜜枣 3 枚。

做法：将三七、乌鸡、生姜、蜜枣加入清水 1000 毫升，文火煲 2 小时即成。

解析：三七甘微苦温，功效化瘀止血、消肿定痛；乌鸡益气补血。两味合用，益气行气，活血补血。

用法：去渣饮汤食肉，每日 1 次。

5. 心脾血虚

临床表现：听力逐渐下降，耳中常有蝉鸣样声，心烦失眠，思虑用脑过度则更甚，头晕目涩，面色萎黄，舌质淡，舌苔薄白，脉细。

治法：补益心脾，濡养耳窍。

【药膳举例】

核桃芝麻糖

材料：核桃仁 30 克，黑芝麻 30 克，白砂糖适量。

做法：将核桃仁与黑芝麻研细，以白砂糖拌之即成。

解析：核桃仁滋阴养血，黑芝麻补血益气，白砂糖甘缓和中，合用则可补益心脾。

用法：每次5～10克，每日1～2次。

6. 肾精不足

临床表现：双耳听力逐渐下降，伴细声耳鸣，夜间较甚，失眠，头晕眼花，腰膝酸软，遗精，口渴多饮，舌红苔少，脉细弱。

治法：补肾益精，滋肾降火。

【药膳举例】

（1）磁石肾羹

材料：磁石30克，猪腰1对，调料适量。

做法：磁石用布包，与猪腰共入锅中，加适量清水，煮至猪腰熟烂，加入调料即成。

解析：磁石咸寒，镇惊安神，平肝潜阳，聪耳明目，纳气平喘；猪腰补益肾精。合用可补肾益精、滋肾降火。

用法：佐餐食用，每日1次。

（2）人参粥

材料：人参3克，防风3克，磁石30克，猪腰1对，粳米100克。

做法：磁石用布包，猪腰切片，与人参、防风、粳米一同放入锅中，加适量清水，煮至米熟即成。

解析：人参大补元气，防风疏风通窍，猪腰补益肾精，磁石潜镇益肾，合用则具益气补肾聪耳之功。

用法：每日1次，早晚温服。

第五节　神经性皮炎

神经性皮炎是一种常见的以皮肤瘙痒、苔藓化为特征的神经功能障碍性皮肤病，多发于中老年人，中医称为牛皮癣。

一、食疗调理要点

（1）饮食宜清淡，忌辛燥之物　新鲜蔬菜、淡水鱼和瘦肉宜常吃；辛燥类食物如辣椒、生姜、胡椒、牛肉、羊肉等，均宜忌口或少吃。

（2）宜多吃粗粮，忌精米面。

（3）忌烟戒酒。

二、辨证施膳

1. 血热风盛

临床表现：皮损初起为红色扁平丘疹，迅速融合成红色斑片，大小不等，高出皮肤，边界清楚，表面纹理粗疏呈席纹状，上覆细薄干燥鳞屑，可见抓痕与血痂。自觉剧烈瘙痒，伴心烦口渴，苔薄黄，舌质红，脉弦数。

治法：清热凉血，养阴息风。

【药膳举例】

（1）生地牛角冰糖饮

材料：生地黄 20 克，玄参 20 克，赤芍 12 克，牡丹皮 12 克，水牛角 30 克，冰糖 15 克。

做法：先煎水牛角 1 小时以上，再下生地黄等药，煮沸后，改小火再煮 30 分钟，滤去药渣，取药液，调入冰糖溶化即成。

解析：生地黄、玄参、赤芍、牡丹皮清热凉血，活血息风，化斑止痒；加水牛角以增强清热凉血息风之力；配冰糖调味，助生地黄等养阴息风。

用法：当饮料常饮，每日 1 次。

（2）地龙猪蹄壳汤

材料：地龙 20 克，猪蹄壳 1 对，白糖 10 克。

做法：先将鲜猪蹄壳（去肉脂，只用黑色蹄壳）洗净，加水适量，煎煮 1 小时以上；再加入地龙煎半小时以上，滤去药渣，取滤液，调入白糖即成。

解析：猪蹄壳凉血清热，地龙清热息风，两者相配，清血热、息风止痒之力甚强，加白糖调味并增清热之功效。

用法：1 日分 3 次饮用。

2. 血虚风燥

临床表现：病程长，皮损呈灰白色或浅褐色，局部皮损增厚粗糙，表面干燥覆有鳞屑，剧烈瘙痒，入夜尤甚，苔薄白，舌质淡，脉细涩。

治法：养血润燥，息风止痒。

【药膳举例】

（1）首乌蒸甲鱼

材料：制何首乌 30 克，黑豆 15 克，甲鱼 1 只，调料适量。

做法：将甲鱼去头足、甲壳、肚肠。黑豆洗净后，与甲鱼肉、制何首乌共放盆中，上笼蒸熟，拣去制何首乌，加上调料即成。

解析：制何首乌补血养阴润燥，配黑豆增强滋阴润燥之力，配甲鱼增强补血养阴、息风止痒之功。

用法：喝汤吃豆食肉。

（2）地杞乌龟汤

材料：枸杞子 30 克，生地黄 30 克，乌龟 1 只，调料适量。

做法：将活乌龟宰杀后去头、足、内脏、龟壳，将腹甲（龟甲）与龟肉同放砂锅中，加枸杞子、生地黄及适量水，文火炖至龟肉烂熟，加上调料即成。

解析：枸杞子、生地黄滋阴养血，配龟肉、龟甲养阴润燥息风。牛皮癣病情顽固，非血肉有情之品难以奏润燥息风之功。

用法：饮汤吃龟肉、枸杞子。

3. 风邪伏络

临床表现：常见颈、项部皮损干燥肥厚，状如牛领之皮，剧烈瘙痒，遇风、遇冷、遇热均可引起瘙痒，终年不愈，舌红少苔，脉弦细。

治法：搜剔伏邪，活络息风。

【药膳举例】

（1）油炸全蝎

材料：鲜全蝎 10 只，水豆粉 15 克，香油 200 克。

做法：将水豆粉加水调成糊状；将鲜活全蝎在沸水中烫死即捞出，裹上水豆粉，入油锅中炸熟即成。

解析：全蝎能通络搜风、息风止痒，对风邪伏络的顽固性瘙痒症，非此不能除。现在研究表明，全蝎有镇痛止痒的作用，但含蝎毒，油炸后可降低毒性。

用法：佐餐食用，一次 6 只以下，不能多吃。

（2）地龙炒蛋清

材料：食用蚯蚓 30 克，鸡蛋 1 只，油适量。

做法：将蚯蚓洗净，切成段，与蛋清同炒熟即成。

解析：地龙即蚯蚓，有通络息风之功效，配鸡蛋清以增强息风的作用。现代研究，蚯蚓含蚯蚓素、氨基酸，有镇静、息风止痒等作用。

用法：佐餐食用。

第六节　皮肤瘙痒症

皮肤瘙痒症是指无原发皮损，仅有瘙痒的一种皮肤病。好发于老年人及中年人。多见于冬季，少数也有夏季发病的。中医文献中称“风瘙痒”“风痒”“血风疮”和“痒风”等。

一、食疗调理要点

（1）宜食清淡濡润之品，忌辛辣燥烈食物　宜食鱼、猪肉、兔肉、胡萝卜、土豆、番茄、红薯等；忌食辣椒、姜、葱、大蒜、胡椒以及牛肉、羊肉等燥热上火之品。

（2）所用食用油最好为动物油、植物油各半。

（3）忌食引起皮肤过敏的食物，如海鲜、虾、蟹等。

二、辨证施膳

1. 风热郁表

临床表现：多见于夏秋季，周身皮肤瘙痒，热盛痒剧，得冷则痒止。皮肤瘙痒鲜红，触之灼热，搔抓出血后痒止，心烦口渴，食入辛辣食物而瘙痒加剧，舌红苔薄白，脉弦数。

治法：疏风清热，解表止痒。

【药膳举例】

（1）蝉荷冰糖饮

材料：蝉蜕 6 克，薄荷 12 克，冰糖 10 克。

做法：将蝉蜕、薄荷入砂锅，加水适量，煮沸后 5 分钟，滤取药液，去渣，加入冰糖熔化即成。

解析：蝉蜕辛寒，疏风清热止痒；薄荷辛凉，疏风清热止痒。两药配合加冰糖，共奏疏风清热、解表止痒的功效。现代研究，蝉蜕有抗过敏的作用。

用法：代饮料饮用，夏日每日可饮 2 次以上。

（2）银蒺蜜汁

材料：金银花 12 克，刺蒺藜 12 克，蜂蜜 10 克。

做法：将金银花、刺蒺藜入砂锅，加水适量，煎煮 2 次，合并煎液，去渣，调入蜂蜜即成。

解析：金银花配刺蒺藜疏风清热、解表止痒。现代研究，刺蒺藜有镇静止痒作用。

用法：当饮料，早晚各饮 1 剂。

2. 风寒袭表

临床表现：多见于深秋周身瘙痒，遇风着凉后则痒剧，如入睡脱衣或起床穿衣之际则阵发瘙痒，气温适宜或入睡被褥温暖则痒止，舌淡红苔薄白，脉浮紧。

治法：疏风散寒，解表止痒。

【药膳举例】

(1) 桂枝苍耳红糖汤

材料：桂枝 10 克，苍耳子 10 克，红糖 15 克。

做法：将桂枝、苍耳子入砂锅，加水适量，煎煮 2 次，合并 2 次滤液，去渣，调入红糖溶化即成。

解析：桂枝辛温以疏风散寒，苍耳子疏风止痒，配红糖以助药力。现代研究表明，苍耳子含挥发油，有抗过敏的作用。

用法：趁热饮用，微出汗即可。

(2) 紫苏叶粥

材料：紫苏叶（鲜品）15 克，粳米 50 克。

做法：将紫苏叶洗净切细；将粳米煮成粥，待粥将熟时，加紫苏叶，煮粥至熟即成。

解析：紫苏叶辛温，疏风散寒，解鱼、蟹毒，配粳米和胃以助药力。本药膳除治风寒外袭之皮肤瘙痒外，还治疗食物过敏引起的皮肤瘙痒症。现代研究，紫苏叶含挥发油和钙，有镇静止痒的功效。

用法：空腹趁热食粥。

3. 血虚风燥

临床表现：多见于老年人及久病患者。周身瘙痒，痒如虫行，夜间尤甚。皮肤干燥，由于反复抓挠致皮肤增厚，间有抓痕或覆细薄鳞屑。病程迁延时间较长，伴精神倦怠、面色白、头晕、心悸、纳呆、少眠，舌淡苔薄白，脉沉细。

治法：养血润燥，息风止痒。

【药膳举例】

(1) 生地炖猪蹄

材料：生地黄 50 克，猪蹄 200 克，食盐、味精、米醋各适量。

做法：将生地黄洗净切片，与猪蹄同入砂锅，加水适量，文火煨炖至猪蹄烂熟，加食盐、味精、米醋等调味即成。

解析：生地黄养阴补血润燥，猪蹄含胶原蛋白，助生地黄润燥息风止痒。两者合用，共奏养血滋阴润燥之效。

用法：佐餐食用，每周 2～3 次。

(2) 麻油鸭血

材料：芝麻油（香油）10 克，鸭血 100 克，盐少许。

做法：将鸭血加盐少许，入锅加水煮熟，起锅后淋上芝麻油即成。

解析：鸭血补血养阴、凉血润燥，配芝麻油增强润燥止痒之力。现代研究表明，芝麻油含亚油酸和维生素 E，防止细胞衰老、皮肤干燥，因而有润燥止痒的功效。

用法：佐餐食用。

4. 瘀血阻滞

临床表现：多见于妇女，不分季节。瘙痒多见于腰围、胁肋、足背、手腕部等受挤压部位，症见抓痕累累，伴有紫色条痕、面色晦暗、口唇色紫、口干不欲饮，舌质黯或有瘀点或瘀斑。

治法：活血化瘀，祛风止痒。

【药膳举例】

（1）益母蜜膏

材料：益母草100克，荆芥30克，蜂蜜250克。

做法：将益母草水煎3次，取3次滤液，加热浓缩；荆芥研细末，加入浓缩液中，炼蜜膏。

解析：益母草苦辛微寒，活血调经，利水消肿，清热解毒；配荆芥入血，祛血分之风邪以止痒。蜂蜜调味，并助药力。

用法：每次用蜜膏15克，白开水化服，早晚各1次。

（2）丹参鸡

材料：丹参30克，三七10克，子母鸡1只。

做法：将丹参、三七填入宰杀后的子母鸡腹中，用麻线缝合，入砂锅，加水适量，文火炖至鸡肉熟烂即成。

解析：丹参配三七活血化瘀；鸡肉性温，补益气血，使活血有力，化瘀不伤正。现代研究表明，丹参不但能活血化瘀，还有镇静作用，故能治瘀血引起的瘙痒。

用法：佐餐食用，每周1只鸡，分多次吃完。

5. 湿热郁滞

临床表现：瘙痒多为阵发性，夜间痒甚，摩擦、潮湿、汗出等均可成为诱因，瘙痒多突然发作，瘙痒剧烈，往往抓至血出疼痛痒才减轻，舌红，苔黄腻，脉弦滑数。

治法：清热解毒，除湿止痒。

【药膳举例】

（1）地肤苡仁粥

材料：地肤子15克，薏苡仁50克。

做法：先将地肤子煮水，去渣，取滤液与薏苡仁煮成粥。

解析：地肤子清热除湿，薏苡仁健脾利湿。两者合用，除湿毒以止痒。现代研究表明，地肤子、薏苡仁都有抗过敏作用，可治多种过敏因素引起的皮肤瘙痒。

用法：代早餐食用，每日1次。

（2）白鲜皮赤豆鲤鱼汤

材料：白鲜皮15克，赤小豆30克，鲤鱼1条，调料适量。

做法：先将白鲜皮水煎取滤液；用药液与赤小豆和鲤鱼煮成汤，加入调料即成。

解析：白鲜皮苦寒，清热解毒，除湿止痒；赤小豆清热利湿，配鲤鱼增强利湿健脾功效。湿化热除，其痒自止。

用法：佐餐，吃鱼喝汤。

第七节　痤疮

痤疮是一种毛囊皮脂腺的慢性炎症性皮肤病。以皮肤出现散在性粉刺、丘疹、脓疱、结节及囊肿等皮损，伴有皮脂溢出为临床特征。好发于青春期男女，呈自限性，青春期过后，大多能自然痊愈或减轻。中医称之为“肺风粉刺”，又称为“粉刺”“面疮”等。

一、食疗调理要点

（1）饮食宜清淡　多食新鲜水果和蔬菜，少食甘甜、油腻及辛辣刺激性食物，以及狗肉、羊肉、奶油、肥猪肉、鱼、虾、蟹、酒、茶、咖啡等。

（2）保持大便通畅　患者常伴有大便秘结，故应多饮水，多食辛凉或甘寒的富含纤维素的食物，如大白菜、小白菜、马齿苋、菠菜等，以保持大便通畅。

二、辨证施膳

1. 肺风血热

临床表现：颜面部黑头粉刺，颜面潮红，与毛囊一致的散在丘疹，粉刺发热，疼痛或有脓疱，舌淡红，舌苔薄黄，脉浮数。

治法：凉血宣肺清热。

【药膳举例】

（1）百合荷叶粥

材料：鲜百合 30 克（或干百合粉 20 克），鲜荷叶 30 克，糯米 50 克，冰糖适量。

做法：百合、荷叶洗净，加糯米与水，煮至米熟粥成，加入冰糖。

解析：糯米滋养肺胃，培土生金；百合甘而微寒，润肺清心；荷叶性味苦辛，气香，可清热。诸药合用，共奏清肺泻热之效，可用作痤疮的辅助治疗。

用法：早晚服用，20 天为 1 个疗程。

（2）雪梨西芹汁

材料：芹菜 100 克，番茄 1 个，雪梨 150 克，柠檬 1/5 个。

做法：前 3 味洗净挤汁，加入柠檬汁搅拌均匀。

解析：芹菜甘凉，清热平肝，祛风除湿；番茄甘酸微寒，生津止渴；雪梨味甘、微酸性凉，润肺清心降火；柠檬酸甘微寒，清热生津。诸味合用，功效清肺凉血、生津降火。

用法：每日 1 次，连饮 7～10 天。

（3）莲子白果饮

材料：莲子（去心）15 克，白果（去心）9 克，玉竹 9 克，沙参 9 克，百合 9 克，山药 15 克，核桃仁 9 克，生石膏（布包）20 克，白糖适量。

做法：生石膏用布包好先煮 1 小时，加入莲子等再煮 30 分钟，弃渣取汁，加入白糖调服。

解析：石膏甘辛大寒，清泻肺胃之热；沙参、玉竹滋阴生津；百合养阴润肺，清心安神；核桃仁补益肝肾；白果甘苦平，敛肺平喘；莲子、山药甘涩平，健脾益肾，养心安神。合用共奏清泻肺胃积热、补益脾肾之功。

用法：每日 1 次，15 天为 1 个疗程。

2. 脾胃湿热

临床表现：皮疹色红，或伴有脓疮，炎症显著者可自觉局部皮损灼热疼痛，可伴有腹胀纳呆、便秘溲赤，舌苔黄腻，脉滑数。

治法：清热化湿通腑。

【药膳举例】

（1）枇杷苡仁粥

材料：薏苡仁 100 克，鲜枇杷 60 克（去皮核），枇杷叶 10 克。

做法：枇杷叶洗净切碎，煮沸 10～15 分钟，去渣，加入薏苡仁煮粥，粥熟后放入切碎的枇杷果肉搅匀。

解析：薏苡仁甘淡凉，健脾除湿，清热排脓；枇杷果肉酸凉，清肺胃蕴热，兼能凉血；枇杷叶苦平，和胃降逆，清泻中、上二焦之湿热，使湿除火降。全方健脾除湿、清热凉血。

用法：每日 1 次，温热，7 天为 1 个疗程。

（2）凉拌三苋

材料：鲜苋菜 100 克，鲜冬苋菜 100 克，鲜马齿苋 100 克，调料适量。

做法：前 3 味分别用开水浸至八成熟，捞出，浸入冷水 5～10 分钟，控去水，切段，入调料拌匀即可。

解析：苋菜性味甘凉，能清热凉血、利窍通便；冬苋菜甘寒，清热利湿，滑肠通便；马齿苋酸寒，凉血消肿，清热解毒，兼能润肠通便。全方清热除湿、解毒消肿，可用于湿热上蒸之痤疮。

用法：每日 1 次，10～15 天为 1 个疗程。

（3）马齿苋苡米粥

材料：马齿苋 30 克，薏苡仁 30 克，红糖适量。

做法：前 2 味洗净，加适量水熬至薏苡仁快熟时，入红糖调服。

解析：马齿苋酸寒，能清热解毒、凉血消肿，又能润肠通便；薏苡仁甘淡凉，能健脾除湿、清热排脓。全方清热解毒、健脾除湿。

用法：每日 1 次，温热，7 天为 1 个疗程。

3. 脾虚痰湿

临床表现：皮疹以脓疱、结节、囊肿瘢痕为主，或伴有纳呆、腹胀、便溏，舌苔白腻，脉滑。

治法：健脾化痰，利湿通腑。

【药膳举例】

（1）苡仁粥

材料：薏苡仁 50 克，白糖适量。

做法：薏苡仁洗净，加适量水煮成粥，粥快熟时加入白糖稍煮沸即可。

解析：薏苡仁甘淡凉，功效利水渗湿、健脾止泻、清热排脓。

用法：每日温热食 1 次，10～15 天为 1 个疗程。

（2）茯苓苡仁粥

材料：茯苓粉 15 克，薏苡仁 60 克。

做法：将薏苡仁洗净，与茯苓粉同入锅内，加适量水熬成粥。

解析：方中茯苓甘淡平，利水渗湿，健脾安神；薏苡仁甘淡而凉，健脾止泻，利水渗湿。两药合用则健脾利水渗湿。

用法：每日分2次服，3～5天为1个疗程。

4. 热毒

临床表现：以丘疹、脓疮为主，丘疹基底周边伴有红晕，甚者可伴有结节，自觉局部发热疼痛，脓疮破溃或吸收后遗留暂时性色素沉着或凹陷性小瘢痕，伴口苦咽干、大便干结，舌质红，舌苔黄燥，脉数。

治法：清热解毒。

【药膳举例】

(1) 萝卜芹菜汁

材料：胡萝卜1个（中等大小），芹菜150克，小洋葱1个。

做法：上3味洗净取汁。

解析：胡萝卜甘平，健脾消积，下气定喘，可保护视力、预防眼疾；芹菜甘凉，清热平肝；洋葱辛温，健脾理气，和胃消食。诸药合用，清热解毒，凉血利尿，可用作痤疮的辅助治疗。

用法：每日饮用1次。

(2) 双花萝卜煎

材料：萝卜500克，甘蔗500克，金银花10克，竹叶3克。

做法：萝卜、甘蔗切碎，加金银花、竹叶、适量水，煎煮去渣取汁。

解析：萝卜辛甘凉，清热生津；金银花甘寒，疏散风热，清热解毒；竹叶清热泻火；甘蔗味甘性寒，有清热解毒、生津止渴等功效。诸药合用，清热解毒，泻火降气，可辅助治疗痤疮。

用法：不拘时代茶饮。

(3) 天葵苡仁粥

材料：鲜紫背天葵（干品15克）50克，薏苡仁30克。

做法：紫背天葵洗净，加适量水煮10分钟，弃渣取汁，与薏苡仁煮成稀粥即可。

解析：紫背天葵苦辛寒，清热解毒，消痈散结；薏苡仁甘淡而凉，利水渗湿，健脾止泻。两药合用则清热解毒、健脾利湿。

用法：分3次服完，隔天1次，7～10天为1个疗程。

5. 肝郁血瘀

临床表现：紫红色素沉着，皮疹在经前增多，伴胸胁胀闷，月经提前，经血中有血块，舌质红，舌苔薄白边有瘀点，脉弦。

治法：疏肝解郁，活血化瘀。

【药膳举例】

(1) 丹栀逍遥酒

材料：牡丹皮、栀子、当归、赤芍、白芍各30克，柴胡、白术、茯苓各15克，炙甘草10克，黄酒1600毫升。

做法：上药和黄酒同放入锅中，文火加热，沸后止火，密闭封存。

解析：牡丹皮清热凉血，栀子清热泻火，柴胡疏肝散邪，白芍敛阴清热，赤芍滋阴活血，当归补血活血。诸药合用则疏肝理气、清热活血。

用法：每日2～3次，每次温服20～30毫升。

（2）黑豆益母粥

材料：黑豆150克，益母草30克，桃仁10克，苏木15克，粳米50克，红糖适量。

做法：先煎益母草、苏木、桃仁30分钟，弃渣取液，加入黑豆和水，煮至八成熟，放入粳米煮成稀粥，加红糖调匀，稍煮一二沸即可。

解析：黑豆甘平，活血利水，祛风解毒；桃仁活血利水；苏木甘咸辛平，活血利水；益母草苦辛微寒，活血调经，利水消肿。诸药合用，活血化瘀，利水消肿。

用法：早晚餐各食1小碗，7～10天为1个疗程。

第八节　黄褐斑

黄褐斑是一种颜面部局限性淡褐色或褐色色素改变的皮肤病。本病中医亦名“黄褐斑”，又称“黧黑斑”“肝斑”“蝴蝶斑”。

一、食疗调理要点

（1）多食富含维生素C和维生素E的食物，如蔬菜、山楂、橙、鲜枣等。

（2）少食油腻、黏滞、辛辣、酸涩的食品。

（3）不宜食海腥发物，忌烟酒。

二、辨证施膳

1. 肝郁气滞

临床表现：皮损为浅褐色至深褐色斑片，大小不定，边缘不整，呈地图状或蝴蝶状，对称分布于目周、颜面，可伴胁肋胸痞、烦躁易怒、纳谷不香、女子月经不调、经前斑色加深、两乳作胀，舌苔薄白，脉弦滑。

治法：疏肝解郁。

【药膳举例】

（1）消斑汤

材料：丝瓜络10克，茯苓10克，僵蚕10克，白菊花10克，珍珠母20克，玫瑰花3朵，大枣10枚。

做法：将珍珠母先煮1小时，加入丝瓜络等药再煮20分钟，去渣取汁。

解析：丝瓜络甘平，祛风通络，解毒化痰；白菊花疏散风热，清热解毒；茯苓甘淡平，利水渗湿，健脾安神；僵蚕祛风止痛，解毒散结；珍珠母清肝明目；玫瑰花活血止痛，行气解郁。诸药配合则祛风解毒、行气解郁、清肝通络、散结祛斑，可辅助治疗黄褐斑。

用法：分2次饭后服用，10天为1个疗程。

（2）槟榔露酒

材料：槟榔、陈皮各20克，青皮、玫瑰花各10克，砂仁5克，冰糖适量，黄酒1500毫升。

做法：以上诸药与黄酒同置锅内，盖严，文火蒸20～30分钟，滤除药渣后贮存备用。

解析：玫瑰花行气解郁，活血止痛；槟榔行气利水；青皮、陈皮疏肝理气，消积化滞；砂仁辛温，入脾、胃经，行气化湿。诸药合用则疏肝解郁、理气活血，可辅助治疗黄褐斑。

用法：每日 2 次，每次温服 15～25 毫升。

2. 肝脾不和

临床表现：皮损多为栗皮色、地图状斑片，边缘不整，对称分布于两颧、目下、鼻周、口周，伴胸脘痞闷、两胁作痛、腹胀便溏，妇女经血不调，舌苔白腻，脉弦滑。

治法：疏肝健脾。

【药膳举例】

香附茯苓鸡

材料：香附 15 克，茯苓 15 克，枳壳 10 克，金橘饼 20 克，鸡 1 只。

做法：鸡洗净后去脏杂，把香附等放入鸡腹中，隔水蒸熟，去药渣。

解析：方中香附味辛、微苦、微甘性平，疏肝理气，调经止痛；枳壳味苦辛性微寒，行气宽中；茯苓甘淡平，健脾利湿，宁心安神；金橘辛甘温，理气解郁；鸡甘平，健脾益气，填精补髓。诸味合用健脾益气、疏肝解郁、理气宽中，可辅助治疗肝脾不和之黄褐斑。

用法：适量喝汤吃鸡肉，食后含咽金橘饼。每周 1 次。

3. 劳伤脾土

临床表现：皮损为灰黑色斑片，状如蝴蝶，对称分布于鼻翼、前额、口周，境界模糊，自边缘向中央逐渐加深，腹胀纳差，伴短气乏力，或宿有痰饮内停，舌质淡，舌苔腻，脉弦滑。

治法：益气健脾。

【药膳举例】

（1）红颜酒

材料：大枣 120 克，核桃仁 120 克，苦杏仁 30 克，蜂蜜 100 克，酥油 70 克，白酒 1000 克。

做法：将苦杏仁泡去皮尖，煮四五沸晒干，与核桃仁、大枣分别捣碎，用白酒将蜂蜜、酥油溶入瓶，将前 3 味药入酒内浸泡 7 日后取出。

解析：大枣甘平，补中益气，健脾养血；苦杏仁苦微温，可止咳平喘、润肠；核桃仁甘温，补肝肾，温肺润肠；蜂蜜补中润燥。诸药合用则益气健脾、滋补肝肾、养血润燥。

用法：每日早晚空腹饮用 1 小杯。

（2）地黄苓桂酒

材料：生地黄、茯苓、桂心、干姜、泽泻、川椒各 30 克，白酒 1000 毫升。

做法：上药和白酒一起放入锅中，煎煮至沸，取出放凉备用。或将上药放入酒中，密闭浸泡 15～20 天。

解析：茯苓、泽泻健脾利湿；生地黄补血滋阴，李时珍对生地黄的评价是“服之百日面如桃花，三年轻身不老”；桂心温阳通脉；干姜、川椒温中健脾。诸药合用则健脾利湿、温阳气、滋阴血，可用作黄褐斑的辅助治疗。

用法：每日 2 次，每次温服 15～20 毫升。

（3）五白糕

材料：白扁豆 50 克，白莲子 50 克，白茯苓 50 克，白菊花 15 克，白山药 50 克，面粉 100 克，白糖 100 克。

做法：将前 5 味洗净，烘干，磨成细面，与面粉调匀，加水和面，或加鲜酵母令其发酵，发好后揉入白糖，上笼武火蒸 30 分钟，出笼后切成块状。

解析：白扁豆甘微温，健脾化湿；白茯苓甘淡，健脾除湿；白莲子甘涩平，健脾益肾，固精；白山药甘平，补脾肺肾，益气养阴；白菊花甘苦辛微寒，疏散风热，清热解毒。诸药合用则健脾益肾、散风除湿、增白润肤，可用于妇女面部黄褐斑。

用法：可作主食，长期食之。

4. 肾水不足

临床表现：皮损为黑褐色斑片，大小不定，形状不规则，边缘清楚，多以鼻为中心，对称分布于颜面，腰酸腿软，伴头眩耳鸣、五心烦热，男子遗精，女子不孕，舌质红，少苔，脉细数。

治法：滋阴补肾。

【药膳举例】

（1）猪腰山药粥

材料：猪腰 1 对（切碎），粳米 200 克，山药 100 克，薏苡仁 50 克，盐、味精各适量。

做法：将切碎的猪腰烫去血水后，与山药、薏苡仁、粳米加水适量，小火煨烂成粥，加入适量盐及味精，分顿食用。

解析：方中猪腰甘咸平，补肾阳，益精血；薏苡仁甘淡，健脾渗湿；山药甘平，益气养阴，补脾肺肾；粳米甘平，补中益气，健脾和胃。诸药合用则益肾健脾、滋阴养精，可辅助治疗黄褐斑。

用法：早餐适量食用。

（2）核桃豆浆

材料：核桃仁 30 克，牛奶 200 克，豆浆 200 克，黑芝麻 20 克，白糖少量。

做法：将核桃仁、黑芝麻打粉，再加入牛奶、豆浆，煮沸后加入白糖。

解析：核桃仁甘温，补肝肾，温肺润肠；黑芝麻甘平，补肝肾，养五脏，生津润肠；牛奶甘温，补虚损，益肺胃，生津润肤；豆浆甘温，补益气血。诸味合用则补肝肾、润五脏、益气血，可辅助治疗黄褐斑。

用法：每日早晚各服 1 次。

（3）固本酒

材料：生地黄、熟地黄、麦冬、天冬、茯苓、人参各 30 克，白酒 1600 克。

做法：上诸药与白酒同置于锅内，盖严，文火蒸 20～30 分钟，滤除药渣备用。

解析：生地黄、熟地黄补肾滋阴养血，清热凉血；麦冬、天冬养阴润肺，清心除烦，益胃生津；茯苓、人参补中益气。诸药合用则滋肾益阴、补气养血、消斑悦颜。

用法：每日不拘时适量饮，勿醉。

练习题

1. 赤小豆鲤鱼汤适用于哪种中医辨证类型的青光眼？（　　）

A. 水饮停滞　　B. 虚风内动

C. 痰火升扰　　D. 肝郁气滞

2. 以下哪一项不是慢性咽炎的食疗调理要点？（　　）

A. 避免香燥辛辣食物，如茴香、五香粉、火锅调料、芥末、香菜、辣椒等

B. 忌烟酒，尤其是烈酒和雪茄烟

C. 少食冷饮

D. 多食补肾健脾之品，如核桃仁、黑芝麻、木耳等

3. 简答：生地牛角冰糖饮为什么能改善血热风盛型神经性皮炎的症状？

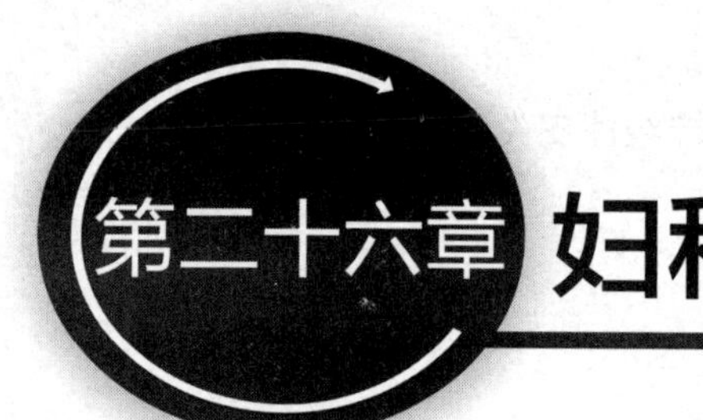

第二十六章 妇科疾病食疗药膳

第一节　痛经

凡在行经前后或月经期出现下腹疼痛、坠胀，伴腰酸或其他不适，程度较重以致影响生活和工作质量者称为痛经。药膳治疗主要针对原发性痛经，通过辨证配餐，对痛经病人辨证求因治本，或在经期调经止痛治标，能够明显减轻患者疼痛发作的频率和程度。

一、食疗调理要点

（1）饮食宜清淡而寒温适中，以利气机调畅和气血运行。

（2）虚证者可适当服食滋补肝肾或补益气血的食品，注意补虚应滋养适宜，过食滋腻则滞中伤脾，阻遏气机。

（3）实证者可适当选用有行气活血、温经通络或清利湿热作用的食品，并注意泻实不可过于燥热、辛散、寒凉，以防伤阴、损阳之弊。

（4）忌食生冷寒凉食品、酸涩类或刺激性食物。

二、辨证施膳

1. 肝肾虚损

临床表现：经期或经后，小腹隐隐作痛、喜按，月经量少，色淡质稀，腰酸腿软，头晕耳鸣，或有潮热，小便清长，面色晦暗，舌苔薄，舌质淡，脉沉细。

治法：益肾养肝止痛。

【药膳举例】

（1）芝麻地黄饮

材料：黑芝麻 15 克，生地黄 15 克，枸杞子 15 克，冰糖适量。

做法：将前 3 味煎沸 20 分钟，去渣留汁，加入适量冰糖稍煎待溶即成。

解析：生地黄甘寒，有清热凉血、养阴生津之功；黑芝麻益精血、润肠燥；枸杞子性味甘平，能补益肝肾、滋养精血；现代研究，枸杞子具有延缓衰老、降血糖、保肝、抗脂肪肝等作用。

用法：经后每日分 2 次服用。

（2）枸杞炖兔肉

材料：枸杞子 15 克，兔肉 250 克，调料适量。

做法：将枸杞子和兔肉放入锅中，加适量水，文火炖熟，加入调料。

解析：枸杞子性味甘平，能滋养精血、补益肝肾；兔肉辛平，能补中益气、健脾滋阴。两者同用，共奏补肝肾、益气血之功效，是一道较平和的补虚药膳。

用法：饮汤食肉，经后每日 1 次。

2. 气血虚弱

临床表现：经期或经后小腹隐痛喜按，月经量少，色淡质稀，神疲乏力，头晕心悸，失眠多梦，面色苍白，舌质淡，舌苔薄白，脉细弱。

治法：益气养血止痛。

【药膳举例】

（1）养血止痛粥

材料：黄芪 10 克，当归 3 克，白芍 5 克，泽兰 5 克，粳米 100 克，红糖适量。

做法：将前 4 味水煎 15 分钟，去渣留汁，放入粳米煮粥，将熟加入适量红糖即成。

解析：黄芪甘微温，兼具益气固表、敛汗固脱、托疮生肌、利水消肿之功，白芍、粳米、红糖酸甘敛阴，缓急止痛，并能补脾胃、益化源；当归补气养血调经；泽兰活血祛瘀止痛。诸味合用，具有补气血、健脾胃、调经化瘀止痛之功，适合于气血亏虚而兼有瘀血的患者。

用法：痛经时每日 2 次，分早、晚餐服食。

（2）参归羊肉肚

材料：人参 6 克，肉苁蓉 10 克，当归 15 克，羊肉 250 克，羊肚 150 克，豆豉 10 克，葱、盐、酒各适量。

做法：将人参、当归、肉苁蓉、豆豉煎沸 20 分钟，去渣留汁约 80 毫升，备用。羊肉剁成肉茸并与药汁及适量葱、盐、酒混匀，放入羊肚中，扎口，上锅蒸 2～3 小时即成。

解析：人参甘微苦温，能大补元气、补脾益肺；当归补血活血；肉苁蓉补肾助阳；更以羊肉、羊肚补虚健脾、温中暖下，既助肉苁蓉补阳之力，又与人参相伍健脾胃、益化源；少加豆豉以寒凉之性除温燥之弊。诸味相伍，具补气养血温阳之功，适合于气血双亏而兼有阳虚者。

用法：可作为中、晚餐菜肴，适量食用。

3. 气滞血瘀

临床表现：经前或经期小腹胀痛拒按，乳房胀痛，两胁疼痛，经行不畅，经色紫黯有块，血块排下则痛减，每因情志不畅而发病或加重，舌质紫黯，或有瘀点，脉弦或弦涩。

治法：理气化瘀止痛。

【药膳举例】

（1）化瘀止痛粥

材料：丹参 5 克，桃仁 3 克，薤白 6 克，香附 3 克，粳米 100 克，红糖适量。

做法：将前 4 味煎沸 20 分钟，去渣留汁，放入粳米，将熟加少许红糖，煮成粥后即可食用。

解析：丹参、桃仁活血化瘀止痛，薤白通阳下气止痛，香附理气止痛，粳米补中。诸药共奏通阳行气、化瘀止痛之功。

用法：经前7日开始，每日2次，分早晚餐服食。

（2）香橼浆

材料：鲜香橼1～2个，麦芽糖50克。

做法：将香橼切碎放入带盖碗中，加入麦芽糖，隔水蒸炖，以香橼稀烂为度。

解析：香橼味辛、苦、酸性温，能开郁顺气，可治疗各种原因引起的气滞腹痛；麦芽糖甘平，既能开胃进食，又能助香橼行气。适用于以气滞为主的痛经。

用法：每服1匙，早晚各1次。

4. 寒凝血瘀

临床表现：经前或经期小腹冷痛拒按，受寒凉而发或加重，得热则痛减，经血量少，色黯有块，畏寒肢冷，面色青白，舌苔白，舌质黯红，脉沉紧或沉涩。

治法：温经散寒，暖宫止痛。

【药膳举例】

（1）红糖姜汤

材料：红糖50克，生姜20克，大枣10枚。

做法：将红糖、大枣煎沸20分钟后放入生姜，再煎5分钟即成。

解析：红糖、大枣既温经活血，又补气养血；生姜辛温散寒以助红糖之力。三者同用，具有补养气血、温散寒邪之效，为民间治疗寒性痛经之常用验方。

用法：宜空腹服用，每日分2次服；或代茶饮。

（2）桂椒炖猪肚

材料：猪肚1个，肉桂2克，川椒2克，小茴香2克，粳米30克，葱、姜适量。

做法：将肉桂、川椒、小茴香研末，备用。猪肚洗净，装入药末、粳米及适量的姜、葱，扎口入锅中，加水适量，微火煮至烂熟即成。

解析：肉桂、川椒、小茴香补火助阳，散寒止痛；猪肚、粳米补虚损，健脾胃。诸药合用，共奏温经散寒止痛之功。

用法：可作为中、晚餐菜肴，适量食用。

5. 湿热蕴结

临床表现：经前或经期小腹灼痛拒按，痛连腰骶，或平时小腹痛，至经前疼痛加剧，经量多或经期长，经色紫红，质稠或有血块，平素带下量多，黄稠臭秽，小便黄赤，或伴低热，舌质红，舌苔黄腻，脉滑数或濡数。

治法：清热除湿，化瘀止痛。

【药膳举例】

（1）清热化湿止痛粥

材料：川楝子10克，薏苡仁30克，益母草15克，粳米100克，冰糖适量。

做法：先将前3味药煎沸30分钟，去渣留汁，放入粳米煮粥，临熟，加少许冰糖调味，待溶即可。

解析：川楝子苦寒，疏肝行气止痛；薏苡仁、益母草清热利湿，活血调经；粳米、冰糖补中清热。诸味合用，具有清热利湿、活血止痛之功。

用法：每日1次，早、晚餐分次服食。

（2）车前益母羹

材料：车前子30克，益母草15克，粳米50克，豆豉10克，盐、葱、醋各适量。

做法：将车前子装入纱布袋中，扎口，并与益母草、豆豉同煎 20 分钟，去渣留汁，放入粳米煮熟，再加少许葱、醋、盐，熬稠即成。

解析：益母草活血化瘀，兼利水；车前子分清浊、利水湿而清热；粳米、豆豉健脾清热。全方共奏清热利湿、活血化瘀之功效。

用法：每日分 2～3 次服用。

第二节　闭经

闭经分为原发性和继发性两类，前者系指年满 18 岁女性仍无月经来潮者；后者则指以往曾建立了正常月经周期，后因某种病理性原因而月经停止 6 个月以上者。在中西医结合治疗的基础上辅以药膳治疗，对于本病的康复具有重要的意义。

一、食疗调理要点

（1）饮食营养调理　不论何种原因引起的闭经，都要充分注意饮食营养调理，以利于充实气血，调畅气机。因闭经病人常有食欲不振等消化不良现象，因此饮食方面应注意选择容易消化吸收的食物，并注意合理配膳。

（2）宜多食具有补血作用的食物　如瘦肉、新鲜绿叶蔬菜、水果、蛋类、乳类、豆类及其制品等。

（3）忌食生冷　生冷饮食容易伤脾胃，易使气血凝滞而加重病情。

二、辨证施膳

1. 肝肾不足

临床表现：年逾 18 岁尚无月经来潮，或初潮来迟，经量少而色淡，渐致闭经，腰酸膝软，面色晦暗，头晕耳鸣，乳房平坦，舌苔少，舌淡红，脉沉弱或沉细。

治法：补肝肾，益精血。

【药膳举例】

（1）阿胶枸杞粥

材料：阿胶 6 克，枸杞子 5 克，粳米 50 克。

做法：先将阿胶捣烂，炒令黄燥，研末。再取枸杞子洗净，与粳米一同煮粥，粥熟后下阿胶末搅匀即可。

解析：阿胶气味俱阴，既入肝经养血，复入肾经滋水，为养血滋阴润燥之品；枸杞子补益肝肾，滋养精血；粳米温中和胃，以充养精血。三者同煮粥食用，有养精血、补肝肾之功效。

用法：每日 2 次，早晚两餐饮服。

（2）鳖甲炖鸽子

材料：鳖甲 15 克，鸽子 1 只，调料适量。

做法：先将鸽子去毛和内脏，再将鳖甲打碎，放入鸽子腹内，共放砂锅内，加水适量，文火炖熟后调味服食。

解析：妇人经脉不通为厥阴血分之病，鸽肉可调经益气，滋补精血；鳖甲为入厥阴肝经血分之药，能滋阴养血、软坚散结。两味同炖煮，共奏调肝肾、益精血之效。

用法：隔天1只，每月连服5～6次。

2. 气血虚弱

临床表现：月经周期逐渐延后，月经量少，经血色淡，继而停经，头晕眼花，面色萎黄，心悸怔忡，倦怠乏力，舌质淡，舌苔白，脉细弱。

治法：健脾益气，补血调经。

【药膳举例】

（1）当归大枣粥

材料：当归3克，粳米50克，大枣5枚，红糖适量。

做法：将当归用温水浸泡，加水适量，煎煮去渣留药汁，入粳米、大枣，再加水适量，煮至米熟为度，加入适量红糖即成。

解析：当归为补血调经要药，为血家必用之药，入肝经以助血海，使血行；大枣、红糖、粳米补中益气。共同发挥益气生血调经之功效。

用法：早晚空腹温热服，10天为1个疗程。

（2）归芪墨鱼片

材料：当归6克，黄芪20克，乌贼（墨鱼）200克，姜丝、油、盐、淀粉各适量。

做法：黄芪、当归水煎，取药液约100毫升备用；将乌贼去骨，洗净切片，在铁炒锅中加油，待油热再将乌贼片、姜丝放入锅内同炒，加盐少许，用药液加少量淀粉勾芡，炒好盛盘即可。

解析：方中当归、黄芪补血益气；生姜温中散寒，健脾开胃；乌贼甘咸平，专走肝经而通月经。诸味同用，共奏补气养血、温中散寒通经之功。

用法：可作为中晚餐菜肴适量食用。

3. 阴虚血燥

临床表现：经闭不行，形体消瘦，两颧潮红，口干盗汗，五心烦热，或伴咳嗽咯血，或骨蒸劳热，舌质红，少苔，脉细数。

治法：养阴清热，补肾益精。

【药膳举例】

（1）龟鳖子鸡汤

材料：乌龟1只，甲鱼1只，童子鸡（未啼小公鸡）1只，阿胶15克，调料适量。

做法：将乌龟、甲鱼、童子鸡洗净，去肠杂，与阿胶同放锅中加水，文火煨汤，加入调料即可。

解析：以上诸品皆为血肉有情之物，善养精血；乌龟、甲鱼同有滋阴血、除蒸热之效；童子鸡温中益气、填精补髓。合用共奏补肾益精、养血补气之功。

用法：适量食肉、饮汤。

（2）地骨乌贼汤

材料：地骨皮10克，乌贼200克，调料适量。

做法：先将乌贼洗净切片，地骨皮煎煮去渣取汁，与乌贼片同放砂锅中稍加水煮汤，调味即可。

功效：地骨皮甘淡寒，凉血退蒸、清泻肺热；乌贼甘咸寒，补气养血，收敛生肌，走肝经而通经。两者合用，有养阴清热、活血通经之功效。

用法：适量食乌贼、饮汤。

4. 气滞血瘀

临床表现：月经数月不行，小腹胀痛拒按，精神抑郁，烦躁易怒，或胸胁乳房胀痛，舌边尖有瘀点，脉弦。

治法：理气活血，祛瘀通经。

【药膳举例】

（1）留行猪蹄汤

材料：王不留行12克，茜草12克，牛膝12克，猪蹄250克，调料适量。

做法：将前三者洗净并用纱布包，与猪蹄（去毛、骨）同入砂锅内加水及调料，用文火炖至猪蹄烂熟即可。

解析：方中三味药皆能活血化瘀通络，诸味合用，活血通经而不伤正。其中，王不留行有消肿止痛、行血调经、活血通乳之功；茜草有止血、凉血、祛瘀通经、镇咳祛痰之效；牛膝能补肝肾、强筋骨；猪蹄补益气血。

用法：食猪蹄饮汤，每日分2次服，可连服5日。

（2）芎归艾叶蛋

材料：川芎9克，当归9克，艾叶9克，生姜9克，鸡蛋2个，红糖适量。

做法：将前4味药与鸡蛋放入砂锅内加水同煮，鸡蛋熟后去壳取蛋，放入再煮片刻，去药渣加红糖调味即可。

解析：川芎活血行气解郁，当归养血和血调经，艾叶、生姜温经活血。诸味合用，具有行气活血化瘀、温经通闭之功。

用法：吃蛋喝汤，每日1次，连服7天。

5. 痰湿阻滞

临床表现：月经停闭，逐渐肥胖，胸脘满闷，呕恶多痰，带下量多，舌质淡，舌苔白腻，脉滑。

治法：燥湿祛痰，活血通经。

【药膳举例】

苓花红糖饮

材料：茯苓15克，红花9克，红糖适量。

做法：将茯苓、红花放入砂锅，加水同煎，取汁加红糖即可。

解析：茯苓甘淡平，能利水渗湿、益气健脾；红花通经止痛，活血祛瘀。两者配合，共奏健脾祛湿、活血通经之功。

用法：每日1次，连服7天。

第三节　功能失调性子宫出血

本病归属于中医“崩漏”范畴，常表现为月经周期长短不一、经期延长、经量过多或不规则阴道流血。中医对调节整体内分泌功能和止血都有独到之处，因此，运用药膳辨证施膳辅助治疗此病有着重要的意义。

一、食疗调理要点

（1）血热者宜食清凉之品而忌辛燥　凡属血热而致崩漏者，应配食一些清热凉血、止血食品，如生地黄、莲藕、芦笋及水果；不宜喝酒，不宜食用辣椒、姜等辛燥助火之品。

（2）血瘀者宜食化瘀止血之品而忌生冷　血瘀引起崩漏患者，初期宜饮服红糖及云南白药活血止血，亦可用藕节之类既能止血又能化瘀之品；应忌过于寒凉之品，以防加重气血凝滞。

（3）崩漏日久不止者宜多食益气健脾养血之品　经血量多，或持续不断，久而不止者，或长期患本病治愈后，多有明显的气血亏虚，在配膳方面常用补养阴血、益气健脾之品，如山药、莲子、大枣、龙眼肉、茯苓、桑椹等，亦可用人参、当归、黄芪等入药膳。

（4）失血量多者宜食血肉有情之品　失血量过多，出现头晕眼花、面色苍白、四肢疲倦者，当食血肉有情之品，如乳鸽、鸡、鸭、鱼、肉类及阿胶等。出血过多时，尽量卧床休息，服用参鸽汤或独参汤，以固冲任，防虚脱。

二、辨证施膳

1. 肾阴虚证

临床表现：经血非时而下，出血量少或多，血色鲜红，淋漓不断，经血质稠，头晕耳鸣，腰酸膝软，手足心热，颧赤唇红，舌质红，舌苔少，脉细数。

治法：滋肾益阴，固冲止血。

【药膳举例】

甲鱼虫草汤

材料：甲鱼1只（约500克），冬虫夏草3克，藕节50克，调料适量。

做法：将甲鱼剖腹去头及内脏，切块，与冬虫夏草、鲜藕节一起放入砂锅中，加水适量，用文火炖1小时，加入调料即可。

解析：甲鱼味甘性平，功效滋阴益气凉血；冬虫夏草味甘性温，补虚益肾；配以藕节增强其止血之功。三者合用，共奏滋阴益肾、凉血止崩之效。

用法：可作中、晚餐菜肴适量食用，饮汤食肉。

2. 肾阳虚

临床表现：经血非时而下，淋漓不尽，出血量多，色淡质稀，腰痛如折，畏寒肢冷，小便清长，大便溏薄，面色晦暗，舌苔薄白，舌质暗，脉沉弱。

治法：温肾固冲，调经止血。

【药膳举例】

（1）鹿角胶粥

材料：鹿角胶10克，粳米30克，精盐少许。

做法：先煮粳米做粥，待沸后加入鹿角胶，同煮为稀粥，加少许精盐即成。

解析：鹿角胶味甘、咸性温，功效温补肝肾、补益精血，并能止血，配以粳米益脾胃，而奏温肾益精固冲之效。

用法：每日分2次早晚服食，连服3～5天。

（2）炮姜当归烧羊肉

材料：羊肉500克，当归6克，生地黄10克，炮姜10克，酱油、米酒、糖各适量。

做法：将羊肉切块，放入砂锅内，加其余诸味，用文火煮熟透即可。

解析：羊肉温脾养血，炮姜温里散寒止血，当归补血，配伍生地黄滋阴生津，使温而不燥。诸味合用，共奏温经固冲止血之效。

用法：可作中、晚餐菜肴，分次适量服食。

3. 脾虚

临床表现：经血非时而下，量多如崩，或淋漓不断，色淡质稀，神疲体倦，气短懒言，不思饮食，四肢不温，或面浮肢肿，面色淡黄，舌苔薄白，舌淡胖，脉缓弱。

治法：健脾益气，固冲止血。

【药膳举例】

（1）参芪鸽汤

材料：西洋参 3 克，黄芪 15 克，乳鸽 1 只，盐少许。

做法：将乳鸽去毛及内脏（不必清洗腹腔内余血），加入西洋参片、黄芪，加水适量，隔水蒸炖 1 小时，加盐即可。

解析：西洋参甘微苦凉，功效益阴补气；黄芪健脾益气摄血；乳鸽补脾肾，治虚劳。诸味合用，共奏益气健脾、固冲摄血之功。

用法：饮汤食肉，嚼食西洋参片。

（2）参苓草霜红糖饮

材料：红参 3 克，茯苓 10 克，百草霜 10 克，红糖适量。

做法：将前 3 味加水文火煎煮，去渣取汁，加入红糖再煎片刻即可。

解析：红参大补元气；茯苓健脾益气；百草霜辛涩而温，《本草纲目》云其“主上下之血，妇人崩中带下”；配红糖和其辛燥，增强止血之功。诸味合用，共奏补气健脾、固涩止血之功。

用法：每日分 2 次服，连服 3 天。

4. 血热

临床表现：经血非时而下，量多如崩，或淋漓不断，血色深红，经血质稠，心烦少寐，渴喜冷饮，头晕面赤，舌苔黄，舌质红，脉滑数。

治法：清热凉血，固冲止血。

【药膳举例】

（1）生地藕节饮

材料：生地黄 30 克，鲜藕节 60 克，牡丹皮 15 克，红糖适量。

做法：将前 3 味放入砂锅内，加水适量，煎半小时，去渣，加红糖即可。

解析：生地黄味甘、苦性寒，清热凉血，养阴生津；牡丹皮苦辛微寒，清热凉血，活血散瘀；藕节味甘、涩性平，止血散瘀；配红糖带入血分，更奏其效。全方有清热凉血止血而不留瘀的特点。

用法：每日分 2 次服用。

（2）鸡冠花小蓟鸡蛋汤

材料：鸡冠花 15 克，小蓟 30 克，鸡蛋 1 只，盐、糖各适量。

做法：将前 2 味加水 2 碗，煎至 1 碗，去渣，将鸡蛋去壳加入煮熟，加入适量盐和糖即可。

解析：鸡冠花甘凉，《玉楸药解》云其能“清风退热，止衄敛营，治吐血、血崩、血淋诸失血证”；小蓟甘凉，清热凉血而止血；配以鸡蛋健脾养血。共奏清热凉血、止血养血之效。

用法：每天1次，连服3～4天。

5. 血瘀

临床表现：经血非时而下，量或多或少，淋漓不净，血色紫黯有块，小腹疼痛拒按，舌质紫黯或有瘀点，脉涩或弦涩。

治法：活血化瘀，固冲止血。

【药膳举例】

（1）田七炖鸡

材料：三七5克，鸡肉200克，盐少许。

做法：三七（打碎）与鸡肉一起加水适量，隔水蒸炖1小时，加盐少许即可。

解析：三七甘微苦而温，《本草纲目》云其能“止血，散血，定痛……止呕血、血痢、下血、崩中、经水不止、产后恶露不下”；配鸡肉益气养血，使祛瘀而不伤正。

用法：饮汤食肉。

（2）藕节三七茶

材料：藕节30克，三七（打碎）3克。

做法：加水适量煎煮，或用开水沏。

解析：藕节味甘涩性平，生用止血化瘀；三七亦有散瘀止血之效。合用则有较好的活血祛瘀止血功效。

用法：代茶饮用。

第四节　盆腔炎

盆腔炎是妇科常见疾病，其主要临床特征是发热、下腹痛、带下增多、月经不调等。妇科检查可扪及附件增厚、压痛或有包块。本病多发生于生育年龄的妇女，也有少数发生于未婚者。盆腔炎与经行发热、带下病、癥瘕等有关。

一、食疗调理要点

（1）盆腔炎大多因湿、热、毒内蕴，肝脾气血瘀滞，或因寒凝胞宫，痰湿内结所致。饮食宜清淡，少吃腌腊、辛辣刺激的食物及海鲜类、油腻食品，生冷之物也应控制，选择菜肴及药膳的组合宜以清热、解毒或温通、散结为主，配以富含维生素、蛋白质及铁、钙等微量元素的食品。

（2）需食清淡易消化食品，如赤小豆、绿豆、冬瓜、扁豆、马齿苋等，应食具有活血理气散结功效的食品，如山楂、桃仁、果丹皮、橘核、橘皮、玫瑰花、金橘等。

（3）适当补充蛋白质　如瘦猪肉、鸭、鹅和鹌鹑等。

（4）多食瓜果、蔬菜等清淡有营养、容易吸收的食物，如青菜、豆腐、鸡蛋、菠菜、苹果、橙子等食物。

二、辨证施膳

1. 湿热下注

临床表现：带下量多，色黄绿如脓，气味臭秽，或夹血液，或混浊如米泔，伴有阴部瘙痒，或小腹疼痛，小便短赤，口苦咽干，舌质红，苔黄腻，脉滑数或弦数。

治法：清热解毒，除湿止带。

【药膳举例】

(1) 银花绿豆粥

材料：金银花10克，绿豆20克，粳米50克，白糖适量。

做法：金银花加水煎取汁，加绿豆、粳米共煮成粥，加白糖调味。

解析：金银花甘寒，清热解毒，消痈散肿，凉血止痢，含有绿原酸、异绿原酸、木犀草素等，具有广谱抗菌作用；绿豆甘寒，清热解暑，利水解毒，具有抑菌、抗病毒、利尿、消肿作用。共奏清热解毒、除湿止带之功。

用法：每日1次，温热服食。

(2) 白菜绿豆芽饮

材料：白菜根1个，绿豆芽30克。

做法：将白菜根洗净切片，与绿豆芽一同放入锅内，加水适量，将锅置武火上烧沸，改用文火熬15分钟，去渣，待凉装入罐中。

解析：白菜根甘微寒，具有清热利水、解表散寒、养胃止渴的功效；绿豆芽甘凉，清暑热，解诸毒，利尿除湿。共奏清热解毒、利湿止带之功。

用法：代茶频饮。

2. 脾虚湿盛

临床表现：带下量多，色白或淡黄，质稠无味，绵绵不断，面色萎黄，四肢不温，神倦乏力，足跗时肿，舌淡，苔白或腻，脉缓而弱。

治法：健脾益气，化湿止带。

【药膳举例】

(1) 白果黄芪乌鸡汤

材料：白果30克，黄芪50克，乌鸡1只（约500克），米酒50毫升，调料适量。

做法：将乌鸡去内脏、头足，洗净，把白果放入鸡腹中，用线缝口，与黄芪一起放入砂锅内，加米酒及水适量，用文火炖熟，调味即可。

解析：白果甘苦涩平，敛肺止咳，止带缩尿，常用治咳嗽气喘、白带、白浊、遗精、尿频等；黄芪补气升阳、益卫固表、托毒生肌、利水退肿，常用治气虚水湿失运之浮肿、小便不利及气血不足、疮疡内陷等。共奏健脾益气、固肾止带之功。

用法：分次饮汤食肉。

(2) 扁豆山药茶

材料：白扁豆、山药各20克，糖适量。

做法：将白扁豆炒黄，捣碎，山药切片，两者水煎取汁，加糖令溶。

解析：白扁豆甘淡平，有健脾和胃、消暑化湿功效，常用治脾虚生湿、白带过多、暑湿吐泻等；山药甘平，有补脾益肺、固肾益精功效。两药合用，共奏健脾和胃、消暑化湿之功。

用法：每日1次。

3. 肾气不足

临床表现：带下清稀、量多，色白，有腥味，腰酸腿软，少腹冷，夜尿多，大便溏，舌质淡，脉沉迟。

治法：健脾补肾，除湿止带。

【药膳举例】

（1）芡实核桃粥

材料：芡实粉 30 克，核桃仁 15 克，大枣 7 枚，糖适量。

做法：将核桃仁打碎，大枣去核。芡实粉用凉开水打成糊状，放入沸水中搅拌，再入核桃仁、大枣，煮成粥，加糖食用。

解析：芡实甘涩平，益肾固精，补脾止泻，祛湿止带；核桃仁甘温，有补肾固精、温肺定喘的功效。共用能益气温肾、止带。

用法：每日 1 次，可作点心，连用半个月。

（2）山药羊肉粥

材料：羊肉 500 克，鲜山药 500 克，生姜 15 克，葱 30 克，绍酒 20 克，食盐 3 克。

做法：把羊肉入沸水中汆去血水。将山药切片，与羊肉同煮，投入其他材料，武火烧沸后去浮沫，再以文火炖至酥烂。羊肉捞出切片，放入碗中，把原汤连山药一同倒入羊肉碗中。

解析：羊肉甘热，补肾壮阳，健脾温中，益气养血；山药甘平，补脾胃，益肺肾，固肾益精。两者同用，有补脾益肾、温中暖下之功。

用法：佐餐食用，每日 1 次，连服 1 个月。

妊娠呕吐食疗药膳

第五节　妊娠呕吐

孕妇在早期妊娠时出现择食、食欲不振、轻度恶心呕吐、头晕、倦怠等症状，称为早孕反应。食疗药膳对于本病的辅助治疗有重要价值。

一、食疗调理要点

（1）清淡爽口易消化　本病患者的膳食应以清淡爽口、容易消化为原则，减少油腻之物，供给足够的糖类以及丰富的维生素，如面食、牛奶、饼干、藕粉、豆浆、蜂蜜、果汁、点心及各类水果和新鲜蔬菜等。

（2）顺应患者爱好，给其喜好的饮食，切忌给患者厌恶的食物。

（3）少食多餐　一次进食量少一点儿，适当增加进餐次数。吞酸时少给汤饮，以减少对胃的刺激。

（4）忌刺激性食物　对于脾胃虚弱、胃失和降的患者，一般应忌食刺激性太大的食物，但素喜食酸辣者例外。

二、辨证施膳

1. 脾胃虚弱

临床表现：妊娠以后，恶心呕吐，口淡，纳呆食少，呕吐清涎，神疲乏力，倦怠思睡，舌色淡，舌苔白而润，脉滑无力。

治法：健脾和胃，降逆止呕。

【药膳举例】

（1）山药炒肉片

材料：鲜山药 100 克，生姜丝 15 克，瘦肉（切片）50 克，调料适量。

做法：将山药切片，与肉片一起炒至将熟，然后加入生姜丝、调料，炒熟后即可。

解析：山药具补脾益肺肾之功，瘦肉大补气血，生姜温中健胃止呕。三者合用，共奏补益脾胃、降逆止呕之功。

用法：可作为中、晚餐菜肴适量食用。

（2）姜汁米汤

材料：鲜生姜 6 克，粳米 200 克。

做法：先将粳米洗净放入砂锅中，加水适量，文火煮，待米熟烂后，取米汤 100～200 毫升，加入鲜生姜榨取的姜汁 5 滴，即可饮用。

解析：生姜温中止呕；粳米性味甘平，能和胃气、消烦渴、益精气。故凡脾胃虚弱、呕吐恶心、不思饮食者，均可以此药膳作辅助食疗。

用法：代茶饮用。

2. 肝胃不和

临床表现：妊娠初期，恶心呕吐，时吐酸水或苦水，胃脘不适，嗳气叹息，胸闷胁痛，头胀头晕，烦渴口苦，舌色淡红，舌苔薄黄，脉弦滑。

治法：抑肝和胃，降逆止呕。

【药膳举例】

（1）紫苏姜陈饮

材料：紫苏梗 5 克，生姜 6 克，大枣 10 枚，陈皮 6 克，红糖适量。

做法：前 4 味加水适量，煎后取汁去渣，加入红糖待服。

解析：紫苏梗、陈皮宽中理气，行滞止呕；生姜温胃止呕；大枣、红糖健脾。诸药合用，共奏健脾和胃、理气止呕之功。

用法：代茶经常饮用。

（2）苏连羊肉汤

材料：紫苏叶 5 克，黄连 1.5 克，羊肉 150 克，调料适量。

做法：前 2 味煎汤去渣，再以药汤文火煮羊肉，待肉烂熟后加调料，以汤泡素饼食用。

解析：紫苏叶和胃理气，黄连苦寒以抑肝降胃，羊肉补中益气。三者合用，具有抑肝和胃、降逆止呕之效。

用法：早晚两餐服用，食肉饮汤。

3. 气阴两虚

临床表现：呕吐剧烈，甚至呕吐带血样物，发热口渴，尿少便秘，精神萎靡，唇舌干燥，舌质红，舌苔薄黄或少苔，脉细数无力。

治法：益气养阴，和胃止呕。

【药膳举例】

（1）洋参西瓜汁

材料：西洋参 3 克，西瓜汁 100 毫升。

做法：西洋参切片，加水适量，隔水蒸炖，去渣，加入西瓜汁即可。

解析：西洋参甘而微凉，补气益阴生津；西瓜甘寒，清热生津。两者合用，共奏益气清热、养阴生津之功。

用法：每日分2次服用。

（2）芦笋芪茹瘦肉汤

材料：黄芪15克，竹茹6克，鲜芦笋100克，瘦猪肉100克，调料适量。

做法：将前2味煎汤去渣，以药汤加水适量炖肉，适时放入芦笋和调料，炖至肉熟即可。

解析：黄芪甘温，补中益气；竹茹甘而微寒，清热除烦止呕；芦笋味甘淡性寒，养阴除烦，清热生津；瘦肉补气血，健脾胃。三者共用具有养阴清热、益气和中、除烦止呕之效。

用法：每日分2次服用，食肉饮汤。

第六节　产后缺乳

产后缺乳又称“乳汁不足”，指哺乳期内，产妇乳汁甚少或全无，不能满足哺育婴儿的需要。乳汁的分泌与乳母的精神、情绪、营养状况、休息和劳动都有关系。药膳对本病有显著疗效。

一、食疗调理要点

（1）充分全面的营养供给　为确保母体健康，乳汁分泌旺盛，乳汁营养成分良好，在整个哺乳期间都要重视膳食中各种营养成分的供给。

（2）产后初期宜给予清淡、易消化的饮食　产后初期，产妇很疲劳，胃肠功能不好，因此饮食宜选用营养丰富、味道清淡、容易消化的食物。

（3）产褥期给予“三高”饮食　所谓“三高”饮食，即高蛋白、高脂肪、高汤饮食，并应含有丰富的钙、磷等矿物质及维生素，如民间习用的猪蹄汤之类，有助于增加乳汁的分泌。

（4）注意避免可能通过乳汁对乳儿产生不良影响的饮食成分　乳母吃过多凉性和油腻食物会引起乳儿腹泻，若在烹调大白菜、青菜等凉性蔬菜时加数片生姜，可去其寒气，一般就不会引起乳儿腹泻。

（5）补充津液保母乳　由于分娩时失血耗津，使体内津液亏损，加之产后恶露多、汗出多，均能使阴液损耗增多，使化乳之源缺乏，从而泌乳减少。故应尽量多进食一些营养丰富的汤汁类饮食，以补充津液。

二、辨证施膳

1. 气血虚弱

临床表现：产后乳汁不足，量少清稀，甚或全无，乳房柔软而无胀感，神疲乏力，伴面色少华、心悸怔忡、纳少便溏，舌质淡白或淡胖，舌苔薄白，脉细弱。

治法：益气养血通乳。

【药膳举例】

（1）猪蹄立效饮

材料：人参5克，黄芪20克，当归、钟乳石粉、川芎、赤芍、通草各9克，甘草、桔梗各5克，猪蹄1只。

做法：钟乳石粉用纱布包，先煎1小时左右，加入其他药物继续煎煮，去渣取汁；猪蹄去毛洗净，煮数沸，取浓汁。药汁与猪蹄汁相合即成。

解析：人参性味甘平，大补元气；黄芪性味甘温，有益气补血之功；当归性味甘辛苦温，具有补血活血作用；川芎、赤芍、通草活血通络；钟乳石性味甘温，温肺，助阳，平喘，制酸，通乳；桔梗载引诸药上行；甘草和中益气；猪蹄味甘、咸性平，有填肾精、滋胃液、充乳汁之功。诸味合用，共奏补气养血通乳之功。

用法：每日分2次服用。

（2）归芪鲤鱼汤

材料：大鲤鱼1尾，当归6克，黄芪30克。

做法：将鲤鱼洗净去内脏和鱼鳞，与当归、黄芪同煮至熟即可。

解析：鲤鱼性味甘平，滋养气血，下气通乳；当归性味甘辛苦温，有补血活血之功；黄芪甘温，有补气升阳之效。诸味合用，共奏补气养血通乳之功。

（3）芪肝汤

材料：猪肝150克，黄芪30克。

做法：猪肝洗净切片，与黄芪一并煮汤。

解析：黄芪甘温，补中益气，猪肝补肝养血。两味合用，具有益气养血、补肝通乳之功。

用法：饮汤食肝，每日1次，连用1周。

2. 肝郁气滞

临床表现：分娩1周以后或哺乳期中，乳汁涩少或全无，乳汁浓稠，乳房胀硬或疼痛，胸胁及胃脘胀闷不舒，食欲不振，情志抑郁，或有微热，舌质正常，舌苔薄黄，脉弦或弦数。

治法：疏肝解郁，通络下乳。

【药膳举例】

（1）秘传涌泉猪蹄

材料：王不留行10克，母丁香6克，漏芦10克，天花粉15克，僵蚕10克，穿山甲10克，猪蹄1对。

做法：水煎诸药3次，每次均去渣留汁，用药液煮猪蹄至熟烂即可。

解析：穿山甲性味咸微寒，善窜，专能行散，通经下乳；王不留行性味甘苦平，行血通经下乳；天花粉甘寒生津；僵蚕性味咸辛平，散结通络，治乳汁不通；漏芦性味咸寒，泻热解毒，消肿下乳；母丁香辛温，功能理气止痛；猪蹄填精血，滋阴液，充乳汁。诸味合用，散结通络，疏解郁滞，填精下乳。适用于气血盛实，经脉阻塞，乳房胀痛的乳汁不下。

用法：饮汤吃猪蹄，分顿服食。

（2）通草猪蹄

材料：漏芦（去芦头）6克，通草6克，猪蹄1个。

做法：将前2味药水煎去渣后，加入猪蹄，文火炖熟即可。

解析：漏芦性味咸寒，能行血通乳；通草味甘淡性寒，通利下乳；猪蹄味甘咸性平，具有健胃养血充乳之功。合用具有行血养血通乳之功。

用法：饮汤吃肉，每日吃1个猪蹄。

（3）橘叶煲牛鼻

材料：橘叶10克，水牛鼻1个。

做法：水牛鼻洗净去毛，与橘叶同煮，至肉熟烂即可。

解析：橘叶味苦性平，功能疏肝解郁；水牛鼻性味甘平，安中益气，生乳通乳。两者合用，具有疏肝理气、生乳通乳之功。

用法：食肉饮汤，每日1次。

练习题

1. 患者经前或经期，小腹冷痛拒按，受寒凉而发或加重，得热则痛减，经血量少，色黯有块，畏寒肢冷，面色青白，舌苔白，舌质黯红，脉沉紧。证属（　）。

A. 肝肾阴虚　　B. 气血虚弱

C. 气滞血瘀　　D. 寒凝血瘀

E. 湿热瘀结

2. 女性患者，20岁，经量少而色淡，渐致闭经，腰酸膝软，面色晦暗，头晕耳鸣，乳房平坦，舌苔少，舌淡红，脉沉细。治宜（　）。

A. 补肝肾，益精血　　B. 健脾益气，补血调经

C. 养阴清热，补肾益精　　D. 理气活血，祛瘀通经

E. 燥湿祛痰，活血通经

3. 患者分娩1周以后，乳汁涩少或全无，乳汁浓稠，乳房胀硬或疼痛，胸胁及胃脘胀闷不舒，食欲不振，情志抑郁，舌质正常，舌苔薄黄，脉弦。宜选用（　）。

A. 洋参西瓜汁　　B. 猪蹄立效饮

C. 归芪鲤鱼汤　　D. 芪肝汤

E. 秘传涌泉猪蹄

4. 请简述妊娠呕吐的证型及代表药膳。

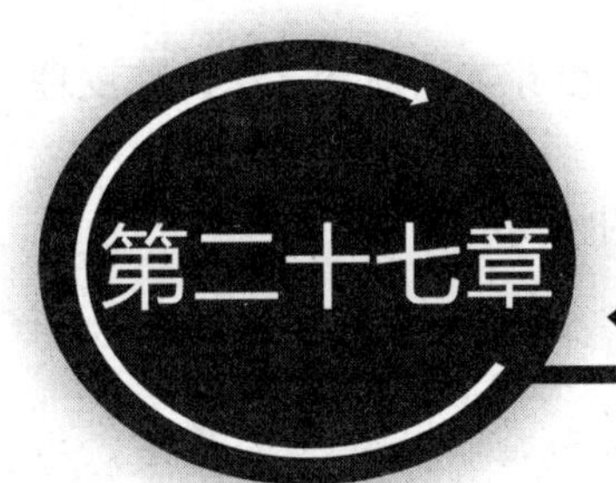

第二十七章 儿科疾病食疗药膳

第一节　小儿腹泻

小儿腹泻食疗药膳

小儿腹泻是一组由多病原、多因素引起的以大便次数增多和大便性状改变为特点的儿科常见病，可伴有发热、呕吐、腹痛等症状。6个月至2岁婴幼儿发病率较高，是造成小儿营养不良、生长发育障碍和死亡的主要原因之一。通过合理的辨证配餐，减轻胃肠负担，改善吸收功能，对小儿腹泻常可以取得较好的疗效。

一、食疗调理要点

（1）适当控制饮食　婴幼儿泄泻时不要过饱饮食，宜进食容易消化的流质及半流质食物，如：米汤、稀粥、藕粉等。鼓励母乳喂养，以减轻婴儿胃肠负担。

（2）饮食宜清淡富有营养　适当增加蛋白质、维生素的摄入，以补充消耗。可进食少渣、易消化、富于营养的食物，如面条、蒸水蛋、牛乳等。

（3）增加糖、盐的摄入量　可多饮水或加入少许糖、盐于水内饮用，并适当补充咸汤，如面条鸡蛋汤、面条排骨汤等。

（4）泄泻时间较长者可适当食用含有鞣酸的食物，如绿豆、菠菜等。如大便滑脱不禁，可适当配伍酸梅、石榴皮、无花果等酸涩收敛之品。

（5）忌食粗纤维、油腻、生冷等不易消化的食物。

二、辨证施膳

1. 伤食泻

临床表现：大便稀烂夹有乳片或食物残渣，每日5～6次或更多，便前腹痛、吵闹不思乳食，腹胀拒按，嗳气或呕吐，大便气味酸臭，夜寐欠安，舌苔厚腻，舌质淡红或黄垢。

治法：消食化滞，运脾止泻。

【药膳举例】

（1）健脾饮

材料：陈皮3克，山楂3克，麦芽10克，荷叶1/4张，白糖少许。

做法：先起锅将山楂炒黄，再将陈皮、山楂、麦芽、荷叶放入锅内，加清水适量，用武火煮沸后，转为文火煮30分钟，去渣留汁，加白糖搅匀即成。

解析：荷叶健脾升阳，利湿止泻；山楂善消油腻肉食之积；麦芽善消面食之积；陈皮理气健脾。诸品相伍，具有消食化滞、健脾止泻之功。

用法：每日分2次服用。注意根据患儿的幼长和体重适当调整药物用量。

（2）内金苹果糊

材料：鸡内金12克，白术10克，苹果1个。

做法：前2味炒黄研末过筛。苹果连皮用武火煨烘后，去皮核，取果肉50克捣烂，与上两药混合成糊状，装罐备用。

解析：鸡内金健脾养胃，消食化积；白术健脾益气；苹果助消化、收敛止泻。诸药合用共奏健脾消食止泻之功。

用法：每日4次，每次10克，开水冲服。

2. 风寒泻

临床表现：大便稀烂，色淡夹泡沫，气味稍臭，便前、便时肠鸣，鼻流清涕，咳嗽，咽痒，或恶风寒，舌质淡，舌苔薄白。

治法：疏散风寒，化湿止泻。

【药膳举例】

（1）生柿子饮

材料：青柿子（未成熟的）2个，红糖25克。

做法：青柿子洗净切片，加水500毫升，煮沸15分钟，弃柿子，将红糖加入汤汁内溶化煮沸。

解析：红糖性味甘温，长于温中散寒；青柿子性味甘涩寒，收敛止泻。两者合用可以散寒止泻。

用法：1日内分3～5次服。

（2）柿蒂二皮饮

材料：柿蒂7个，生姜2片，枣树皮3片，石榴皮1个。

做法：将上药加水2碗同煮，熬至1碗，去渣取汁。

解析：石榴皮性温味酸涩，善于涩肠止泻；柿蒂降气止呃，又可止泻；生姜、枣树皮温胃和中。合用则能温胃散寒止泻。

用法：1日分3～4次服。

3. 湿热泻

临床表现：泻下稀薄，色黄而臭秽，身热口渴，腹部疼痛，肛门灼热，小便短赤，舌苔黄腻，脉滑数。

治法：清热利湿，安肠止泻。

【药膳举例】

（1）陈枣茶

材料：大枣10只，陈皮3克。

做法：先将大枣放在铁锅内炒焦，然后将陈皮一起放入保温杯中，用沸水浸泡10分钟。

解析：大枣健脾益气，和胃生津；陈皮理气燥湿调中。两者合用可以健脾燥湿、行气止泻。

用法：饭后代茶饮，1日分数次服。

（2）马齿苋粥

材料：马齿苋 20 克，粳米 30 克。

做法：先将马齿苋洗净、切碎、晾干备用；粳米加水煮成粥，粥成加入马齿苋再沸一下即可。

解析：马齿苋味甘、酸性寒，善清大肠热毒，可清热解毒、凉血止痢；粳米健脾养胃，防止马齿苋过寒伤胃。两者合用可以清热利湿止泻。

用法：可作早、晚餐服食。

4. 脾虚泻

临床表现：久泻不愈，时泻时止，大便稀薄或水样，带有奶瓣及不消化的食物残渣，日泻数次或十余次，食欲不振，精神疲困，面黄，睡时露睛，口唇色淡，舌质淡红，苔薄白，脉细无力。

治法：健脾益气，助运止泻。

【药膳举例】

（1）芡莲山药粉

材料：莲子 100 克，芡实 100 克，山药 100 克，白糖适量。

做法：先将前 3 味药焙干后研成细末，混匀，装入瓶内备用。每次用 20 克，加白糖适量，开水调成稀糊状，蒸熟食之。

解析：莲子味甘涩性平，最益脾胃，既养心安神，又具收涩之功；山药味甘性平，可益气健脾、除湿止泻；芡实性平味甘涩，长于健脾除湿止泻。诸味合用以健脾益气、祛湿止泻。

用法：每日 1 次，连服 5 天。

（2）燕窝糯米粥

材料：燕窝 9 克，糯米 50 克。

做法：取燕窝用水泡发，拣净毛羽和杂质，加水适量，文火久炖，待烂熟，再加糯米煮粥。

解析：燕窝味甘性平，善于益气和中生津；糯米健脾补中益气。两者相配可以健脾益气、和中止泻。

用法：可供早、晚餐服食。

5. 脾肾阳虚

临床表现：久泻不止，大便水样或完谷不化，面色淡白，四肢厥冷，精神萎靡，舌质淡，舌苔薄白，脉微细。

治法：健脾温肾，固涩止泻。

【药膳举例】

（1）白果鸡蛋

材料：干白果仁 2 枚，鸡蛋 1 个。

做法：干白果仁研成细粉，装入鸡蛋内，再把鸡蛋竖在烤架上置微火上烤熟即可。

解析：白果仁性涩，可涩肠止泻；鸡蛋补气血，安五脏，且富含蛋白质，可以补充泄泻的消耗。两者相配共奏健脾补虚止泻之功。

用法：每日 1 次，顿食。

（2）五味子散

材料：五味子 1 克，吴茱萸 6 克。

做法：两药一同炒香，共研细末，过筛混匀。

解析：五味子味酸性温而滋润，益气生津，酸涩收敛，滋肾固下；吴茱萸散寒燥湿而助脾肾之阳。两者合用有温中助阳止泻之功。

用法：每日 3 次，每次冲服 1 克。

第二节 小儿贫血

贫血是小儿常见病症，其中以营养性贫血（包括缺铁性贫血和大细胞性贫血）发病率最高，临床表现为面色苍白，身体虚弱，食欲下降等症状。药膳治疗通过辨证配餐，求因治本，可明显改善贫血症状及化验检查指标。

一、食疗调理要点

（1）饮食应多样化而富有营养　可适当选用健脾开胃、消食化积之品，如山楂、麦芽、鸡内金等。

（2）少食油腻之品　油炸的食品会影响铁的吸收，故小儿宜少食这类食品。

（3）增加蛋白质、铁质和维生素的摄入　对缺铁性贫血患儿应给予富含铁质的膳食，如瘦肉、蛋黄、动物肝肾、鱼、虾、核桃仁、龙眼肉、菠菜、黑木耳等。

（4）适当配以补气之品　气能生血，在补血养营药膳中配以补气之品，可以提高疗效。具有补气作用的药食有黄芪、山药、大枣、莲子等。

二、辨证施膳

1. 脾胃虚弱

临床表现：面色皖白，食欲不振，困倦嗜卧，四肢乏力，或见腹泻，唇舌色淡，舌苔薄白，脉细弱。

治法：益气健脾，养血补血。

【药膳举例】

（1）参枣汤

材料：党参 6 克，大枣 20 克，白糖适量。

做法：将大枣洗净，用水浸泡 1 小时，与党参一起以文火同煮 20 分钟，去渣取汁加入白糖即成。

解析：党参补中益气，健脾养胃；大枣和中健脾、养血补血。两者配伍，健脾养胃，益气补血。

用法：每日分 2 次服。

（2）茯苓芝麻饼

材料：茯苓 200 克，粳米 500 克，黑芝麻 100 克，白糖适量。

做法：将茯苓、粳米碾成细粉；黑芝麻炒熟，打碎。加水将以上诸品与白糖调成稠糊状，以文火烙成薄饼。

解析：茯苓味甘，能健脾补中；粳米益气健脾，滋养五脏；黑芝麻补肝肾，益精血；白糖调味和中。诸味相配有健脾胃、益气血、补肝肾之功。

用法：做点心适量食用。

2. 心脾两虚

临床表现：面、舌、唇、甲色淡，头发稀疏干枯，倦怠乏力，心悸气短，活动后加剧，舌质淡而胖嫩，脉虚细。

治法：健脾益气，养血补心。

【药膳举例】

（1）龙眼粥

材料：龙眼肉 10 克，粳米 40 克，白糖适量。

做法：前 2 味同煮粥，待起锅时调入白糖即成。

解析：龙眼肉性味甘平，补心脾，益气血，虽补益而无滋腻碍气之弊；脾胃为后天之本，气血生化之源，故配伍粳米健脾补中、滋养五脏。两者合用有健脾补心、益气养血之效。

用法：可作早、晚餐食用。

（2）参芪当归羊肉汤

材料：党参、黄芪、当归各 10 克，羊肉 250 克，葱、姜、盐各适量。

做法：将羊肉切丁，用葱、姜炒至变色，与装入布袋内之前 3 味同置砂锅中，加水及盐，文火煨至羊肉烂熟即成。

解析：党参、黄芪益气健脾；当归养血补血，与党参、黄芪合用取益气生血之意，补血之中兼以益气，以达阳生阴长之效；羊肉健脾益气补血。本方善于养血生血、健脾益气，适于心脾两虚之小儿贫血。

用法：可适量佐餐用。

3. 肝肾阴虚

临床表现：面色不华，毛发、指甲枯脆，潮热盗汗，肌肤干燥，五心烦热，舌红少苔，脉细数。

治法：补益肝肾，滋阴养血。

【药膳举例】

（1）杞子木耳羹

材料：枸杞子、黑木耳各 10 克，鸡蛋 2 个，白糖适量。

做法：黑木耳发好，洗净，切碎，与枸杞子、白糖、适量水放一起，打入鸡蛋，搅拌均匀，上锅蒸 15 分钟即成。

解析：枸杞子滋补肝肾，补益精气；黑木耳性味甘平，滋阴益胃，和血养营；鸡蛋益气养血，健脾补中；白糖调味补中。诸味合用共奏滋补肝肾、健脾养血之效。

用法：可作早、晚餐服食。

（2）桑椹粥

材料：鲜桑椹 15 克，粳米 50 克，蜂蜜适量。

做法：将粳米加适量水煮粥，待米八成熟时加桑椹、蜂蜜，煮至米熟即可。

解析：桑椹味甘性微寒，养阴补血，补益肝肾，清热生津；粳米健脾补中；蜂蜜补中益气。本方具有补益肝肾、滋阴养血、清热生津之效。

用法：可作早、晚餐食用。

4. 脾肾阳虚

临床表现：面色苍白，畏寒肢冷，精神萎靡，食少便溏，舌淡胖，脉沉无力。

治法：补肾助阳，健脾养血。

【药膳举例】

（1）鲜枣炖鹿角胶

材料：鲜枣20克，鹿角胶3克，盐适量。

做法：将鹿角胶加适量水炖煮，待烂熟后加鲜枣、盐，再煮沸10分钟即可。

解析：鹿角胶性微温，能补肝肾、益精血、温补脾肾之阳气、调补虚损、振奋生机；大枣益气补中，养血安神。两者合用可以培补肝肾、温振阳气、益气养血，适于脾肾阳虚之小儿贫血。

用法：可作中、晚餐适量食用。

（2）苁蓉虫草鸡

材料：肉苁蓉10克，冬虫夏草3克，母鸡1只，调料适量。

做法：将肉苁蓉、冬虫夏草装袋纳入洗净的鸡腹中，加调料及适量水炖煮，至鸡肉烂熟即可。

功效：肉苁蓉温补肾阳；冬虫夏草阴阳双补；鸡肉健脾益气，能补虚损、养血补血、益五脏。诸味并用具有补肾助阳、健脾养血之效。

用法：佐餐适量食用。

第三节　佝偻病

佝偻病是婴幼儿时期常见的慢性营养缺乏性疾病。药膳治疗对本病有较好的疗效，通过辨证配餐，改善患儿脾胃运化功能，促进其对各种营养及精微物质的吸收，具有重要意义。

一、食疗调理要点

（1）宜多食富含维生素D及钙、磷的食品　佝偻病患儿宜多食含有丰富维生素D及钙、磷的食品，如虾皮、动物肝类、蛋类、鱼类、新鲜蔬菜等。

（2）可适当配伍健脾益胃消食之品　患儿多伴有食欲不振、消化不良等，故宜食易于消化而富有营养之品，必要时可选用莲子、山药、扁豆、大枣等以健脾益胃，或佐以山楂、麦芽、砂仁、鸡内金等以开胃消食。

（3）不宜过食肥甘厚味　肥甘厚味不宜过多食用，以免滞脾碍胃，影响患儿的消化吸收功能，不利于本病的治疗。

（4）预防小儿佝偻病应从孕妇开始　孕妇应有适当的户外活动，多晒太阳，注意营养。如妊娠中期有手足麻木感觉时，即应口服维生素D及钙剂。新生儿1个月后应加服维生素D及钙剂，如鱼肝油、钙片等。

二、辨证施膳

1. 脾肾虚弱

临床表现：形体虚胖，神乏面白，多汗无力，夜眠不安，易惊多惕，肌肉松弛，头颅骨软，囟开而大，发稀色黄，大便多稀，脉缓无力，舌苔薄白，指纹红淡。

治法：健脾益肾。

【药膳举例】

（1）人参核桃饮

材料：人参 1～2 克，核桃仁 3 个。

做法：将人参切片，每个核桃仁掰成两块，放入锅内，加水适量，武火煮沸，后用文火熬煮 1 小时即成。

解析：人参补气健脾；核桃仁补益肾气，内含丰富的维生素 D 及钙质。两者合用有健脾益肾之功。

用法：当茶饮服。

（2）参芪核桃粥

材料：炙黄芪 5 克，核桃仁 6 克，人参 2 克，粳米 50 克，白糖少许。

做法：黄芪、人参切片，用冷开水浸泡半小时，入锅煮沸后改用文火煎成浓汁，取汁，药渣再加冷水如上法煎取药汁去渣。合并 2 次药汁，加粳米、核桃仁（切碎）及适量水煮粥，粥将成时加入少许白糖。

解析：黄芪益气健脾，人参大补元气，核桃仁温补肾气，粳米调补脾胃。诸味合用有健脾益肾之效，适用于脾肾虚弱之佝偻病。

用法：作晚餐适量服食。

2. 肾气亏损

临床表现：形体瘦弱，面色无华，出牙、坐立、行走等发育均迟，骨骼畸形明显，可见头颅方大、鸡胸、驼背、腹大如蛙及下肢弯曲等，舌淡苔少，脉迟无力，指纹淡。

治法：补肾填精。

【药膳举例】

（1）龟甲乌鸡骨汤

材料：龟甲 10 克，乌鸡胫骨 2 对，核桃仁 6 克，盐适量。

做法：将龟甲、乌鸡胫骨打碎，加水适量，文火炖约 2 小时，再加核桃仁、盐续炖至核桃仁熟烂即可。

解析：龟甲、乌鸡胫骨均为血肉有情之品，大补肾精；核桃仁补肾健脑。诸药合用有补肾填精之功。

用法：每日分 2～3 次饮汤。

（2）龙骨荷包蛋

材料：生龙骨 10 克，鸡蛋 1 个。

做法：将生龙骨久煎取汁，打入鸡蛋做荷包蛋。第 2 次再将等量生龙骨与第 1 次用过的生龙骨同煎取汁煮荷包蛋。

解析：生龙骨固精敛汗，平肝安神；鸡蛋健脾滋阴、益气养血。两者合用可以滋阴益气、固精安神。

用法：可作为中、晚餐食用。

第四节　小儿遗尿

遗尿是指3岁以上的小儿，在睡眠中不能自主控制排尿，常在梦中小便自遗的一种病症。通过辨证配膳，对患儿辨证求因治本，能够明显减少遗尿发作的频率。

一、食疗调理要点

（1）控制晚餐及睡前饮水量　晚餐后忌饮水，睡前排空小便，盖被不宜过厚，夜间定期叫醒患儿排尿，使其养成自觉起床排尿的习惯。

（2）配膳选用填精益髓之品　本病多由肾阳虚所致，也有气虚引起者，故宜食具有温肾益气作用的食品，如羊肉、牛肉、猪肾、黑豆、枸杞子、龟肉、狗肉等，以实下焦、填精髓。

（3）宜适当配用固涩之品　遗尿频繁者可在针对病因治本的同时，药膳食疗时适当添加白果、芡实、山药等缩尿止遗之品。

二、辨证施膳

1. 下焦虚寒

临床表现：睡中遗尿，一夜发生1～2次，或多次，醒后方觉，兼面色淡白、腰膝酸软、智力迟钝、小便清长而频数，甚则肢冷恶寒，舌质淡，脉沉迟无力。

治法：补肾固涩。

【药膳举例】

（1）山萸韭菜饮

材料：山茱萸10克，韭菜30克。

做法：将二物洗净，先熬煮山茱萸20分钟，再入韭菜，煮一二沸，取汁去渣。

解析：山茱萸补益肝肾，收敛固涩；韭菜补肾。两者合用可以补肾固涩，适用于肾阳不足导致的遗尿。

用法：当茶饮，可常饮。

（2）山药粳米糕

材料：山药250克，山茱萸20克，粳米100克，蜂蜜适量。

做法：将粳米、山茱萸分别研末；山药剥皮洗净，捣碎如泥状。把山药泥、粳米粉、山茱萸粉和蜂蜜混合，搅拌均匀，放入带盖碗中，加盖，隔水蒸熟即可。

解析：山药、山茱萸补肾固涩止遗；粳米、蜂蜜健脾和中。诸味合用，可以补肾益脾、固涩止遗，适用于下焦虚寒导致的遗尿。

用法：可经常食用。

2. 脾肺气虚

临床表现：多发生于病后，睡中遗尿，但尿频而量少，兼面白神疲、四肢乏力、食欲不振、大便溏薄，舌质淡，脉缓或沉细。

治法：益气健脾，固涩缩尿。

【药膳举例】

（1）人参芡实粥

材料：人参2克，芡实5克，粳米50克。

做法：将后两者洗净入锅，先用武火煮沸，再用文火熬，同时放入人参片，熬煮至米熟即成。

解析：人参补益脾肺之气，芡实补脾固涩，粳米补益脾胃。三者合用，可以补益脾肺、固涩缩尿，适用于脾肺气虚之小儿遗尿。

用法：早晚分服。

（2）金樱羊肉火锅汤

材料：金樱子 5 克，羊肉 100 克，姜、葱、盐、火锅调料各适量。

做法：先将适量水及金樱子（布包）入锅煮沸，放入火锅调料、姜、葱、盐，煎熬 30 分钟，再放入切成小块的羊肉煮熟。

解析：羊肉健脾养胃补虚；生姜温补脾肺。合用可以补益脾肺之气，适用于脾肺气虚之小儿遗尿。

用法：佐餐适量食肉饮汤，入冬尤宜。

3. 肝经湿热

临床表现：睡中遗尿，小便黄臊，面赤唇红，性情急躁，舌苔薄黄，脉弦滑。

治法：清热疏肝，固涩小便。

【药膳举例】

（1）芹菜汁

材料：新鲜芹菜。

做法：将芹菜洗净，用干纱布包好，榨取汁。

解析：芹菜性凉味甘、苦，善于平肝清热，适用于肝经湿热之小儿遗尿。

用法：每日 2 次，每次 10 毫升。

（2）鱼肚薏苡仁粥

材料：鱼肚 30 克，薏苡仁 30 克，葱、姜、酱、麻油各适量。

做法：将前 2 味洗净，同煮成粥，起锅前加入葱、姜、酱、麻油，稍煮一二沸即成。

解析：薏苡仁可清热除湿，鱼肚可祛湿，合用则能清肝经湿热，适用于肝经湿热之小儿遗尿。

用法：可作主食，适量食之。

第五节　小儿营养不良

小儿营养不良是以进行性皮下脂肪减少为特征的慢性营养缺乏性疾病。本病多见于 3 岁以内婴幼儿，患儿形体消瘦、皮色苍白、乏力厌食、智能发育迟缓，与中医的“疳证”相类似。

一、食疗调理要点

（1）食物品种宜多样化　多样化的食物常能发挥蛋白质的互补作用，提高营养素的利用率。食物的烹调应注意色、香、味、形，并创造良好的进食环境，以引起小儿进食的兴趣。

（2）培养良好的饮食习惯　饮食做到定质、定量、定时，不要让小儿吃得太饱或偏食；不宜吃太多的零食，特别是难消化的及糖类零食。不挑食，食时细嚼慢咽，可促进消化液的分泌。

(3) 提倡母乳喂养并合理添加辅食。

(4) 慎食油炸、生冷、油腻之品　这些食品均不易消化，且有损小儿脾胃功能，故应慎食。

(5) 虚证者宜食补气血、益脾胃之食品　本病虚证患儿多由脾胃气血亏虚引起，故应多进食胡萝卜、菠菜、百合、莲子、大枣、山药、扁豆、牛奶、鸡肉、鸡肝、羊肝等补益气血、健脾养胃之品。

二、辨证施膳

1. 积滞伤脾

临床表现：面黄肌瘦，神疲纳呆，腹胀满拒按，呕吐食物残渣，夜睡不宁，大便干结或溏泄秽臭，舌苔厚腻，舌质红，脉滑数。

治法：健脾消积。

【药膳举例】

(1) 莲子饭焦粥

材料：饭锅巴、莲子（去心）各50克，白糖适量。

做法：前两者一起加适量清水煮成烂粥，放适量白糖即成。

解析：饭锅巴焦香入脾，消食健脾导滞；莲子补脾益胃。两者合用共奏健脾消积之效。

用法：每次5匙，每日3次，餐间食。

(2) 猪肚粥

材料：猪肚50克，粳米50克，白术6克，槟榔3克，姜6克，茴香、胡椒粉、盐、葱各适量。

做法：将猪肚用盐洗干净，去脂；槟榔、白术、姜切成细末，装入猪肚内，缝口。猪肚放入锅内，加适量清水，用武火烧沸后，转用文火炖至熟，去猪肚留汤1000克，撇去汤表面浮油。放入粳米，武火煮沸后，转用文火煮至米烂成粥，加入作料稍煮即可。

解析：猪肚健脾养胃补虚；粳米滋补脾胃；白术益气健脾；槟榔行气消食化积。诸药合用可以健脾消积，适用于脾虚而兼有饮食停滞之小儿营养不良。

用法：每日2次，作早、晚餐适量食用。

2. 气血双亏

临床表现：面色苍白无华，形体消瘦，毛发焦枯，困倦神疲，哭声无力，自汗低热，大便溏泄，睡卧不宁，伴有发育障碍，唇舌色淡，脉细无力。

治法：益气养血，健脾养胃。

【药膳举例】

(1) 蜜饯姜枣龙眼

材料：大枣250克，龙眼肉250克，蜂蜜250克，姜汁2汤匙。

做法：将前两者洗净后放入锅内，加清水适量，武火烧沸后转用文火烧至七成熟时，加姜汁、蜂蜜，搅匀煮熟，起锅装盘，待凉后装入瓶内，封口即成。

解析：大枣益气健脾，和胃生津；龙眼肉补养气血；蜂蜜补中。合用可以益气养血、健脾养胃，适于气血双亏之小儿营养不良。

用法：每日3次，每次可吃大枣、龙眼肉3～5粒。

（2）参枣米饭

材料：党参10克，大枣20枚，糯米250克，白糖50克。

做法：将前2味放入锅中，加水泡发，然后煎煮30分钟，去渣存汁。将糯米淘洗，加水适量，用武火蒸熟后，取出放入盘内，把党参、大枣放在上面。另将药汁、白糖放锅内，文火煎成浓汁，浇在枣饭上即成。

解析：党参益气健脾，气旺则血生；大枣益气健脾养血；糯米健脾养胃。合用可以益气养血、健脾养胃，适用于气血双亏之小儿营养不良。

用法：可作中、晚餐适量服食。

3. 虫积

临床表现：面色萎黄，头发稀疏，小儿反复脐周腹痛，食欲好但肢体瘦削，或食欲不振，脘腹胀大，青筋暴露，睡中咬牙，舌质淡，脉细弦。

治法：健脾杀虫消积。

【药膳举例】

（1）槟榔饮

材料：槟榔6克，炒莱菔子6克，陈皮6克，白糖少许。

做法：将槟榔捣碎，陈皮洗净，与莱菔子一起放入锅内，加清水适量，用武火烧沸后，转用文火煮30分钟，去渣留汁，加白糖搅匀即成。

解析：槟榔杀虫消积，莱菔子消食化积降气，陈皮理气健脾。诸药合用长于健脾杀虫消积，适用于虫积所致小儿营养不良。

用法：代茶饮服。

（2）君子鳝鱼

材料：鳝鱼1条，使君子9克，葱、姜、酱油、盐、黄酒各适量。

做法：将鳝鱼去肠肚洗净，切成6厘米长的段；使君子洗净。将鳝鱼、使君子放入瓷碗内，加葱、姜、黄酒、盐、酱油，上笼用武火蒸至鳝鱼熟透即成。

解析：使君子杀虫消积；鳝鱼为血肉有情之品，长于补气养血。两者合用可以杀虫消积、补益气血，适用于虫积所致小儿营养不良。

用法：作中、晚餐适量食用。

练习题

1. 以下哪项不属于小儿湿热泻的临床表现？（　　）

A. 大便完谷不化　　B. 大便色黄而臭秽

C. 腹部疼痛　　D. 舌苔黄腻

2. 可为脾虚泻患儿推荐的食疗药膳是（　　）。

A. 生柿子饮　　B. 马齿苋粥

C. 芡莲山药粉　　D. 五味子散

3. 辨证施膳：患儿张某，女，2岁。便前腹痛、吵闹不思乳食，大便稀烂夹有乳片或食物残渣，前日拉了7次，大便气味酸臭，夜寐欠安，舌苔厚腻，舌质黄垢。请根据患儿情况，给出合理的食疗调理方案。

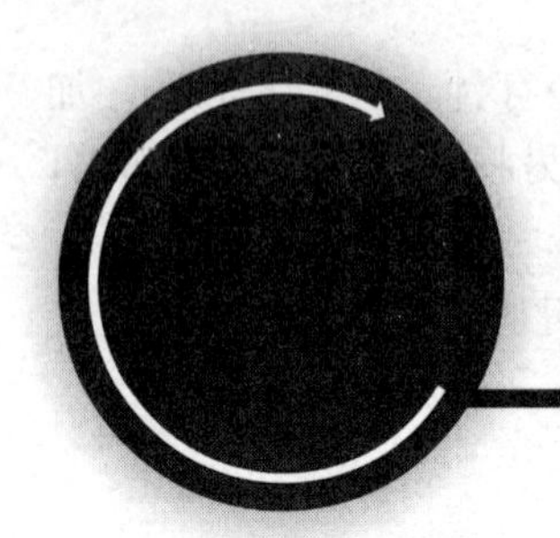

实训指导

中医食疗药膳技术实训课是中医食疗药膳课程中的实践环节，通过实训锻炼培养学生实际操作技能及解决问题的综合能力。

实训指导在内容编排上紧扣教学内容，力求做到目的明确、条理清楚，对学生具有指导作用，另安排了创新能力和菜单设计的实训，对学生创新意识的培养起着重要作用。

实训目的

中医食疗药膳技术实训课，是在中医理论指导下对原料的性味、功用、归经、宜忌依法组配，充分发挥中国烹饪的特色，采用一定的制作工艺，并遵循部分药料的制作特点，制作出具有防病治病、强身益寿作用的美味菜点。

如何制作出药膳菜点，根据“药食同源”的理论，药物与食物都具有寒、热、温、凉四气和辛、甘、酸、苦、咸五味，食疗药膳菜点应在中医理论指导下，辨证选用，做到因时、因人、因地制宜，应用中药的四气、五味、升降沉浮以及药物的归经等理论来分析食物和药物烹制后对人体的作用，成品取药物之性，用食物之味，食借药力，药助食威，两者相辅相成。正如近代名医张锡纯在《医学衷中参西录》中所说：“病人服之，不但疗病并可充饥，不但充饥，更可适口。用之对症，病自渐愈，既不对症，亦无他患，诚为至稳至善之方也。”

实训任务

中医食疗药膳技术实训是该课程不可缺少的中间环节和重要手段，学生在教师的辅导下，进行药膳菜点操作演练，使之加深对烹调工艺流程的了解，同时烹饪工艺是以手工操作为主，具有很强的传统性、技艺性、技巧性和地方性，技术复杂，变化万端，绝非一时一日之功所能掌握，必须经过长期训练，同时通过教师对菜品的演示、讲解，使学生能在教师的指导下，独立烹制出合乎食疗药膳要求并具有中餐风味的菜点。

实验要求

1. 分小组到超市完成原料购买工作（要求列表记账）。
2. 分小组实训操作。
3. 小组自我评价。
4. 分小组互评。

5. 指导老师点评。
6. 学生分享自己的实训成果。
7. 分小组写出实训总结报告。
8. 老师批阅实训报告，分数记入期末教学考核成绩。

实训一　发散风寒类药膳组方配伍及制作

实训目的

1. 了解感受风寒人群的主要症状；
2. 学会为感受风寒人群进行食疗的组方配伍及制作。

一、感受风寒人群的主要症状及食疗原则

主要症状：恶寒发热、头痛项强、肢体酸痛、口不渴、舌青苔薄白、脉浮等。

食疗原则：祛风寒。

二、具有祛风寒作用的食物和药物

食物：如生姜、葱等。

中药：荆芥、防风、紫苏叶等。

三、食疗药膳方

姜糖苏叶饮

原料配方：生姜 3 克，紫苏叶 3 克，红糖 15 克。

制作步骤：将生姜、紫苏叶洗净，切成细丝，同置茶杯内，加沸水浸泡 5～10 分钟，放红糖拌匀即成。

制作关键：①生姜、紫苏叶需切成细丝；②掌握浸泡时间。

用法：每日 2 次，趁热服。

功效：发汗解表，祛寒健胃。

主治：风寒感冒症见发热、恶寒、头身痛等；对同时患有恶心、呕吐、胃痛、腹胀等症的胃肠型感冒，则更为适宜。

实训二　发散风热类药膳组方配伍及制作

实训目的

1. 了解感受风热人群的主要症状；
2. 学会为感受风热人群进行食疗的组方配伍及制作。

一、感受风热人群的主要症状及食疗原则

主要症状：发热、头痛、有汗、口渴、咽痛、脉浮数等。

食疗原则：祛风热。

二、具有祛风热作用的食物和药物

食物：芫荽、荸荠等。

中药：菊花、薄荷、金银花等。

三、食疗药膳方

银花茶

原料配方：金银花 20 克，茶叶 6 克，白糖 20 克。

制作步骤：水煎服。每天 1 次。

用法：连服 2～3 天。

功效：辛凉解表。

主治：适用于风热感冒见发热、微恶风寒、咽干口渴等症。

实训三　清热解暑类药膳组方配伍及制作

实训目的

1. 了解热证人群的主要症状；
2. 学会为热证人群进行食疗的组方配伍及制作。

实验要求

1. 了解鸡翅、苦瓜、豆豉、蒜蓉、生姜、葱的性味、归经和功用。
2. 掌握焖的火候要求。

一、热证人群的主要症状及食疗原则

主要症状：身热心烦、口渴汗出、身重体倦等。

食疗原则：清热。

二、具有清热解暑作用的食物和药物

食物：西瓜、柠檬、苦瓜、绿豆、荷叶、椿叶等。

中药：薄荷、荷叶等。

三、食疗药膳方

苦瓜焖鸡翅

原料配方：鸡翅 200 克，苦瓜 250 克，豆豉 10 克，蒜蓉 5 克，生姜 10 克，葱 10 克，盐 6 克，味精 5 克，糖 3 克，生抽 10 克，花生油 15 克，麻油 1 克，胡椒粉少许，绍酒 5 克，湿生粉 3 克。

制作步骤：

1. 苦瓜切片，鸡翅斩块后下少许生抽、味精、湿生粉腌制好，蒜切蓉，生姜切片，葱切段，豆豉稍剁碎。

2. 锅内加水烧开，加入少量盐，放入苦瓜略焯。

3. 烧锅下油，放入蒜蓉、姜片、豆豉、鸡翅爆香，加入绍酒焖片刻，随即放入苦瓜，加入糖，用中火焖至入味，用湿生粉勾芡，放入葱，最后下麻油、胡椒粉，拌匀上碟即成。

制作关键：

1. 苦瓜焯水加入食盐，可令苦瓜青绿。

2. 鸡翅要腌制，菜肴才够香浓。

3. 菜肴接近成熟时再放入苦瓜，以保证其脆嫩。

菜肴特点：鸡翅酥烂，苦瓜脆嫩，鲜香味浓，色彩艳丽。

功效：苦瓜苦寒，具有清暑除热、明目解毒之功效。常食用此菜有助于清肝祛湿、解毒止痒。

实训四　温里类药膳组方配伍及制作

实训目的

1. 了解里寒证人群的主要症状；

2. 学会为里寒证人群进行食疗的组方配伍及制作。

实验要求

1. 了解狗肉、羊肉、猪腰、肉桂、小茴香、补骨脂、胡芦巴的性味、归经和功用。

2. 掌握煮的火候要求。

3. 药料的煮制关键。

一、里寒证人群的主要症状及食疗原则

主要症状：形寒肢冷，面色皖白，口淡不渴，或渴喜热饮，小便清长，大便稀溏等。

食疗原则：温里散寒。

二、具有温里散寒作用的食物和药物

食物：狗肉、羊肉、鸡肉等。

中药：肉桂、附子、丁香、小茴香、胡椒、花椒等。

三、食疗药膳方

核桃莲子补骨脂猪腰汤

原料配方：核桃仁、莲子各 100 克，补骨脂、胡芦巴各 10 克，猪腰 1 个，猪瘦肉 100 克，生姜 3 片，盐适量。

制作步骤：

1. 猪腰洗净，剖开，去白脂膜，用盐反复搓洗干净。

2. 补骨脂、胡芦巴用煲汤袋装好。

3. 所有材料（盐除外）一起放进瓦锅内，加入清水 2000 毫升，武火煮沸后，改文火煮 2 小时左右，下盐即可食用。

菜肴特点：药香味浓，营养丰富，补肾助阳。

制作关键：

1. 猪腰要搓洗干净，否则易有异味。

2. 文火慢煮。

功效：补肾助阳，驻颜美容。

实训五　消食类药膳组方配伍及制作

实训目的

1. 了解食积人群的主要症状；

2. 学会为食积人群进行食疗的组方配伍及制作。

实验要求

1. 了解鲫鱼、白豆蔻、陈皮的性味、归经和功用。

2. 掌握烧制菜肴三个阶段的火候要求。

一、食积人群的主要症状及食疗原则

主要症状：不思饮食或食少，脘腹胀满，呕吐酸馊，大便溏泻，臭如败卵或便秘等。

食疗原则：补脾胃、消食积。

二、具有补脾胃、消食积作用的食物和药物

食物：猪肚、羊肚、鸡肫、鸭肫等。

中药：麦芽、山楂等。

三、食疗药膳方

豆蔻烧鱼

原料配方：白豆蔻 5 克，陈皮 6 克，大鲫鱼两条（约 500 克），生姜 10 克，清汤 500 克，猪油 50 克，湿淀粉 10 克，葱白、食盐、酱油、绍酒、白糖、胡椒粉各适量。

制作步骤：

1. 将鲫鱼去鳞、鳃及内脏，用水洗净后入沸水锅中略焯，捞出待用。

2. 白豆蔻、陈皮用温水洗净，切成碎粒，和匀后分成两份，分别放入两条鲫鱼的腹内。生姜、葱白洗净切成姜片、葱结待用。

3. 炒锅置于火上烧热，放入猪油至六成热时，下入姜片、葱结，略煸后加入清汤，放酱油、食盐、绍酒、白糖、胡椒粉，烧沸后把鲫鱼放入锅内，用中火煮约 15 分钟，即可将鱼捞起放入盘内，再将湿淀粉下入锅内，略待片刻，汁稠起锅浇在鱼面上即成。

菜肴特点：色泽红亮，其味芳香，鲜咸适口。

功效：白豆蔻气味芳香，能开食欲、助消化、除腹胀；陈皮可健脾胃、祛痰湿、止呕逆；主食鲫鱼能增营养、补虚弱、利水湿。药食合用，共奏健脾消食、补虚健身之功。本方可作病后体弱及营养不良、胃肠功能紊乱患者之膳食。

实训六　补气类药膳组方配伍及制作

实训目的

1. 了解气虚人群的主要症状；

2. 学会为气虚人群进行食疗的组方配伍及制作。

实验要求

1. 了解猪里脊肉、黄芪、蛋黄的性味、归经和功用。

2. 掌握炸的火候要求。

一、气虚人群的主要症状及食疗原则

主要症状：身体虚弱、面色苍白、呼吸短促、四肢乏力、头晕、动则汗出、语声低微等。

食疗原则：补脾、肺之气。

二、具有补气作用的食物和药物

食物：鹌鹑、木耳、蜂蜜等。

中药：人参、党参、西洋参、黄芪、山药、甘草等。

三、食疗药膳方

黄芪软炸里脊

原料配方：猪里脊肉 400 克，黄芪 50 克，蛋黄 1 个，水淀粉 20 克，葱段、姜片各 10 克，酱油 12 克，料酒 50 克，植物油 500 克，味精、盐各适量。

制作步骤：

1. 将黄芪按水煮提取法，提取黄芪浓缩汁备用。

2. 将葱段、姜片、酱油、味精、盐、料酒兑成汁。

3. 猪里脊肉去筋，切条。

4. 碗内放蛋黄、水淀粉，搅成糊，将猪里脊肉放入糊内搅匀。

5. 将锅置火上，加入植物油，油热后将猪里脊肉逐块下锅，炸成金黄色时，捞出，随即将兑好的调料汁及黄芪浓缩汁洒在肉上，即可食用。

菜肴特点：色泽金黄，酥香脆嫩。

功效：益气固表，补肾益血。可用于自汗盗汗、浮肿、内伤劳倦、脾虚泄泻、脱肛及一切气血衰弱之症。对老年体虚、产后或病后体弱者更为适宜。

实训七　补阳类药膳组方配伍及制作

实训目的

1. 了解阳虚人群的主要症状；

2. 学会为阳虚人群进行食疗的组方配伍及制作。

实验要求

1. 了解炙杜仲、猪腰的性味、归经和功用。

2. 掌握炒的火候要求。

3. 炙杜仲、猪腰的加工处理技术。

一、阳虚人群的主要症状及食疗原则

主要症状：腰膝酸痛，四肢不温，痿软无力，阳痿早泄，小便不利或频数，脉沉迟。

食疗原则：温补肾阳。

二、具有补阳作用的食物和药物

食物：韭菜、猪腰、狗鞭、鹿鞭、狗肉、羊肉等。

中药：鹿茸、杜仲、巴戟天等。

三、食疗药膳方

杜仲腰花

原料配方：炙杜仲12克，猪腰250克，料酒25克，味精、食盐、酱油、蒜、姜、葱、白糖、花椒、菜油、水豆粉各适量。

制作步骤：

1. 猪腰一剖两片，割去筋膜，切成腰花，焯水。

2. 杜仲加水200毫升煎成浓汁，除去药渣待用。

3. 锅内加入菜油烧热，将姜、葱放入油锅内炸香，放入猪腰花略炒，加入药液、调料，翻炒熟后勾芡即成。

菜肴特点：质地脆嫩，口味咸鲜。

制作关键：

1. 讲究刀工，注意刀距相等、深浅一致，否则不卷。

2. 腰花必须进行焯水处理，切记焯水时要用旺火沸水迅速焯过马上捞出过凉，否则质地较老。

3. 炙杜仲必须提前煎煮取汁。

功效：补肝肾，降血压。适用于肾虚腰痛、步履不稳、老年耳聋、高血压等。

实训八　滋阴类药膳组方配伍及制作

实训目的

1. 了解阴虚人群的主要症状；

2. 学会为阴虚人群进行食疗的组方配伍及制作。

实验要求

1. 了解活甲鱼、虫草花、大枣的性味、归经和功用。

2. 掌握炖汤的火候要求。

一、阴虚人群的主要症状及食疗原则

主要症状：形体羸瘦、口燥咽干、心烦少眠、骨蒸盗汗、两颧潮红、五心烦热等。

食疗原则：滋阴补肾。

二、具有滋阴作用的食物和药物

食物：甲鱼、龟、燕窝、海参、兔肉、蛤蜊肉、银耳、蜂蜜等。

中药：生地黄、沙参、麦冬、玉竹、天冬、石斛、百合、女贞子等。

三、食疗药膳方

虫草花大枣炖甲鱼

原料配方：活甲鱼1只，虫草花10克，大枣20克，料酒、盐、葱段、姜片、蒜瓣、鸡汤各适量。

制作步骤：

1. 将甲鱼宰杀切成四大块，放入锅中煮沸，捞出清水洗净。

2. 虫草花洗净；大枣用水浸泡。

3. 甲鱼放入汤碗中，上放虫草花、大枣，加料酒、葱段、姜片、蒜瓣和鸡汤，隔水炖2小时，取出，拣去葱、姜，加盐调味即成。

菜肴特点：汤色清澈，肉质软糯，味浓鲜咸，营养丰富。

制作关键：

1. 甲鱼必须活宰，焯水去油脂。

2. 以慢火炖制，使营养成分充分溶解在汤汁中。

功效：滋阴益气，补肾固精。

主治：腰膝酸软、遗精、阳痿、早泄乏力、痔、月经不调、白带多等。健康人食用能增强体质，防病延年。

实训九　补血类药膳组方配伍及制作

实训目的

1. 了解血虚人群的主要症状；

2. 学会为血虚人群进行食疗的组方配伍及制作。

实验要求

1. 了解母鸡、当归的性味、归经和功用。

2. 掌握炖汤的火候要求。

一、血虚人群的主要症状及食疗原则

主要症状：面色萎黄、口唇爪甲苍白、头晕目眩、心悸失眠，以及妇女月经不调等。

食疗原则：心、肝、脾、肾的调理摄养。

二、具有补血作用的食物和药物

食物：动物类肉、动物肝脾等。

中药：当归、熟地黄、制何首乌、龙眼肉、枸杞子、大枣、阿胶等。

三、食疗药膳方

当归煨鸡

原料配方：母鸡1只，当归15克，生姜5克，料酒5克，胡椒、盐各适量。

制作步骤：

1. 将母鸡洗干净后切成小块，放入开水中洗烫一遍；生姜切片。

2. 砂锅中放入适量水，将鸡块放入锅内，烧开后，除去汤面上的泡沫，然后放入姜片、当归片、料酒、胡椒，用文火煨2小时。

3. 待鸡烂骨酥时放盐，再煨数分钟，即可食用。

菜肴特点：汤色清澈，鸡肉酥烂，味浓香醇，营养丰富。

制作关键：掌握炖汤的火候。

功效：补血活血，养颜美容。

主治：妇女经血过多、贫血等血虚引起的面色萎黄、头发稀疏黄软、口唇色淡、手指发麻、头晕心悸。

实训十　秋季药膳组方配伍及制作

实训目的

1. 了解秋季人群的主要特点；

2. 学会为秋季人群进行食疗的组方配伍及制作。

一、秋季人群的主要特点

多食用熟软开胃、易消化的食物；

食疗原则：生津润肺。

二、具有生津润肺作用的食物和药物

食物：梨、香蕉、藕、番茄、豆浆、荸荠、猪肺、莲子及禽蛋等。

中药：百合、玉竹、黄精、麦冬、大枣、北沙参等。

三、食疗药膳方

玉参焖鸭

原料配方：玉竹50克，北沙参50克，鸭1只，葱、生姜、精盐各适量。

制作步骤：

1. 将鸭宰杀后，去毛和内脏，洗净放砂锅（或瓷锅）内，再将北沙参、玉竹、葱、生姜放入。

2. 加适量水，先用武火烧沸，再用文火焖煮1小时以上，使鸭肉熟烂，放入盐调味即可。

用法：食肉饮汤。

功效：补肺，润燥。

主治：适用于秋天气候干燥、干咳无痰、大便秘结及糖尿病、慢性胃炎等患者。

实训十一　补益五脏类药膳组方配伍及制作

实训目的

1. 了解五脏虚损人群的主要症状；

2. 学会为五脏虚损人群进行食疗的组方配伍及制作。

实验要求

1. 了解原料的性味、功能、加工方法。

2. 掌握药料的配制比例。

一、五脏虚损人群的主要症状及食疗原则

主要症状：形体羸瘦、营养不良、面色苍白、心悸气短、失眠健忘、倦怠食少、虚劳低热、大便秘结等。

食疗原则：补虚损、益气血、养五脏。

二、具有补五脏作用的食物和药物

食物：羊脏、猪肝、黑芝麻、黑豆、花生、核桃仁、山药等。

中药：人参、五味子、白术、黄芪等。

三、食疗药膳方

羊脏羹

原料配方：羊肝、羊肚、羊肾、羊心、羊肺各一副，荜茇 50 克，草果 2 个，陈皮 10 克，胡椒 50 克，生姜 10 克，葱 10 克，豆豉 150 克，食盐、料酒各适量。

制作步骤：

1. 将羊肝、羊心、羊肺、羊肾洗净，除去血水，切成 2 厘米见方的小块，放入羊肚内；将荜茇、草果、陈皮、胡椒、生姜、豆豉、葱装入白布袋扎紧，也装入羊肚内，用线将羊肚缝合。

2. 将装有药物、羊杂的羊肚放入锅内，加水适量，放入食盐、料酒。

3. 将锅置武火上烧开，改文火炖熬，直至熟烂。捞起羊肚，拆去缝线，取出药包，将羊肚等切成小块，再放入汤中烧开。

菜肴特点：汤清味鲜，营养丰富。

用法：食用时，可佐餐，亦可单食。

功效：补五脏，益精气。适用于五脏虚损、全身衰弱等症。

实训十二　气滞血瘀型高血压人群药膳组方配伍及制作

实训目的

1. 了解气滞血瘀型高血压人群的主要症状；

2. 学会为气滞血瘀型高血压人群进行食疗的组方配伍及制作。

一、气滞血瘀型高血压人群的主要症状及食疗原则

主要症状：头晕头痛，胸胁胀痛，或兼有健忘、失眠、心悸，面或口唇紫黯，舌有瘀斑或瘀点，苔薄白或薄黄，脉弦涩。

食疗原则：理气活血。

二、具有理气活血作用的食物和药物

食物：葡萄、芹菜、韭菜、香菇等。

中药：荷叶、山楂、郁金等。

三、食疗药膳方

荷叶郁金粥

原料配方：新鲜荷叶1张，郁金15克，粳米100克，冰糖适量。

制作步骤：将荷叶、郁金共煎汤去渣，再同粳米、冰糖共煮成粥。

用法：供早、晚餐温热服用。可反复食用。

功效：荷叶辛凉，有解暑热、散瘀血、降血压、降血脂作用；郁金理气活血；粳米、冰糖益胃生津。诸味合用，具有理气活血、降压降脂功效。

实训十三　实热型便秘人群药膳组方配伍及制作

实训目的

1. 了解实热型便秘人群的主要症状；
2. 学会为实热型便秘人群进行食疗的组方配伍及制作。

一、实热型便秘人群的主要症状及食疗原则

主要症状：大便干结，小便短赤，面赤身热，或兼有腹胀、腹痛、口干、口臭，舌红，苔黄或黄燥，脉滑数。

食疗原则：泻热通便。

二、具有泻热通便作用的食物和药物

食物：豆浆、麻油、芹菜、萝卜、核桃仁、松子仁、芝麻、香蕉等。

中药：番泻叶、决明子等。

三、食疗药膳方

番泻鸡蛋汤

原料配方：番泻叶5～10克，鸡蛋1个，菠菜少许，食盐适量。

制作步骤：鸡蛋磕入碗中搅散备用。番泻叶水煎，去渣留汁，倒入鸡蛋，加菠菜、食盐，煮沸即成。

用法：煎汤，每日1次。

功效：番泻叶甘苦寒，泻下导滞，清导实热；鸡蛋甘平，益气养血；菠菜甘凉，润燥通便。共奏泻热通便之功。

实训十四　脾虚不运型肥胖人群药膳组方配伍及制作

实训目的

1. 了解脾虚不运型肥胖人群的主要症状；
2. 学会为脾虚不运型肥胖人群进行食疗的组方配伍及制作。

一、脾虚不运型肥胖人群的主要症状及食疗原则

主要症状：肥胖臃肿，神疲乏力，身体困重，胸闷脘胀，四肢轻度浮肿，晨轻暮重，劳累后明显，饮食如常或偏少，既往多有暴饮暴食史，小便不利，便溏或便秘，舌淡胖边有齿痕，脉濡细。

食疗原则：健脾益气，渗利水湿。

二、具有健脾益气，渗利水湿作用的食物和药物

食物：冬瓜、赤小豆、薏苡仁、荠菜、黄花菜、鲫鱼等。

中药：茯苓、白术、苍术、玉米须、车前子、茵陈等。

三、食疗药膳方

参苓粥

原料配方：党参15～20克，白茯苓15～20克，生姜3～5克，粳米100克。

制作步骤：先将党参切成薄片，白茯苓捣碎，浸泡半小时，加适量水煎取药汁2次，把2次药汁和并，与生姜、粳米同煮成粥。

用法：每日早晚各1次。

功效：党参健脾胃，补元气；白茯苓益脾，渗湿，利水；生姜温胃，利水。

实训十五　肝气郁结型黄褐斑人群药膳组方配伍及制作

实训目的

1. 了解肝气郁结型黄褐斑人群的主要症状；
2. 学会为肝气郁结型黄褐斑人群进行食疗的组方配伍及制作。

一、肝气郁结型黄褐斑人群的主要症状及食疗原则

主要症状：面色不华，常在颧部有呈蝶形的淡黄、黄褐或淡黑色斑，境界清楚，斑疹黄褐，伴有胸胁胀闷，月经不调等。

食疗原则：疏肝解郁，行气消斑。

二、具有疏肝解郁作用的食物和药物

食物：萝卜、芹菜、陈皮、刀豆、刀豆壳、橘饼、芥菜等。

中药：柴胡、郁金、白芍、玫瑰花、青皮、香附、佛手、乌药、薄荷等。

三、食疗药膳方

玫瑰花鸡蛋汤

原料配方：玫瑰花10克，鸡血藤30克，绿萼梅10克，鸡蛋2只，白糖少量。

制作步骤：

1. 将前3味药与鸡蛋加清水3碗同煮，蛋熟去壳再煮片刻。
2. 加少量白糖，饮汤吃蛋。

用法：每日1次。

功效：玫瑰花可缓和情绪、平衡内分泌、补血气、美颜护肤，对肝和胃有调理作用；鸡血藤色赤入血，质润行散，具有活血舒筋、养血调经的功效；绿萼梅性平，能调理脾胃、疏理气血。

参 考 文 献

[1] 国家药典委员会. 中华人民共和国药典. 北京：中国医药科技出版社，2020.
[2] 谭兴贵. 中医药膳与食疗. 北京：中国中医药出版社，2009.
[3] 谭兴贵. 中医药膳学. 北京：中国中医药出版社，2003.
[4] 袁立霞. 家庭对症营养药膳全书. 北京：化学工业出版社，2009.
[5] 易蔚. 中医药膳学. 西安：西安交通大学出版社，2012.
[6] 周文泉，沙凤桐，高普，等. 中国药膳辨证治疗学. 北京：人民卫生出版社，2002.
[7] 倪世美. 中医食疗学. 2 版. 北京：中国中医药出版社，2009.
[8] 蔡东联. 营养师必读. 2 版. 北京：人民军医出版社，2011.
[9] 沈映君. 中药药理学. 2 版. 北京：人民卫生出版社，2011.
[10] 刘强. 药食两用中药应用手册. 北京：中国医药科技出版社，2006.
[11] 范文昌. 中华精品药膳制作 . 北京：化学工业出版社，2019.
[12] 张明 . 百病食疗大全 . 天津：天津科学技术出版社，2014.